LOS MEJORES 25 PRODUCTOS CASEROS PARA SENTIRSE MEJOR

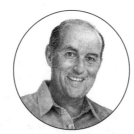

www.jerrybaker.com

Otros libros de Jerry Baker:

Healing Fixers Mixers & Elixirs
Grandma Putt's Home Health Remedies
Nature's Best Miracle Medicines
Jerry Baker's Supermarket Super Remedies
Jerry Baker's The New Healing Foods
Jerry Baker's Amazing Antidotes
Jerry Baker's Anti-Pain Plan
Jerry Baker's Oddball Ointments, Powerful Potions, and Fabulous Folk Remedies
El Gran Libro de Alimentos Curativos de Jerry Baker

Soluciones con Vinaigre de Jerry Baker
America's Best Practical Problem Solvers
Jerry Baker's Can the Clutter!
Jerry Baker's Cleaning Magic!
Jerry Baker's Homespun Magic
Las Soluciones de Antaño de la Abuela Putt con Vinagre, Ajo, Bicarbonato y 101
   Recursos Más
Jerry Baker's Supermarket Super Products!
Jerry Baker's It Pays to be Cheap!

Jerry Baker's The New Impatient Gardener
Del Supermercado al Superjardín de Jerry Baker
Jerry Baker's Dear God... Please Help It Grow!
Secrets from the Jerry Baker Test Gardens
Jerry Baker's All-American Lawns
Jerry Baker's Bug Off!
Tónicos Increíbles para el Jardín de Jerry Baker
Jerry Baker's Backyard Problem Solver
Jerry Baker's Green Grass Magic
Jerry Baker's Great Green Book of Garden Secrets
Jerry Baker's Old-Time Gardening Wisdom

Jerry Baker's Backyard Birdscaping Bonanza
Jerry Baker's Backyard Bird Feeding Bonanza
Jerry Baker's Year-Round Bloomers
Jerry Baker's Flower Garden Problem Solver
Jerry Baker's Perfect Perennials!

Para solicitar cualquiera de estos libros, o si desea más información sobre los maravillosos remedios caseros o los consejos para la salud, el hogar y el jardín de Jerry Baker, escriba a:

Jerry Baker, P.O. Box 1001, Wixom, MI 48393

O visite a Jerry Baker en:

www.jerrybaker.com

LOS MEJORES 25 PRODUCTOS CASEROS PARA SENTIRSE MEJOR

2,173 SOLUCIONES CASERAS DE SALUD Y BELLEZA

¡Incluye Vinagre, Miel, Aceite de Ricino y 22 Productos Más!

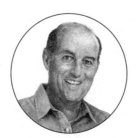

Escrito por Jerry Baker

Publicado por American Master Products, Inc.

AVISO: Hemos tratado de garantizar la precisión. Este es un libro de referencia únicamente, no un manual médico. Aunque la información que contiene puede ayudarle a tomar decisiones informadas de salud, no pretende reemplazar un tratamiento médico. Si tiene un cuadro clínico, consulte a un médico competente de inmediato. Jerry Baker no asume ningún tipo de responsabilidad por lesiones, pérdidas o daños incurridos por el uso de esta información.

La investigación sobre hierbas aún se encuentra en su etapa inicial y se desconoce, en gran parte, la interacción entre hierbas y medicamentos. Los remedios de hierbas y los productos nutracéuticos poseen efectos similares a los de los medicamentos. Es decir, presentan riesgos. Pueden interactuar entre sí o con los medicamentos convencionales, y algunas personas pueden experimentar una reacción alérgica u otros efectos adversos cuando empiezan un régimen nutracéutico o de hierbas. Por ello, antes de usarlos, siempre consulte al médico.

Las mujeres embarazadas o que están amamantando y los niños menores de 18 años no deben usar productos nutracéuticos ni de hierbas sin la recomendación específica del médico.

IMPORTANTE: Revise atentamente todas las indicaciones antes de iniciar cualquier acción según la información y los consejos de este libro. Cuando use un producto comercial, respete las instrucciones de la etiqueta. Cuando se hace referencia a una marca comercial o registrada, no implica que Jerry Baker la patrocine, ni se intenta discriminación alguna.

Editora Ejecutiva: Kim Adam Gasior
Editora Gerente: Cheryl Winters-Tetreau
Revisora de Textos: Nanette Bendyna
Diagramación y Diseño Interior: Sandy Freeman
Confeccionadora de Índices: Nan Badgett

Catalogación de la Publicación por la Editorial
(Proporcionados por Quality Books, Inc.)

Baker, Jerry.
    Los mejores 25 productos caseros para sentirse mejor: 2,173 soluciones caseras de salud y belleza, ¡incluye vinagre, miel, aceite de ricino y 22 productos más! / Jerry Baker.

    páginas cm. -- (Libro sobre buena salud de Jerry Baker)
    Incluye índice.
    ISBN 978-0-922433-65-0

    1. Salud. 2. Belleza Personal. 3. Cuidado Personal y Salud.
4. Medicina Tradicional. I. Título. II. Título: Los mejores veinticinco productos caseros para sentirse mejor. III. Serie: Libro sobre buena salud.

RA776.B1925 2014   613
QBI13-2478

Impreso en los Estados Unidos de América
2 4 6 8 10 9 7 5 3 1 tapa dura

Contenido

Introducción ▪ vii

CAPÍTULO 1
Aceite de Oliva
El Gusto Mediterráneo 1
Aceite Atractivo. 8

CAPÍTULO 2
Aceite de Ricino
Aceite de Bienestar 17
Kit Clásico de Belleza. 22

CAPÍTULO 3
Aguacate
Una Superestrella del
Cinturón del Sol. 29
La Atracción del Aguacate 34

CAPÍTULO 4
Ajo
Una Fuente de Vida Saludable. . . . 44
Belleza Penetrante. 53

CAPÍTULO 5
Avena
El Camino hacia la Salud. 60
Avena Mágica. 64

CAPÍTULO 6
Bayas
¡Vaya y Cómprelas! 74
¡Vaya Belleza! 81

CAPÍTULO 7
Bicarbonato de Sodio
Elemento Indispensable
del Botiquín 88
Consejos de Belleza 94

CAPÍTULO 8
Canela
Llegó el Dr. Canela 103
Condimente el Aspecto Físico. . . 108

CAPÍTULO 9
Cebolla
Emociónese con los
Beneficios y el Sabor. 116
Fascinación por la Fragancia. . . 124

CAPÍTULO 10
Hamamelis
Consulte al Dr. Hamamelis 131
Una Belleza Norteamericana. . . . 136

Contenido

CAPÍTULO 11
Lavanda
Bella Flor Perfumada 145
El Encanto de la Lavanda 153

CAPÍTULO 12
Limón
Fragancia Ácida 161
Apariencia Fresca con Limón . . . 168

CAPÍTULO 13
Manzana
Una Manzana Diaria 179
Manzana para los Ojos 187

CAPÍTULO 14
Manzanilla
Un Clásico en el Cuidado
de la Salud 195
Hermosura por la Manzanilla . . . 202

CAPÍTULO 15
Miel
El Placer de la Dulzura 210
Suave y Dulce 217

CAPÍTULO 16
Nuez
En la Variedad Está el Gusto . . . 224
Resumen de Belleza 229

CAPÍTULO 17
Perejil
El Poderoso Perejil 238
Bellamente Adornado 243

CAPÍTULO 18
Pimienta de Cayena
Un Remedio Picante 252
El Potencial de la Pimienta 258

CAPÍTULO 19
Sal
La Sal de la Tierra 264
Saladamente Prolijo 270

CAPÍTULO 20
Sales de Epsom
La Magia del Magnesio 278
Elegancia Inglesa 285

CAPÍTULO 21
Té
Infusión de Bienestar 291
Hebras de Belleza 296

CAPÍTULO 22
Vaselina
La Suavidad Viene en Gel 305
Suave Gema 309

CAPÍTULO 23
Vinagre
Las Proezas del Ácido 316
Una Botella de Belleza 326

CAPÍTULO 24
Yogur
Cómalo y Aplíquelo
sobre la Piel 334
Deliciosamente Saludable 338

CAPÍTULO 25
Zanahoria
Ponga a las Zanahorias a
Trabajar de Su Lado 347
Raíces de Luminosidad 352

Índice ▪ 359

Introducción

Hoy en día, puede comprar un remedio específico para casi cualquier problema de salud y belleza, desde quemaduras de piel hasta esguinces musculares, picaduras de mosquitos, noches de insomnio, cabello reseco y dientes manchados. Pero hasta 1950, no existía la mayoría de estos remedios eficaces para casi cualquier afección. No obstante, ahora los damos por sentado. Hasta esa década, las personas confiaban en los métodos que habían usado sus antepasados durante varios siglos para aliviar heridas y enfermedades, y mejorar su aspecto.

¡Escuche esto! Estamos en el siglo XXI y lo clásico es la moda. Los estudios demuestran la eficacia de los remedios caseros, elaborados a una fracción del costo de los productos a la venta y sin los potenciales efectos secundarios.

En este libro, hemos reunido a las principales 25 superestrellas de la salud y la belleza, que encontrará en su cocina/jardín o en el supermercado/internet. Para que sea más práctico, cada capítulo se divide en dos secciones. Una sección presenta una infinidad de remedios de salud probados por años o, en algunos casos, de avanzada. La otra sección se concentra en secretos de belleza increíblemente sencillos.

Además, he seleccionado casi 100 remedios más en la sección Lo Mejor del Resto de cada capítulo. Este equipo de apoyo está estrechamente relacionado con la estrella que protagoniza cada capítulo, y proporciona innumerables formas adicionales para aprovechar la eficacia de la botica y del kit de belleza de la Madre Naturaleza.

Encontrará sencillos consejos y trucos para prevenir, aliviar o sanar los problemas de salud y belleza más molestos de manera rápida, segura y a bajo costo. Por ejemplo, aprenderá lo siguiente:

- Aliviar el dolor de la artritis con miel y vinagre
- Recuperarse del síndrome del túnel metacarpiano con té de manzanilla
- Calmar la picazón de las hemorroides con una mezcla de bicarbonato de sodio
- Disimular las manchas de la edad con jugo de cebolla
- Aplacar la inflamación de los párpados con una solución casera de sal
- Limpiar la acumulación de productos para peinar el cabello con zanahorias
- Rejuvenecer con un delicioso batido para suavizar la piel

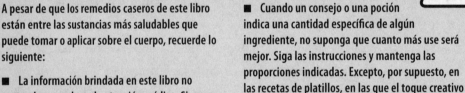

PRECAUCIÓN

A pesar de que los remedios caseros de este libro están entre las sustancias más saludables que puede tomar o aplicar sobre el cuerpo, recuerde lo siguiente:

- La información brindada en este libro no pretende reemplazar la atención médica. Siempre consulte al médico antes de usar cualquiera de los remedios que se presentan aquí. Esto es especialmente importante si toma medicamentos de cualquier tipo, si está embarazada o podría estarlo.

- Incluso los productos más seguros pueden irritar la piel, así que antes de probar cualquier remedio tópico de salud o belleza, siempre realice una prueba en una pequeña zona de piel antes de usarlo en un área más grande.

- Cuando un consejo o una poción indica una cantidad específica de algún ingrediente, no suponga que cuanto más use será mejor. Siga las instrucciones y mantenga las proporciones indicadas. Excepto, por supuesto, en las recetas de platillos, en las que el toque creativo es el sello del cocinero.

- Los aceites esenciales, que se utilizan a lo largo del libro, son muy fuertes. Antes de aplicarlos sobre la piel, siempre dilúyalos en agua o en otro vehículo oleoso.

- Espero que no sea necesario aclarar que cuando algún remedio especifica que se utilice agua "caliente" sobre la piel, asegúrese de que no queme.

¡Y eso no es todo! También encontrará información en la sección **¡Increíble!**, que describe las historias fascinantes y algunas veces extrañas de algunos de los remedios caseros más eficaces. En la próxima barbacoa del vecindario, mencione este par de datos curiosos: 1) Estados Unidos es el único país del mundo en donde la leche de vaca es el tipo más popular de leche (pág. 343), y 2) hasta la década de 1920, los aguacates eran considerados afrodisíacos, por lo que las personas más respetables se negaban a comerlos (pág. 33).

¡INCREÍBLE!

En la sección **Consejo Saludable**, le contaré cientos de maneras supersencillas y económicas de mejorar la salud. Un anticipo: cuando pele cebollas, guarde la cáscara. Luego, envuelva las cáscaras en una bolsa de estopilla y agréguelas a sopas, estofados o arroz para aprovechar una "mina de oro curativo" (pág. 123).

La sección **Belleza Saludable** contiene el mismo tipo de trucos novedosos que *Consejo Saludable*, pero con un giro cosmético. Por ejemplo, aprenderá a preparar una mascarilla facial de zanahoria, que combatirá las arrugas y mejorará el cutis mejor que cualquier crema cara a la venta (pág. 354).

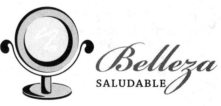
Belleza SALUDABLE

SOLUCIÓN EFICAZ

La sección **Solución Eficaz** incluye fórmulas rápidas, divertidas y muy sencillas para preparar remedios de salud y belleza, desde jarabes para la tos hasta lociones tonificantes, linimentos musculares y enjuagues bucales. Un ejemplo rápido: aprenderá a aliviar la picazón causada por el eccema, la urticaria o la erupción provocada por una planta

Fácil Alimento Curativo

MARINADA DE CINCO ESTRELLAS EN CINCO MINUTOS

Esta delicia no solo realzará el sabor de la carne o del pollo preferido, también le aportará los beneficios de salud y belleza de más de media docena de Mejores 25 Productos Caseros para Sentirse Mejor.

½ taza de vinagre de vino tinto
2 cucharadas de orégano fresco picado
2 cucharadas de romero fresco picado
2 cucharadas de aceite de oliva
4 dientes de ajo picados
1 hoja de laurel
sal kosher y pimienta negra recién molida

Mezcle todos los ingredientes en un tazón poco profundo y vierta sobre la carne o el pollo. Deje reposar la carne, cubierta, en el refrigerador entre 30 minutos y 8 horas. Luego, siga la rutina habitual de cocción al horno o a la parrilla.

RINDE: LO SUFICIENTE PARA 1½ O 2 LIBRAS DE CARNE O POLLO

venenosa con un "cóctel" preparado con bolsas de té verde y un trío de aceites esenciales comunes (pág. 294).

Finalmente, la sección **Fácil Alimento Curativo** consiste en recetas fáciles de preparar, que son deliciosas y también mejoran su salud, su aspecto físico o ambos. Por ejemplo, deléitese con esta Marinada de Cinco Estrellas en Cinco Minutos y convierta las carnes o el pollo más duro en el platillo especial más suave al estilo Cordon Bleu. Y mientras la prepara, eche un vistazo al platillo de Fettuccine Dulce y Picante (pág. 256), que proporciona abundantes antioxidantes para combatir las enfermedades, las Barritas de Miel (pág. 213), que le brindan una eficaz recarga de energía, y el delicioso Curry de Yogur (pág. 341), que dejará su cutis más suave y liso, por lo que tendrá un aspecto más joven.

Con estas ideas fáciles y deliciosas, ¿qué estamos esperando? El tiempo corre: emprendamos el camino hacia el bienestar y el buen aspecto.

1

Aceite de Oliva

Homero, el poeta griego, llamaba "oro líquido" al aceite de oliva y sigue siendo tan valioso hoy como hace siglos. Como muchos remedios naturales, el aceite de oliva perdió notoriedad cuando entraron en escena montones de medicamentos y cosméticos en la década de 1950. Sin embargo, ahora la ciencia moderna ha "descubierto" que el aceite de oliva mejora la salud y la apariencia de la piel, mejora la memoria de largo plazo, reduce el nivel de azúcar en la sangre y la presión arterial, y reduce el riesgo de contraer casi cualquier enfermedad crónica. ¡Y eso es solo la punta de la rama del olivo!

El Gusto Mediterráneo

✔ Alivie el Ardor

Cuando un trago de café o cualquier bebida demasiado caliente le queme la garganta, tome 2 cucharaditas de aceite de oliva para apagar las llamas. Luego, ¡deje enfriar la bebida un par de minutos antes del próximo sorbo!

✔ Aguante el Licor

El aceite de oliva también protege el estómago del alcohol; por lo tanto, se levantará al día siguiente sin sentirse mal. Muy fácil: antes de ir a una fiesta o antes de reunirse con los amigos para disfrutar la hora feliz después del trabajo, tome 1 cucharada de aceite de oliva. **Nota:** Este truco tiende a evitar el malestar estomacal. No contrarrestará la capacidad del alcohol para afectar sus reflejos y procesos mentales.

✔ Para Comidas Picantes

Le gusta la comida picante y condimentada, ¿pero le produce indigestión? Bueno, no salga de la cocina ni del restaurante. Unos 15 minutos antes de comer una comida de "alto riesgo", tome 1 cucharada de aceite de oliva. Creará una capa protectora para comer chile superpicante sin quemar el estómago.

✔ Alivie el Dolor de Muelas

Para lograr un alivio instantáneo, mezcle 3 gotas de aceite de oliva y 1 gota de aceite de clavo de olor. Con un hisopo de algodón, aplique sobre la muela adolorida. Deje actuar hasta que el dolor haya desaparecido (un minuto) y enjuague la boca con agua limpia.

✔ Lubrique la Tubería Interna

El remedio mágico que detiene la tos también activa el funcionamiento de los intestinos. Tome 1 cucharada de aceite de oliva extravirgen al levantarse y una segunda cucharada una hora después de cenar. En uno o dos días, el tránsito circulará normalmente.

✔ Espante la Tos

¿Cómo? Tome 1 cucharada de aceite de oliva extravirgen por la mañana y otra por la noche. Si lo desea, después de cada dosis, tome un vaso de jugo de naranja. Además de eliminar el sabor del aceite, tomará una dosis de la tan necesaria vitamina C.

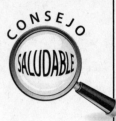

Solo lo Mejor

La mayoría de los tipos de aceite de oliva son sabrosos, y cualquier tipo recubre el estómago para protegerlo de los efectos de bebidas calientes, comidas condimentadas o licores. Para fines de salud y belleza, solo aplique aceite de oliva extravirgen. Para calificar para tal distinción, el aceite se extrae de la fruta por el método de prensado en frío para que conserve los beneficios de salud y belleza. Para procesar el aceite, no se utilizan aditivos, solventes u otras sustancias químicas. Por ello, es un elemento clave en la Dieta Mediterránea, el plan de comida para las personas que desean cuidar su salud, de costa a costa.

SOLUCIÓN EFICAZ

ACEITE CURATIVO Y BAÑO DE SALES

Esta es una mezcla de baño multipropósito que extrae las toxinas del cuerpo, calma los nervios, alivia los dolores y relaja los músculos rígidos y adoloridos. ¡Es inigualable!

1 taza de sales de Epsom*
2 cucharadas de aceite de oliva extravirgen
½ cucharadita de aceite esencial**

En un tazón, mezcle todos los ingredientes, o agítelos en un recipiente con tapa hermética. Vierta en el agua tibia (no caliente) de la bañera, y relájese de 15 a 20 minutos. Luego, séquese cuidadosamente y continúe con la loción corporal habitual.

* Para una tina más grande, como la de un jardín o una bañera de hidromasaje, use 2 tazas de sales de Epsom, y la misma cantidad de aceite de oliva y aceite esencial.

** Para elegir un aceite con los beneficios curativos deseados, consulte la tabla "Componentes Herbales Personalizados" en la página 5.

✔ Refresque las Quemaduras del Sol

El aceite de oliva puede salvar el día: alivia el dolor de la quemadura de sol, hidrata la piel y evita que se "pele". Para obtener mejores resultados, aplique el aceite inmediatamente después de la exposición al sol. Luego, espere unas cuantas horas para lavarse, de manera que el lubricante tenga suficiente tiempo para penetrar en la piel.

✔ Cúbrase de la Dermatitis por el Viento

El viento frío y seco del invierno afecta la piel tanto como el candente sol del verano. Si al palear la nieve o al hacer muñecos de nieve, su rostro queda adolorido y tan rojo como el gorro de Santa, el remedio más rápido que conozco es el siguiente: masajee el rostro con aceite de oliva, deje actuar unos 10 minutos, enjuague con agua tibia y seque cuidadosamente.

✔ Alivie los Eccemas

El aceite de oliva contiene grandes cantidades de antioxidantes que reducen la inflamación. Por eso, es un ingrediente clave de muchos productos que alivian el eccema y otras irritaciones de la piel. ¡Escuche esto! El aceite de oliva es eficaz por sí solo y no contiene los productos químicos de las cremas del supermercado. Es sencillo: frote suavemente 1 cucharadita de aceite de oliva extravirgen por pulgada cuadrada de piel afectada, y deje que penetre antes de vestirse.

Para un tratamiento extraintensivo, cubra la piel aceitada con una lámina plástica y deje actuar toda la noche. Use una pijama vieja o ponga una toalla grande sobre las sábanas para no mancharlas.

✔ Mande a Pasear a las Erupciones

Todo tipo de cosas, desde irritantes ambientales y hiedra venenosa hasta el sudor, pueden ocasionar una erupción. Sin importar qué causó la afección, este simple remedio acelera el proceso de sanación y restablece la humedad que las erupciones eliminan de la piel: mezcle 2 cucharadas de aceite de oliva extravirgen por 1½ cucharada de cerveza, y aplique con cuidado sobre la zona afectada. Repita varias veces al día hasta que haya desaparecido la erupción.

✔ Contra el Sarpullido

Un caso grave de sarpullido por hiedra, roble o zumaque venenosos necesita un remedio fuerte y está comprobado que esta mezcla de triple acción es la mejor. Mezcle 3 partes de aceite de oliva extravirgen, 1 parte de aceite de almendra dulce y 1 parte de aceite de semilla de albaricoque (en tiendas de alimentos saludables). Después del baño o la ducha, seque cuidadosamente la piel y aplique sobre la zona afectada. Deje que se absorba unos 10 minutos antes de vestirse. Repita el procedimiento con la frecuencia necesaria hasta que haya sanado el sarpullido. **Nota:** Si el sarpullido forma costras o ampollas, consulte al médico de inmediato.

✔ Elimine la Psoriasis con un Baño

Desafortunadamente, no hay ninguna cura permanente para esta desagradable afección de la piel. Pero hay muchas maneras de aliviar el dolor y la picazón de los síntomas y recuperarse más

---

Fácil Alimento Curativo

ACEITE PARA UNTAR AL ESTILO ITALIANO

La próxima vez que invite a una multitud a comer espagueti o lasaña, agregue un toque italiano con una dosis saludable de aceite de oliva.

½ taza de aceite de oliva extravirgen
1 cucharadita de albahaca seca
1 cucharadita de orégano seco
1 cucharadita de romero seco desmenuzado
1 cucharadita de pimienta negra recién molida
1 cucharadita de ajo en polvo
1 cucharadita de sal kosher o marina

Mezcle todos los ingredientes en un frasco con tapa hermética y agite bien. Vierta en tazones individuales, y sirva con rebanadas de pan italiano tostado.

RINDE: ½ TAZA

rápidamente de los brotes. Una de las más fáciles y sencillas es mezclar ¼ taza de aceite de oliva en un vaso grande de leche y verter en el agua tibia de la bañera. Acomódese y disfrute unos 20 minutos en la bañera. Repita con la frecuencia necesaria para aliviar las molestias.

✔ Hacia el Alivio de la Psoriasis

Cuando la psoriasis ataca el cuero cabelludo, lo más probable es que no sienta deseos de sumergir la cabeza en una bañera durante 20 minutos. Afortunadamente, hay otros remedios que pueden ser eficaces. Su mejor opción depende de cuánto tiempo tenga para invertir en el proyecto. Estas son tres excelentes opciones:

UN TRATAMIENTO EN LA DUCHA. En un tazón, vierta 1 taza de aceite de oliva y agregue 1 gota de aceite de orégano y 2 gotas de aceite de caléndula. Masajee la mezcla en el cuero cabelludo, y lave con champú como acostumbra. Enjuague con una solución de partes iguales de vinagre de manzana y agua.

UNA MARAVILLA EN UNA HORA. Caliente 1 taza de aceite de oliva hasta que esté tibio al tacto, vierta en una botella vacía de champú o acondicionador,

Componentes Herbales Personalizados

Ya sea que esté masajeando su cuerpo adolorido con aceite de oliva o que esté aplicando el Aceite Curativo y Baño de Sales de la página 3, use este cuadro como una guía rápida para crear su propio remedio.

PARA OBTENER ESTOS BENEFICIOS	ELIJA UNO O MÁS DE ESTOS ACEITES ESENCIALES*
Antiséptico y curativo	Caléndula, eucalipto, lavanda, menta**, árbol de té, gaulteria**
Energizante	Chipre**, enebrina**, lima, pachuli, menta**, romero**, palo de rosa, mandarina
Relajante y sedante	Manzanilla, geranio, lavanda, rosa
Especialmente beneficioso durante el embarazo	Menta de gato, manzanilla, aceites cítricos (todos), geranio, jazmín, lavanda, rosa

* Encontrará todos estos aceites en tiendas de alimentos saludables y en línea.
** Si está embarazada o podría estarlo, evite estos aceites.

y agregue de 10 a 15 gotas de aceite del árbol de té. Aplique sobre el cuero cabelludo y dese un buen masaje. Cúbrase la cabeza con una gorra de plástico para baño, una bolsa plástica o una lámina de plástico. Deje actuar unos 60 minutos, lave con champú dos veces (el aceite del árbol de té puede secar el cabello) y continúe con un buen acondicionador. **Nota:** No se preocupe si siente un poco de ardor en el cuero cabelludo, es una reacción normal al aceite del árbol de té. Pero si le da mucha picazón o ardor, quítese la gorra de la cabeza y lave el cabello de inmediato.

ACCIÓN NOCTURNA. Caliente ¼ taza de aceite de oliva y masajee el cuero cabelludo. Cubra la cabeza con una gorra de plástico para baño, y acuéstese. Por la mañana, lávese con champú de la manera habitual.

✔ Conquiste la Costra Láctea

La costra láctea o *dermatitis seborreica* puede ser muy molesta para los padres que la ven por primera vez. Las buenas noticias son que, aun cuando sea desagradable a la vista, es inofensiva y temporal. Esencialmente, es una forma infantil de caspa. Pero no se siente a esperar a que desaparezca espontáneamente. Masajee el cuero cabelludo con aceite de oliva extravirgen, y deje actuar por 15 minutos. Luego, cepille las escamas con un cepillo suave. Continúe con un champú natural para bebés, y deje actuar por unos minutos antes de enjuagar. Repita el procedimiento, según sea necesario, hasta que se caiga la costra.

Alivie los Problemas de Dentición

CONSEJO SALUDABLE

No es fácil ser bebé. Como si la picazón de la cabeza y el dolor de la colita no fuera suficiente, tiene que soportar el corte de los primeros dientes. Para aliviar el dolor, frote las encías adoloridas con aceite de oliva extravirgen. A pesar de que el bebé todavía no puede agradecérselo con palabras, verá una gran sonrisa (casi sin dientes) o, por lo menos, ojitos sin lágrimas.

✔ Detenga el Problema en el Otro Extremo

Probablemente todos los bebés sufren pañalitis, tarde o temprano. Según miles de madres y profesionales médicos, el remedio natural más eficaz es el aceite de oliva extravirgen. Para aliviar la situación, bata 2 cucharaditas de aceite (con un batidor de alambre o una licuadora) con 1 cucharadita de agua hasta formar una emulsión. Luego, aplique sobre la colita del bebé y deje actuar por unos minutos antes de cubrir con el pañal limpio.

✔ Frote para Alejar los Dolores

El aceite de oliva extravirgen alivia el dolor, sin importar la causa de las molestias en los músculos, las articulaciones y los tendones, o si está relacionado con una lesión deportiva, la artritis o el trabajo en el jardín. Caliente 1 taza de aceite en el horno de microondas o en una olla a fuego muy lento hasta que el aceite esté tibio y agradable al tacto. Si lo desea, agregue 3 o 4 gotas del aceite esencial apropiado (consulte "Componentes Herbales Personalizados" en la página 5). Luego, masajee las zonas afectadas.

✔ Cálido Baño Invernal

Incluso las personas que disfrutan las temperaturas frías y los paisajes nevados desean evitar los resfriados, la gripe y la piel seca y agrietada. Esta es una mezcla para baño que aliviará los dolores, descongestionará los senos nasales y humectará y aliviará la piel enrojecida. Siga este sencillo proceso de cinco pasos:

PASO 1. Reúna los productos. Necesitará 3 tazas de aceite de oliva extravirgen, 6 cucharadas de jengibre molido, 4 cucharadas de romero seco, una bolsita de té de menta, una olla, una cuchara de madera, un tazón para mezclar, un colador y un frasco con tapa hermética.

PASO 2. Caliente el aceite de oliva a fuego muy lento. Agregue el jengibre y el romero. Revuelva constantemente para que no se queme.

PASO 3. Agregue la bolsita de té de menta, y revuelva hasta que se haya sumergido completamente.

PASO 4. Tape la olla y cocine a fuego lento por unos 15 minutos.

PASO 5. Cuele a un tazón, deje enfriar a temperatura ambiente y vierta en el frasco.

A la hora del baño, agregue de ¾ a 1 taza al agua tibia (no caliente) de la bañera. Para maximizar el poder descongestivo, métase a la bañera mientras esté corriendo el chorro de agua y aspire el vapor. Relájese de 15 a 20 minutos, séquese con una toalla y acuéstese. Guarde el sobrante en el refrigerador, donde se mantendrá por una semana. **Nota:** Rinde unas 3 tazas.

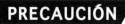

PRECAUCIÓN ⚠

El aceite de oliva no tiene efectos secundarios conocidos ni interacciones con los medicamentos. Pero el aceite *es* resbaladizo: si usa un tratamiento de aceite, tenga cuidado al entrar y salir de la bañera.

✔ Tesoro para Aliviar la Congestión

¿Lo está volviendo loco la congestión nasal? Busque la botella de aceite de oliva extravirgen. En un tazón, vierta 1 cucharada y agregue 3 o 4 gotas de aceite de menta. Masajee la nariz, los pómulos, las sienes y la frente. De inmediato sentirá cómo se despejan los senos nasales. Repita dos o tres veces al día, según sea necesario, hasta que pueda respirar bien. **Nota:** Si no tiene aceite de menta a la mano, reemplácelo por aceite de eucalipto, lavanda o romero. Con cualquier aceite, si nunca lo ha usado, pruebe una gota o dos en la muñeca para comprobar que no sea sensible a él.

Aceite Atractivo

✤ Pestañas Exuberantes

El rímel hace lucir las pestañas más largas y espesas. Este magnífico tratamiento las fortalece y humecta los folículos pilosos para lograr el mismo efecto. El plan: en un recipiente limpio con tapa, mezcle partes iguales de aceite de oliva extravirgen, aceite de coco y aceite de vitamina E. Dos veces al día, humedezca un aplicador de rímel limpio o un hisopo de algodón, y páselo por la base de las pestañas limpias y sin rímel. Como siempre, evite la zona de los ojos. Guarde, tapado, a temperatura ambiente. Dura indefinidamente.

✤ ¡Adiós, Celulitis!

Hay infinidad de productos contra la celulitis, tanto comerciales como caseros. Pero los estudios demuestran que el dúo dinámico del aceite de oliva y el aceite de enebro es uno de los más eficaces. Mezcle partes iguales de los dos aceites y masajee la zona afectada una vez al día. Después de unas tres semanas, notará la piel más firme y lisa, y una reducción del aspecto de piel de naranja.

✤ Exfolie y Suavice

Si usted es como la mayoría de las mujeres que conozco, no dispone de mucho tiempo libre. Entonces, ¿para qué enredarse con diferentes productos para limpiar, exfoliar y humectar el cutis? Este producto de triple acción puede hacerlo todo: en un recipiente irrompible, mezcle 2 cucharadas de aceite de oliva y 1 taza de sales de Epsom. Luego, dúchese, saque puñados de la mezcla y frote la piel con suavidad, poniendo especial atención en las partes secas, ásperas o que producen picazón. Enjuáguese bien y séquese. **Nota:** Este combo es lo suficientemente suave para el rostro, pero evite la zona de los ojos.

SOLUCIÓN EFICAZ

BAÑO DE ACEITE AROMÁTICO Y LECHE

Esta mezcla para el baño suaviza la piel, relaja los músculos, levanta el espíritu y deleita los sentidos. ¿Quién podría pedir más?

½ **taza de leche entera en polvo**

½ **taza de aceite de oliva**
   extravirgen

1 huevo

1 cucharada de glicerina

6 gotas de aceite esencial de
   lavanda

1 gota de aceite esencial de jazmín

1 gota de aceite esencial de rosa

2 tazas de agua destilada

En un tazón, bata los primeros cuatro ingredientes con un batidor de alambre o un batidor de huevos manual. Agregue los aceites esenciales, y continúe batiendo hasta obtener una crema uniforme. Agregue gradualmente agua mientras sigue batiendo. Vierta en el agua tibia de la bañera, acomódese y disfrute.

✣ Cuidados para Manos y Pies Ásperos

¡También para rodillas y codos! Este tratamiento intenso y suave exfolia la piel demasiado áspera y seca. Primero, en una licuadora o procesador de alimentos, corte finamente ¼ taza de jengibre fresco. Luego, mezcle con ½ taza de aceite de oliva tibio, ½ taza de sal gruesa y el jugo de dos limas hasta formar una crema suave con grumos. Masajee con suaves movimientos circulares. Lave con agua tibia y continúe con su crema humectante preferida.

✤ Rellene las Grietas

No es nada agradable tener los pies agrietados. No solo tienen mal aspecto, también causan un dolor insoportable. La solución sencilla: este tratamiento intensivo para la noche. Antes de acostarse, en un tazón, bata ¼ taza de aceite de oliva extravirgen y ¼ taza de crema corporal suave y sin aroma, y caliente en el microondas de 15 a 20 segundos. Tiene que estar agradablemente tibio, no caliente. Mientras se calienta la mezcla de crema con aceite, corte dos láminas grandes de plástico y resérvelas. Aplique una capa generosa sobre un pie, y cubra con la lámina de plástico para bloquear el calor y la humedad. Repita el procedimiento con el otro pie. Póngase calcetines y descanse. Por la mañana, quítese los calcetines y la lámina de plástico. Si es necesario, repita la rutina cada noche hasta que los pies queden tan suaves como la seda y listos para las sandalias.

✤ Mantenimiento Preventivo

Cuando sus pies estén suaves y sin grietas, manténgalos con una loción preparada con 2 gotas de aceite esencial de limón o lavanda por cada cucharada de aceite de oliva extravirgen. Mezcle en una botella esterilizada con tapa hermética y agite hasta que la solución esté espesa y lechosa. Guarde a temperatura ambiente y agite antes de cada uso. Masajee los pies varias veces a la semana o con la frecuencia necesaria para la sesión de fotos de sandalias.

✤ Suavice las Cutículas

Cuando las manos pasan mucho tiempo en agua, en el fregadero de la cocina o en una piscina, las cutículas se resecan rápidamente. Para devolver la humedad, mezcle 1 cucharadita de aceite de oliva con 1 cucharadita de aceite de vitamina E, y masajee las cutículas. Repita, según sea necesario, para mantenerlas fuertes y flexibles.

✤ Humecte los Labios Resecos

Cuando el viento del invierno o el sol del verano le deje los labios resecos, agrietados y adoloridos, el tratamiento intensivo está en su cocina. Prepare un puré con unas cuantas rodajas de banano maduro y un par de cucharaditas de aceite de oliva extravirgen hasta obtener una crema espesa. Luego, frote los labios. Deje actuar de 15 a 20 minutos, y enjuague con agua tibia. Repita, según sea necesario, hasta que los labios recuperen su belleza natural.

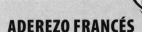

Fácil Alimento Curativo

ADEREZO FRANCÉS

Si alguna vez se ha preguntado cómo hacen las mujeres francesas para mantener la piel bella y joven, incluso cuando son mayores, parte del secreto consiste en tres palabras: aceite de oliva. Lo usan en abundancia para nutrir y suavizar la piel desde afuera y desde el interior. Este clásico aderezo de ensalada es una de las maneras más sencillas de aumentar el consumo del embellecedor aceite de oliva. Notará que no se parece en nada a la mezcla pegajosa anaranjada del supermercado.

**1 cucharada de vinagre o jugo de limón
sal y pimienta al gusto*
⅔ taza de aceite de oliva extravirgen**

Con un batidor de alambre, bata el vinagre con la sal y la pimienta hasta disolver la sal. Luego, incorpore el aceite de oliva poco a poco mientras sigue batiendo. Use como aderezo para ensaladas, como cobertura para los vegetales ligeramente cocidos al vapor o como salsa para los vegetales crudos o el pan francés crujiente.

* Si desea, agregue mostaza, ajo machacado y/o hierbas frescas al gusto.

RINDE: ⅔ TAZA

❧ Aceite vs. Acné

Después de lavarse la cara con agua caliente y jabón suave, aplique una capa delgada de aceite de oliva y deje que la piel lo absorba, no enjuague. Repita el procedimiento tres veces al día y, en una semana, la piel estará suave y limpia. Luego, use el tratamiento una vez al día para evitar futuros brotes y mantener la piel radiante.

❧ Arregle el Cabello

Este truco agregará brillo al cabello de cualquier color y reducirá la estática: mezcle 1 cucharada de miel cruda con 1 taza de aceite de oliva extravirgen, y aplique sobre el cabello. Deje actuar, por lo menos, 30 minutos (cuanto más, mejor) y enjuague. Lucirá un cabello brillante, suave y sin frizz.

❧ ¡Fuera, Cloro!

¡Atención, nadadores frecuentes! No tengo que explicar los estragos que el cloro produce sobre el cabello. Afortunadamente, hay una forma simple de contrarrestar los daños. En una licuadora o en un procesador de alimentos, mezcle 1 huevo, 2 cucharadas de aceite de oliva extravirgen y ¼ pepino pelado

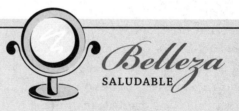

UNA VALIOSA CREMA HUMECTANTE

BELLEZA SALUDABLE

¡Por unas monedas! Podría ir a un spa elegante y pagar por un tratamiento facial con un trío de cremas humectantes eficaces. O podría ir a la cocina y prepararlo. Es muy sencillo: en una frasco grande con tapa a rosca, vierta 2 tazas de aceite de oliva extravirgen e introduzca dos o tres ramitas frescas de albahaca y manzanilla. Cubra la boca del frasco con estopilla, enrosque la tapa y deje reposar unos

30 días. Retire la estopilla y deje las hierbas en el frasco. Tape nuevamente. Para usar la poción, aplique unas cucharadas sobre el rostro, como lo haría con cualquier otra crema humectante, deje actuar unos minutos para que penetre en la piel y retire con un paño de algodón seco.

y picado hasta lograr una crema. Distribuya de manera uniforme sobre el cabello, y deje actuar unos 15 minutos. Luego, enjuague con abundante agua. Repita una vez al mes para evitar el daño. **Nota:** Este tratamiento también es excelente para eliminar el residuo de fijadores y otros productos para el cabello.

❖ Evite la Caída del Cabello

El cabello se cae constantemente y vuelve a crecer, incluso en las cabelleras mejor dotadas. Pero si cree que se le cae más cabello del que vuelve a crecer, pruebe este remedio: en una botella, mezcle partes iguales de aceite de oliva y de aceite esencial de romero. Luego, agite hasta mezclar bien. A la hora de acostarse, masajee sobre el cuero cabelludo y cubra con una gorra de baño. Por la mañana, lave el cabello con un champú suave y enjuague con 1 cucharada de vinagre de manzana en 1 cuarto de galón de agua tibia. Repita el procedimiento cada noche durante algunas semanas. Logrará que el crecimiento sea mayor que la caída del cabello. **Nota:** Algunas personas aseguran que es eficaz incluso para la calvicie masculina, pero quién sabe.

SOLUCIÓN EFICAZ

CHAMPÚ NATURAL

Varios champús comerciales exhiben *natural* en letras grandes en la etiqueta, pero cuando lee las letras pequeñas en la parte de atrás, encuentra un montón de ingredientes que no puede pronunciar, y mucho menos comprar en el supermercado. Este champú viene de la Madre Naturaleza. **Nota:** Prepare esta receta justo antes de usarla.

2 cucharadas de aceite de oliva extravirgen
1 cucharada de jugo de limón
1 cucharadita de vinagre de manzana sin filtrar*
1 huevo

En una licuadora, mezcle muy bien todos los ingredientes. Vierta en una botella de plástico, llévela al lavabo, bañera o ducha y use como cualquier champú.

* La encontrará en las tiendas de alimentos saludables y en las secciones de alimentos saludables de la mayoría de los supermercados.

✤ Acondicionador Revitalizante

Varias generaciones de mujeres se han beneficiado con este tratamiento sencillo para restaurar el brillo y el volumen del cabello: caliente ½ taza de aceite de oliva hasta que esté tibio. Si lo desea, agregue algunas gotas de su aceite esencial preferido. Con un gotero (o cuchara), aplique el aceite tibio por el cabello, y masajee el cuero cabelludo para que toda la cabeza quede aceitada. Deje actuar de dos a cinco minutos y lave con champú como lo hace habitualmente.

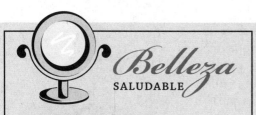

Belleza SALUDABLE

ACONDICIONAMIENTO Y COLOR

Si tiene cabello castaño o rojizo, este consejo es para usted. En una olla, caliente ½ taza de aceite de oliva a fuego lento. Agregue 2 cucharadas de clavo de olor molido y cocine hasta que la mezcla esté caliente, pero no hirviendo. Retire la olla del fuego, tape y deje reposar toda la noche. Vierta en una botella plástica con dosificador (una botella limpia de champú o acondicionador). Vierta un poco en la palma de la mano y frote ambas manos hasta calentar la poción. Aplique sobre el cuero cabelludo y peine hacia las puntas del cabello. Cubra la cabeza con una gorra de plástico para baño y deje actuar por unos 20 minutos. Enjuague el aceite y lave el cabello con champú como lo hace habitualmente.

✤ Acondicionamiento Profundo

Esta rutina de cinco pasos aliviará la sequedad e irritación del cuero cabelludo, eliminará la caspa y suavizará e hidratará el cabello:

PASO 1. Sature el cabello con aceite de oliva extravirgen y masajee en las raíces.

PASO 2. Levante el cabello en la parte superior de la cabeza, cubra con una lámina de plástico o con una gorra de plástico para el baño.

PASO 3. Ajuste la secadora en intensidad baja y "seque" la cabeza cubierta por unos 60 segundos. Luego, envuelva una toalla tibia alrededor de la cabeza para bloquear el calor.

PASO 4. Deje actuar unos 20 minutos, retire la toalla y enjuague el aceite.

PASO 5. Lave con champú y peine el cabello de la forma usual. Lucirá un cabello más suave, brillante y saludable.

✤ Actuación Solista

Durante siglos, las mujeres de la región del Mediterráneo han confiado en el aceite de oliva extravirgen como el producto clave y, a menudo, el único de sus tratamientos de belleza. Será muy eficaz para usted, también. Algunos ejemplos de posibilidades:

ACONDICIONE EL CABELLO. Después del champú, divida el cabello húmedo en secciones, y aplique una capa ligera de aceite desde las raíces hasta las puntas. Luego, péinese como acostumbra. **Nota:** Esta es una forma especialmente eficaz para humectar las canas gruesas y hacerlas más manejables.

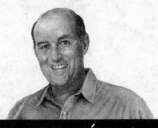

DISIMULE LAS CICATRICES. Frote a diario una capa delgada de aceite sobre las cicatrices. No observará resultados de la noche a la mañana pero, con el tiempo, las cicatrices desaparecerán o, por lo menos, no se notarán tanto.

MINIMICE LAS ARRUGAS. Cada noche al acostarse, masajee el aceite sobre el rostro y el cuello con arrugas. Por la mañana, enjuague el aceite con agua tibia, salpique la piel con agua fría y seque suavemente.

HUMECTE A DIARIO. Use como cualquier otra crema humectante. Para evitar el exceso de grasa, aplique cuando la piel esté húmeda y seque el aceite por completo antes de aplicar el maquillaje.

RETIRE EL MAQUILLAJE DE LOS OJOS. Humedezca una bola o almohadilla de algodón en aceite, y frote suavemente sobre los párpados y las pestañas.

AFÉITESE BIEN Y AL RAS. Aplique aceite en las piernas y axilas. Para los hombres, el aceite de oliva en la cara es eficaz y más saludable que las cremas de afeitar con alcohol y otros químicos.

BRILLO PARA LOS LABIOS. Ponga un poco de aceite en la punta del dedo, y frote los labios para bloquear la humedad y darles brillo. También puede aplicar el aceite sobre su lápiz labial habitual.

¡INCREÍBLE!

Según Homero, el árbol de olivo ha ofrecido su tesoro a Grecia durante más de 10,000 años. La historia de cómo llegó es una de mis leyendas preferidas. Al parecer, Zeus (el rey de los dioses griegos) organizó un concurso entre Atenea (la diosa de la sabiduría) y Poseidón (dios de los mares) para determinar quién controlaría la ciudad recién construida en Ática. Zeus prometió la tierra a quien proporcionara el regalo más útil a los habitantes del país. Poseidón golpeó una roca con su tridente y brotó agua salada. Luego, Atenea golpeó su lanza en la tierra y se convirtió en un árbol de olivo. El resto, como dicen en Atenas, es historia.

Lo Mejor del Resto

★ Destape la Cera

Los oídos forman cerumen para atrapar la suciedad y las partículas a fin de evitar infecciones. Algunas veces, especialmente con los años, el cerumen se acumula, se endurece y tapa el canal auditivo. Afortunadamente, hay una forma sencilla de ablandarlo: un par de veces por semana, ponga unas gotas de aceite vegetal en cada oído.

★ Aceite para la Osteoartritis

Un suave masaje alivia el dolor de las articulaciones. Para obtener mejores resultados, ponga un poco de aceite de canola o aceite vegetal en las puntas de los dedos y frote lentamente alrededor de la zona afectada con pequeños movimientos circulares. No masajee la articulación, masajee arriba o abajo de ella. Repita el tratamiento cada tres o cinco minutos, a diario, si es posible.

★ Alivie los Problemas de la Piel

Si tiene eccema o psoriasis, estas son dos de las afecciones de piel más molestas. Para humectar los parches escamosos, aplique suavemente grasa vegetal sólida sobre la piel afectada. Sentirá un alivio casi inmediato del dolor y la aspereza.

★ Limpieza Profunda de Manos

Cuando tiene las manos (o cualquier parte del cuerpo) llenas de alquitrán o savia de pino, ¿qué debe hacer? Frote suavemente un poco de mantequilla vegetal sobre la piel. Luego, limpie con un paño suave. Lave con agua y jabón.

★ Goma de Mascar en el Cabello

¿Su pequeño ha regresado con goma de mascar en el cabello? O quizá usted ha sido la víctima de algún bromista. El aceite vegetal es la respuesta. Masajee el aceite sobre la goma de mascar, que se despegará casi de inmediato. Luego, peine el cabello hacia afuera, empezando por las puntas. Tenga paciencia y gradualmente peine hacia el cuero cabelludo hasta que haya eliminado toda la goma de mascar.

★ Ataque las Verrugas

Si Guinness lleva el control de las estadísticas de remedios caseros, tengo varios muy eficaces para eliminar las verrugas. Este es uno: en un tazón, mezcle 2 cucharadas de mantequilla vegetal, 1 diente de ajo picado y ½ cucharada de jugo de limón. Aplique sobre la verruga y cubra con cinta adhesiva. Deje actuar 12 horas, retire la cinta adhesiva y enjuague la crema. Repita el proceso a diario hasta que desaparezca la verruga.

★ Kit de Maquillaje

Durante la Gran Depresión y la Segunda Guerra Mundial, muy pocas mujeres encontraban cosméticos en las tiendas, y tampoco podían comprarlos. Entonces, ¿qué usaban? ¡Mantequilla vegetal, como Crisco®! Y todavía es eficaz. Este es un trío accesible y económico de aplicaciones:

RETIRAR EL RÍMEL. Aplique un poco de mantequilla en los párpados, luego retire con cuidado (junto con el maquillaje de los ojos) con una almohadilla de algodón.

SUAVICE EL ROSTRO. Aplique un poco sobre el cutis antes de acostarse, como lo haría con cualquier crema de noche.

SUAVICE LAS MANOS. Tome un puñado de grasa y frótela sobre las manos. Será tan eficaz como las costosas cremas de marca. ¡El cuidado personal no podría ser más fácil o barato!

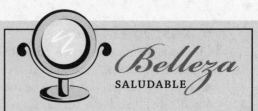

Belleza SALUDABLE

SOLUCIÓN PARA UÑAS QUEBRADIZAS

Para corregir las uñas resecas de una vez por todas, corrija la raíz del problema: la falta de humedad. Aplique la recomendación de los dermatólogos: al acostarse, masajee las manos y las uñas con aceite o mantequilla vegetal y póngase guantes de caucho para forzar al aceite a penetrar en la piel. Duerma con los guantes y, por la mañana, observará los primeros cambios. Repita el tratamiento todas las noches hasta que las uñas estén saludables. Luego, repita el procedimiento después de algunas semanas, según sea necesario, para mantener las uñas fuertes y bellas.

2 Aceite de Ricino

En la época de nuestras abuelas, el aceite de ricino era el remedio preferido para todo, desde curar la bronquitis y aflojar los intestinos hasta eliminar las "manchas hepáticas" de la cara y las manos. Después de la Segunda Guerra Mundial, llegó una gran cantidad de medicamentos y cosméticos comerciales. ¿Cuáles son los resultados? En muchos hogares, el aceite de ricino tuvo el mismo destino que los dinosaurios. No obstante, los modernos investigadores médicos, los doctores y los profesionales del negocio de la belleza han "descubierto" recientemente que la abuela tenía razón: cada botiquín y cada tocador debería tener una gran botella de aceite de ricino.

Aceite de Bienestar

✔ Cure los Padrastros en Instantes

Cuando tenga un padrastro obstinado, trátelo con aceite de ricino. Antes de acostarse por la noche, frote un poco alrededor de la saliente dolorosa. Y despídase del padrastro. **Nota:** Este mismo tratamiento también es eficaz para curar cutículas secas y agrietadas.

✔ Échese una Siestecita

¿Tiene problemas para dormir por la noche? Antes de acostarse, frote aceite de ricino en los párpados. Se relajará profundamente para lograr un sueño relajante sin necesidad de tomar medicamentos.

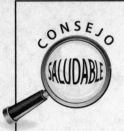

Un Inodoro Real

Hace muchos años, el aceite de ricino se consideraba el Rey de los Laxantes. Por ello, había adquirido gran aceptación. El problema es que es tan potente que su sistema puede volverse dependiente si lo usa durante un largo período de tiempo. Si desea utilizar este remedio clásico, tome 1 cucharadita de aceite de ricino 100% puro por la mañana (si lo mezcla con jugo de fruta, diluirá el sabor amargo). Pondrá en marcha los intestinos en unas cuatro horas. Si no es así, continúe con el tratamiento una vez al día durante un par de días más (¡no más!). Si su sistema no se normaliza, consulte al médico de inmediato.
Nota: Si está embarazada, no tome aceite de ricino sin consultar al médico; es un potente estimulante y podría acelerar el parto.

✔ Alivie la Irritación de los Ojos

Sus ojos pueden estar enrojecidos e irritados por diversos factores, desde partículas de polvo hasta el humo de la cocina y de los cigarrillos (suyos o de otros). Para aliviar esta molestia, coloque 2 gotas de aceite de ricino 100% puro en cada ojo. Repita una o dos veces por día, según sea necesario, hasta sentir el alivio.

✔ ¡Adiós, Orzuelos!

Estas dolorosas protuberancias son glándulas infectadas sobre el párpado, y las propiedades antibacterianas del aceite de ricino son la solución. Aplique una gotita de aceite de ricino 100% puro sobre el orzuelo dos o tres veces por día hasta que desaparezca el dolor.

✔ Aceite para Aftas

Los gurús de la medicina nos explican que la causa probable de las aftas es el estrés. Bueno, algo es seguro: estas molestias desaparecen si las frotamos con aceite de ricino 100% puro varias veces al día.

✔ Deshágase de los Callos

El poder humectante del aceite de ricino alivia los dolorosos callos. Su plan de acción: cubra la protuberancia con una almohadilla comercial no medicinal para callos (tiene un orificio en el centro para encerrar el aceite). Con un hisopo de algodón, pase por el orificio para recubrir el callo con una delgada capa de aceite de ricino. Cubra la almohadilla con cinta adhesiva para mantener el fluido en contacto permanente con el callo. Reemplace el apósito todos los días hasta que desaparezca el callo.

✔ Tratamiento para el Síndrome de Túnel Metacarpiano

¿Ha pasado tanto tiempo trabajando en la computadora que ahora presenta el síndrome de túnel metacarpiano? Una compresa de aceite de ricino aliviará el dolor. Humedezca un paño suave en el aceite, y caliéntelo en el microondas hasta que esté tibio, pero no caliente. Envuélvalo alrededor de la muñeca, cubra con plástico y deje actuar varias horas. ¡Aléjese de la computadora tanto como sea posible!

✔ Alivie y Cure las Lesiones Musculares

Aplique aceite de ricino en la zona afectada, cubra primero con plástico y luego con una almohadilla térmica a temperatura baja. El calor permitirá que el aceite penetre en la piel, y actuará sobre los músculos para aliviar el dolor y la rigidez. Deje actuar la almohadilla de 20 a 30 minutos, luego retire el aceite con agua y jabón. Repita el tratamiento varias veces al día, según sea necesario. **Nota:** Para todos los corredores, esta rutina también es eficaz para los calambres de piernas.

✔ Sensacional Solución para la Ciática

El nervio ciático es el más grande del cuerpo y produce uno de los mayores dolores. Aunque parezca improbable, cuando siente ese "fuego" en la parte inferior de la pierna, *puede* aliviar las molestias. Mezcle partes iguales de aceite de ricino, aceite de árnica y aceite de hierba de San Juan. Masajee suavemente sobre el nervio. Comience por las nalgas y baje hasta la parte posterior de la pierna. Si tiene problemas en algún disco, masajee el aceite sobre esa zona, también. Repita según sea necesario hasta tener un alivio reconfortante. **Nota:** Puede comprar el aceite de árnica y el aceite de hierba de San Juan en tiendas de alimentos saludables y herboristerías, así como en varios sitios web.

PRECAUCIÓN ⚠

Si piensa tomar aceite de ricino o usarlo alrededor de los ojos, oídos o boca, use solamente aceite de ricino 100% puro. Si lo usa para frotar los músculos o la piel, busque aceite prensado en frío o procesado en frío (también es más seguro si prefiere tomarlo). Lo encontrará fácilmente en tiendas de alimentos saludables y numerosos sitios web. Evite los productos con la etiqueta de aceite de ricino "refinado". Los estudios demuestran que más del 95% de los compuestos que ofrecen el poder curativo al aceite se pierde cuando el aceite pasa por el proceso convencional de refinado. Evite el aceite de ricino industrial que encontrará en ferreterías o tiendas de bricolaje. Es inseguro para uso tópico u oral.

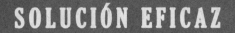

SOLUCIÓN EFICAZ

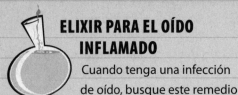

ELIXIR PARA EL OÍDO INFLAMADO

Cuando tenga una infección de oído, busque este remedio suave y potente.

1 cucharada de aceite de ricino
1 cucharada de leche

Caliente (no hierva) los ingredientes en una olla que no sea de aluminio. Deje que la mezcla se enfríe a una temperatura agradable. Cada hora, coloque 4 gotas en el oído inflamado, y cubra con algodón. **Nota:** Si el dolor de oídos es intenso y persistente, consulte al médico de inmediato.

✔ Evite las Verrugas Plantares

A diferencia de las antiestéticas verrugas en las manos o en el rostro, las verrugas plantares hacen que cada paso sea doloroso. Comienzan como pequeños puntos negros en las plantas de los pies, generalmente en racimos. La reacción natural es rasparlas con la uña. Pero no lo haga, dispersará la infección. Frote aceite de ricino varias veces al día. Y desaparecerán.

✔ Detenga el Zumbido

Las campanas de la iglesia y los cascabeles son agradables. Pero el zumbido en el oído puede ser una pesadilla. Un remedio eficaz para muchos es el aceite de ricino. Todos los días, antes de acostarse, coloque 3 o 4 gotas de aceite de ricino 100% puro en cada oído. Cubra con algodón y deje actuar toda la noche. Después de un mes, el zumbido se habrá reducido bastante. Probablemente desaparezca por completo en pocos meses. Si no es así, consulte al médico para descartar una enfermedad más grave.

✔ Empaquete los Problemas

Un paquete de aceite de ricino es lo que el doctor indicó para aliviar la inflamación y promover la curación dentro o fuera del cuerpo. Para preparar esta fórmula mágica, siga este procedimiento de cuatro pasos:

PASO 1. En un tazón, vierta un poco de aceite de ricino y humedezca un paño suave y limpio que cubra la zona afectada. Una toalla, trozo de lana o franela de algodón son perfectos.

PASO 2. Aplique la tela impregnada con aceite sobre la piel y envuelva con plástico. Cubra totalmente para evitar las manchas de aceite de ricino en la ropa o las sábanas.

PASO 3. Coloque sobre la envoltura de plástico una almohadilla de calor a baja temperatura. Si lo prefiere, use la tradicional botella de agua caliente envuelta en una toalla. Asegúrese de que la almohadilla de calor no esté a temperatura alta o que el agua de la botella no esté demasiado caliente. Es mejor que la fuente de calor tenga una temperatura tibia agradable.

PASO 4. Deje actuar de 20 a 60 minutos. Repita una o dos veces por día, según sea necesario, hasta sentir alivio.

Cuando no esté en uso, meta el paquete en una bolsa plástica y guárdela en el refrigerador. **Nota:** Si no siente alivio en una semana o dos, consulte al médico descartar que la afección no sea más grave de lo que parece.

Elija una Fuente de Energía

Habitualmente, los médicos y profesionales naturopáticos recetan paquetes de aceite de ricino para tratar diversos problemas (consulte "Empaquete los Problemas", a la izquierda). Estos son algunos de los usos más frecuentes de este eficaz remedio.

PROBLEMA DE SALUD MOLESTO	CÓMO RESOLVERLO
Dolores por artritis y bursitis	Cubra la zona afectada una vez al día y deje actuar de 45 a 60 minutos.
Resfriado de pecho	Coloque el paquete sobre el pecho y recuéstese durante 60 minutos.
Estreñimiento	Coloque sobre el abdomen un paquete del tamaño de la barriga durante unos 20 minutos. Deje actuar durante bastante tiempo.
Endometriosis	Prepare un paquete lo suficientemente grande para cubrir la zona entre las costillas y el hueso púbico. Relájese de 30 a 60 minutos.*
Sensibilidad en los senos (por la fluctuación de los niveles hormonales antes de la menopausia)	Coloque un paquete sobre los senos y deje actuar unos 60 minutos.

* Para un alivio a largo plazo, este tratamiento es más eficaz cuando no está menstruando. También puede usarlo para reducir el dolor durante los períodos, pero solo si los calambres no van acompañados por una hemorragia abundante.

Kit Clásico de Belleza

✤ Suavice las Manos

La piel áspera y seca no hace juego con este combo: mezcle una cucharadita de aceite de ricino con 1 gota de aceite de limón o de menta (en tiendas de alimentos saludables y muchos hipermercados). Antes de acostarse, masajee las manos o pies, colóquese guantes o calcetines de algodón y deje actuar toda la noche. La piel quedará sedosa y suave en un santiamén.

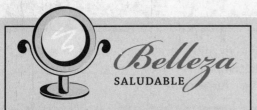

Belleza
SALUDABLE

TODOS LOS OJOS PUESTOS SOBRE USTED

El maquillaje para los ojos puede ser vistoso, pero retirarlo con productos comerciales puede irritar la piel muy sensible alrededor de ellos. Por otro lado, este suave combo no solo limpiará el maquillaje, sino que aliviará y humectará la piel. En un frasco con tapa hermética, mezcle 1 cucharada de aceite de ricino 100% puro, aceite de oliva y aceite de canola. Humedezca un pañuelo de papel o una bola de algodón en el aceite y retire suavemente la sombra de ojos, el delineador o la máscara de pestañas.

✤ Elimine las Verrugas

Entre los numerosos remedios para las verrugas sin sapos, este es uno de los mejores: mezcle 2 partes de aceite de ricino con 1 parte de bicarbonato de sodio hasta formar una crema. Antes de acostarse, cubra la verruga y coloque un vendaje. Por la mañana, retire el vendaje y enjuague. Repita cada noche hasta que desaparezca la verruga. Pueden pasar varios días o semanas hasta que desaparezca, según la gravedad de la afección.

✤ Elimine las Manchas por el Sol y la Edad

¿Tiene problemas con las manchas marrones de las manos y el rostro? Puede eliminarlas con el dúo dinámico de vitamina E y aceite de ricino. Aplique el aceite de vitamina E sobre las manchas una vez por el día y otra por la noche. Frote un poco de aceite de ricino. Las marcas empezarán a desaparecer en pocas semanas.

✤ Elimine las Pecas con Rapidez

Si tiene manchas no deseadas por pasar demasiado tiempo al sol o son hereditarias (o una combinación de ambas), esta adorable loción las aclarará. Siga esta rutina de cuatro pasos:

PASO 1. Enjuague cuatro hojas medianas de diente de león y córtelas en pedazos pequeños.

PASO 2. En un vaso o cacerola esmaltada, mezcle las hojas con 5 cucharadas de aceite de ricino.

PASO 3. Hierva sin tapa a fuego lento durante 10 minutos. Apague el fuego, tape y deje reposar durante tres horas.

PASO 4. Pase a una botella con tapa hermética.

Todas las noches, masajee unas gotas del aceite sobre la zona con pecas y deje actuar toda la noche. Por la mañana, enjuague con agua tibia. Comenzará a ver resultados significativos en una semana.

✤ Aumente el Volumen de Pestañas y Cejas

Si desea tener pestañas más voluminosas (¿a qué mujer no le gustaría?), todas las noches, antes de acostarse, frote aceite de ricino 100% puro sobre la base de las pestañas. Promoverá un rápido crecimiento. Para espesar las cejas si han perdido la densidad natural por el tiempo o si las ha depilado más de lo deseado, todas las noches, pase aceite de ricino sobre ellas.

✤ Acondicione las Cutículas

El aceite de ricino con mantequilla de cacao mantendrá sus cutículas suaves y hermosas. Para preparar este acondicionador, caliente a fuego lento 4 cucharadas de mantequilla de cacao hasta licuarla. Agregue 4 cucharadas de aceite de ricino, y vierta la mezcla en un tazón profundo. Deje enfriar a una temperatura agradable y sumerja las puntas de los dedos y uñas de 10 a 15 minutos. Enjuague los dedos con agua tibia y empuje suavemente las

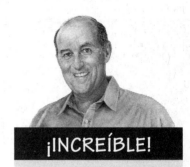

¡INCREÍBLE!

El aceite de ricino se obtiene de las semillas de la planta de ricino (*Ricinus communis*), y ha sido un producto básico de belleza y salud desde el antiguo Egipto. Además de usar el aceite para suavizar la piel y acelerar el funcionamiento interno, los egipcios lo empleaban como lubricante para deslizar bloques gigantes de piedra sobre rodillos de madera hacia el lugar de construcción de las pirámides. Han pasado 6,000 años y el aceite de ricino todavía lubrica los medios de transporte, es decir, los motores de aviones jet, camiones y automóviles. El aceite de ricino es el principal ingrediente del aceite de motor Castrol R® para autos de carreras de alto rendimiento.

cutículas hacia atrás. Guarde el resto del acondicionador en un frasco con tapa hermética hasta tres meses a temperatura ambiente.

SOLUCIÓN EFICAZ

PROTECCIÓN INVERNAL

El clima frío, seco y ventoso daña la piel rápidamente, además de provocar que pique muchísimo. Esta adorable loción protege el rostro y el cuello de los estragos del invierno.

6 onzas de aceite de ricino

2 onzas de agua

de 2 a 4 gotas de aceite de incienso*

de 2 a 4 gotas de aceite de lavanda*

Mezcle el aceite de ricino y el agua en una botella plástica con tapa a rosca y boquilla.** Agregue los aceites de incienso y de lavanda, y agite. Si queda demasiado espesa o líquida, agregue un poco más de agua o aceite de ricino, según sea necesario. Antes de usar, agite la botella, vierta un poco en las manos y aplique sobre el cuello y el rostro. **Nota:** Esta loción protege la piel de los niños de las fisuras y la dermatitis por el viento cuando los pequeños salen a jugar en la nieve.

* A la venta en herboristerías, tiendas de alimentos saludables y diversos sitios web.

** A la venta en la sección de cosméticos o artículos para viajes de farmacias y supermercados.

✤ Minimice las Cicatrices

Aplique aceite de ricino a las heridas accidentales y quirúrgicas para reducir significativamente las cicatrices y prevenirlas. Periódicamente durante el día, aplique con suavidad el aceite sobre la piel hasta que las heridas cicatricen. Deje que el aceite se seque por completo antes de que toque una tela. El aceite de ricino aumenta la cantidad de linfocitos T (glóbulos blancos), que cumplen un rol importante en la cicatrización.

✤ Rejuvenezca el Rostro y el Cuello

El aceite de ricino minimiza las pequeñas arrugas que aparecen por el paso del tiempo. Todas las noches al acostarse, frote aceite de ricino 100% puro en las arrugas del cuello y alrededor de los ojos y la boca. Lamentablemente, no detendrá el desfile, pero frenará el paso.

✤ Proteja y Humecte la Piel Seca

Además de humectar, el aceite de ricino crea una barrera protectora *entre* la piel y las condiciones ambientales dañinas. Para preparar esta crema humectante, mezcle ½ taza de aceite de ricino con ⅔ taza de aceite de oliva y agregue 20 gotas de su aceite esencial preferido. Los aceites de rosas y geranio son excelentes para la piel seca. Úsela como cualquier otra crema humectante para el rostro.

Lo Mejor del Resto

★ Aliado contra el Dolor de Espalda

¡Gracias, aceite de eucalipto! En una taza, introduzca unas 20 gotas del aceite aromático y caliente en el microondas unos pocos segundos. Debe sentirse tibio y agradable, no caliente. Pídale a un amigo o a su pareja que masajee suavemente el aceite sobre la zona adolorida de la espalda. Después del masaje, debería sentirse mucho mejor.

★ Eucalipto para la Tos

¿Tiene tos y no la puede curar? Frote la parte externa de la garganta con aceite de eucalipto. Además de deshacerse de la mucosidad acumulada, se relajará para descansar.

★ ¡Relájese, Anímese y a Trabajar!

El aceite de eucalipto estimula el sistema nervioso de una manera que lo relaja, levanta el ánimo y aumenta su energía. Para aprovechar esta fuente de energía multiuso, en una botella rociadora, mezcle de 15 a 20 gotas de aceite de

Inspire y Recupere los Sentidos

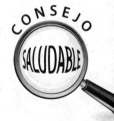

Cuando un resfriado lo mantenga tan congestionado que los sentidos del gusto y del olfato casi hayan desaparecido, pruebe este truco: rocíe unas gotas de aceite de eucalipto en una bola de algodón y colóquela en un pastillero limpio y vacío. Llévelo consigo y, cuando lo necesite, inspire la fragancia. En un abrir y cerrar de ojos, disfrutará del agradable aroma del vino de la cena y de las rosas.

eucalipto por onza de agua destilada y rocíe el cuerpo cuando se sienta ansioso, decaído o estresado.

SOLUCIÓN EFICAZ

ACEITE PARA BAÑO QUE LIMPIA LOS SENOS NASALES

Si los senos están congestionados por un resfriado o alergias estacionales, con esta solución calmante, se despejarán las vías aéreas y se relajará el cuerpo y la mente.

8 gotas de aceite de eucalipto*
8 gotas de aceite de menta*
8 gotas de aceite del árbol de té*

En una botella pequeña, coloque estos tres aceites esenciales, enrosque la tapa con firmeza y agite bien. Luego vaya al cuarto de baño y llene la tina con agua caliente, lo máximo que pueda aguantar. Vierta el aceite bajo el grifo. Sumérjase en la tina por 20 minutos, como mínimo. Respire profundamente para inhalar el maravilloso aroma, que despejará la congestión.

* Encontrará estos aceites en tiendas de alimentos saludables y herboristerías.

★ Vaya de Pesca para Aliviar la Psoriasis

Estudios recientes han demostrado que el aceite de pescado es eficaz para curar la psoriasis, y una combinación de este aceite con aguacate parece ser muy exitosa. El aceite de aguacate, además de ofrecer antioxidantes que combaten las infecciones, penetra rápidamente en las manchas de psoriasis para que el aceite de pescado aporte su eficacia curativa. Aproveche este dúo dinámico con este procedimiento de tres pasos:

PASO 1. En un tazón, vierta aceite de pescado concentrado y, en otro tazón, vierta una cantidad igual de aceite de aguacate prensado en frío. Si le agrada el limón, agregue un poco de aceite de limón para que el aceite de pescado mejore su aroma. Coloque los dos recipientes juntos para alcanzarlos rápidamente.

PASO 2. Con los dedos muy limpios, aplique el aceite de aguacate sobre las lesiones de psoriasis con suaves movimientos circulares. Proceda de inmediato con el aceite de pescado y también aplíquelo con movimientos suaves y circulares. Trabaje en una zona reducida para maximizar la sinergia de ambos aceites.

PASO 3. Espere hasta que los aceites se hayan secado por completo (al menos, 10 minutos), antes de que la ropa u otra tela toque la piel. Si necesita salir rápido, espere de tres a cinco minutos y pase suavemente por la zona tratada un paño húmedo para eliminar el exceso de aceite.

Nota: Use aceite de aguacate prensado en frío para maximizar el contenido antioxidante y elija un aceite de pescado concentrado para maximizar el nivel de ácidos grasos omega 3 EPA y DHA. Mágicamente, obtendrá el resultado deseado.

★ Elimine las Magulladuras

La próxima vez que se golpee la espinilla u otra parte del cuerpo, aplique aceite de pescado. Reduce la inflamación sobre y debajo de la piel. Tome 1 o 2 cucharadas de aceite de pescado 100% puro por día hasta que desaparezca la magulladura. Para minimizar el gusto a pescado, puede mezclar el aceite con jugo de frutas.

★ Rechace los Hongos de las Uñas con Aceite del Árbol de Té

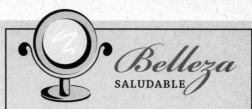

Belleza SALUDABLE

FABULOSO PESCADO REDUCTOR DE CICATRICES

*La combinación de aceite de pescado y aceite de vitamina E reduce significativamente la apariencia de las cicatrices y, a veces, las hace desaparecer por completo. El proceso es simple: primero, en un tazón, extraiga el contenido de las cápsulas de aceite de pescado y de vitamina E y mezcle hasta integrar. Frote suavemente sobre las cicatrices y deje secar por completo. Repita el procedimiento una vez al día o con la mayor frecuencia posible hasta que disminuya el relieve (las marcas de la vida). **Nota:** Este mismo tratamiento elimina las estrías del embarazo o de la pérdida importante de peso.*

Hay pocas enfermedades de la piel más molestas o difíciles de eliminar que los hongos de las uñas de las manos y de los pies. Pero desaparecerán de inmediato si pinta las uñas con aceite del árbol de té tres veces por día. Mantenga las uñas cortas y sin pintar. Si las "víctimas" son los dedos de los pies, camine descalzo o use sandalias abiertas con la mayor frecuencia posible. De esta manera, maximizará la exposición de las uñas al aire para estimular una cura rápida.

SOLUCIÓN EFICAZ

LOCIÓN PARA PIERNAS ADORABLES

Afeitar y depilar las piernas las deja con bultos, quemadas e irritadas, y corre el riesgo de desarrollar dolorosos vellos encarnados. En esta receta, el efecto curativo del aceite del árbol de té, junto con las propiedades suavizantes de la lavanda y el tomillo, minimizan los desagradables efectos secundarios.

1 botella (de 8 a 10 onzas) de loción corporal sin perfume

10 gotas de aceite del árbol de té*

5 gotas de aceite de lavanda*

5 gotas de aceite de tomillo*

Agregue los aceites esenciales a la loción y agite bien. Use la crema humectante a diario para mantener las piernas (o cualquier otra parte del cuerpo) tan suaves como la seda.

* Encontrará estos aceites en tiendas de alimentos saludables y herboristerías.

★ Eucalipto para el Cabello

Cuando se trata de cabello saludable, el aceite de eucalipto es un campeón por partida triple. Estimula el crecimiento del cabello, combate la caspa y mejora la elasticidad de sus rizos (reduce el cabello quebradizo). Su tarea: agregue unas 10 gotas del aceite en su champú regular, agite y lave el cabello como siempre.

★ Brille

Si su piel está opaca y seca o, peor aún, reseca y descamada, aplique aceite de eucalipto. Agregue unas gotas a una crema facial suave y sin perfume y úsela como crema humectante. Su cutis volverá a brillar en un santiamén.

★ Una Pequeña Gota para la Caspa

¿Busca un remedio eficaz para la caspa? Este es un remedio magnífico: agregue unas gotas de aceite de eucalipto o aceite del árbol de té a su champú regular. Sus preocupaciones por los copos blancos se evaporarán.

★ Destierre el Olor Corporal

Generalmente, la causa del olor corporal crónico se debe a una bacteria de la piel. Por ello, necesita eliminar las bacterias nocivas para librarse del olor desagradable. El aceite del árbol de té es un eficaz agente antibacteriano. Agregue a diario varias gotas del aceite al agua de la bañera. Si prefiere la ducha, en una botella rociadora, mezcle 2 gotas de aceite del árbol de té por onza de agua y utilícela como desodorante. Tenga cuidado: puede arder un poco sobre las axilas recién depiladas.

3

Aguacate

Hasta hace poco tiempo, se evitaban las grasas como si se tratara de una plaga, y los aguacates formaban parte de la lista prohibida en todo el país. Pero ahora sabemos que, a pesar de que los aguacates (peras con cáscara de lagarto) contengan abundantes grasas, alrededor del 80% ofrece beneficios para la salud y la belleza. Es más, estas delicias verdes superan a todas las frutas en ciertos compuestos vegetales, que podrían prevenir el cáncer y las enfermedades cardíacas. Además, el aceite de aguacate aporta beneficios para el interior *y* el exterior del cuerpo.

Una Superestrella del Cinturón del Sol

✔ Datos Rápidos sobre las Grasas

¿Cómo es posible que un alimento rico en grasas sea beneficioso? Bueno, la mayoría de las grasas de los aguacates son insaturadas, es decir, reducen el nivel de colesterol LDL (malo) y mantienen el suministro de colesterol HDL (bueno). Así de fácil.

✔ Fruta para los Primeros Auxilios

Al cortar un aguacate, resbala el cuchillo y podría cortarse el dedo. ¿Qué puede hacer? Tiene los primeros auxilios en la punta de los dedos. Coloque un poco de pulpa de aguacate sobre la cortadura. La fruta tiene propiedades antibióticas, que actuarán de inmediato para sanar la herida. Además, aliviará el dolor.

✔ Grasas vs. Grasas

¿Está tratando de bajar de peso? Los aguacates reducirán las calorías si los consume de dos maneras:

1. ÚNTELO. Prepare un puré de aguacate y mézclelo con jugo de limón o lima y sus hierbas preferidas. Deléitese con esta cobertura y crema para untar (lea a continuación "Guacamole Rápido y Delicioso").

2. PREPÁRELO AL HORNO. Licúe un aguacate o prepare un puré con un tenedor. Luego, sustituya toda o la mitad de la mantequilla que requiera la receta por el puré de aguacate. Advertencia: es posible que sienta muy poca o ninguna diferencia en el sabor, pero el platillo tendrá una textura más ligera y un ligero tono verdoso.

✔ Alivie la Melancolía

Los aguacates le levantarán el ánimo de inmediato, ya sea que la causa de la melancolía sea la lucha mensual con el síndrome premenstrual, tristeza invernal o puro aburrimiento. Contienen abundante serotonina y triptófano, que aumentan las sustancias químicas del cerebro que mejoran el estado de ánimo. **Nota:** Si, en lugar de un breve período de melancolía, está luchando con una depresión prolongada, no pierda el tiempo con remedios caseros, ¡consulte al médico de inmediato!

Fácil Alimento Curativo

GUACAMOLE RÁPIDO Y DELICIOSO

Es la forma más rápida y deliciosa de reducir calorías. La preparación de este versátil condimento toma solo unos minutos, y cada porción de 2 cucharadas contiene solo 53 calorías, en comparación con las 215 que contiene la misma cantidad de mantequilla o mayonesa y las 105 que contiene el queso crema.

1 aguacate mediano pelado y sin semilla
2 cucharadas de jugo de limón o lima
2 cucharadas de albahaca fresca picada*

En un tazón mediano, machaque el aguacate, agregue el jugo de limón o lima y la albahaca, y revuelva. Cubra y refrigere durante una hora para combinar los sabores. Utilice este guacamole en lugar de las salsas acostumbradas para papas al horno, sándwiches, panecillos o galletas saladas.

* O utilice sus hierbas o combinación de hierbas preferidas. El comino, el cilantro, el ajo y las hojuelas de chile rojo picante complementan el sabor del aguacate.

PORCIONES: 6 (2 CUCHARADAS)

✔ El Dúo Dinámico

Además de grasas beneficiosas, los aguacates contienen abundantes vitaminas y minerales esenciales. Pero la condición de fruta superestrella la ha adquirido porque aporta dos compuestos vegetales hasta siete veces más, en relación con otras frutas comunes.

El **BETASITOSTEROL** inhibe la absorción de colesterol de los intestinos hacia el torrente sanguíneo. Por lo tanto, reduce el riesgo de enfermedad cardíaca. El betasitosterol también reduce la inflamación, mejora el sistema inmunológico y retrasa el crecimiento de los tumores cancerosos.

El **GLUTATIÓN** es un antioxidante eficaz que, entre otros beneficios, mejora el sistema inmunológico, promueve la salud del sistema nervioso, retrasa el proceso de envejecimiento y previene las enfermedades cardíacas y el cáncer de boca y faringe.

Extraiga los Callos

CONSEJO SALUDABLE

Si usa bastón, andador o muletas, conoce los callos que suelen formarse en las palmas de las manos por la constante presión y el roce. Para eliminar esos bultos dolorosos y molestos, mezcle 1 cucharada de aguacate machacado con 1 o 2 cucharadas de harina de maíz hasta formar una pasta. Aplique la mezcla sobre la palma de la mano, y frote las dos manos para que la pasta grumosa penetre en los callos y los dedos. Luego, enjuague las manos con agua tibia y seque cuidadosamente. Repita una o dos veces por semana para que su piel esté suave y lisa nuevamente.

✔ Alivie las Quemaduras de Sol

Y también las pequeñas quemaduras de cocina. ¿Cómo? Frote un poco de aceite de aguacate sobre la zona afectada. O, con una cuchara, retire algo de pulpa del aguacate y frótela sobre la piel afectada. Cualquiera de estos tratamientos le brindará un rápido alivio refrescante y curativo.

✔ Alivie la Psoriasis y el Eccema

El aceite de aguacate contiene esterolines, que humectan la piel y la mantienen suave e hidratada. Es una excelente opción para el dolor y la picazón de afecciones tales como la psoriasis y el eccema.

✔ Coma Una "Bebida" Deportiva

Los aguacates contienen un 60% más de potasio que los bananos, lo cual los convierte en los campeones del alivio de los calambres musculares. Cuando el

SOLUCIÓN EFICAZ

CREMA DE AGUACATE CONTRA LOS HONGOS

Quienes usan este eficaz mejunje afirman que combate el pie de atleta, el eccema y otras irritaciones de la piel tan bien o mejor que otros productos en venta. Pruebe y compruebe si está de acuerdo.

4 onzas de mantequilla de karité

2 cucharadas de aceite de aguacate

2 cucharadas de aceite de oliva

15 gotas de aceite del árbol de té

En una olla para baño María o en un tazón resistente al calor, mezcle la mantequilla, el aceite de aguacate y el aceite de oliva y caliente hasta que se derrita la mantequilla. Retire del fuego y agregue el aceite del árbol de té. Vierta la mezcla en un recipiente con tapa, como un pequeño frasco hermético, o en una lata de 6 onzas para almacenar hierbas. Refrigere. Cuando esté firme la crema, sáquela del refrigerador y guárdela a temperatura ambiente. Saque un poco con una cuchara cuando lo necesite y distribuya sobre la zona afectada.

RINDE: APROXIMADAMENTE ⅔ TAZA

próximo maratón o un despiadado partido de bádminton lo deje acalambrado, no tome Gatorade®, coma un aguacate. Mi remedio rápido para este malestar es integrar un aguacate pequeño o la mitad de uno grande a una mezcla mitad aceite de oliva y mitad vinagre balsámico. Sus músculos se lo agradecerán.

✔ Aceite para Masajes

Para reducir los niveles de estrés, aumentar la energía o aliviar malestares y dolores musculares, nada mejor que un aceite para masajes de alta calidad. Puede comprar muchos excelentes, pero es fácil y mucho más barato preparar uno casero. En un frasco de vidrio con tapa hermética, mezcle partes iguales de aceite de aguacate y aceite de almendra, y guarde la preparación en el refrigerador. Luego, cuando su cuerpo o su ánimo lo requiera, vierta 1 cucharada del aceite en un plato pequeño y caliéntelo ligeramente en el microondas (pruebe una gota en el antebrazo; debe sentirse tibio, no caliente). Agregue unas cuantas gotas del aceite esencial adecuado que tenga a la mano. Encontrará muchísimos aromas en las herboristerías y tiendas de aromaterapia, por ejemplo:

La **LAVANDA** produce un efecto calmante y relajante.

La **NARANJA, EL LIMÓN Y LA TORONJA** animan el espíritu y renuevan la energía.

La **MENTA** alivia los músculos cansados o adoloridos. ¡Es excelente para los pies!

✔ Más Energía del Potasio

No tiene que ser un guerrero debilitado para consumir potasio. Esta fruta verde cremosa puede resolver algunos de sus más molestos problemas de salud. Por ejemplo:

RETENCIÓN DE LÍQUIDOS. El potasio mantiene el equilibrio de sodio en el cuerpo, y reduce el exceso de líquidos.

HIPERTENSIÓN. El potasio previene el engrosamiento de las paredes arteriales. Además, regula el nivel de líquido en el cuerpo, lo cual es vital para regular la presión arterial.

INSOMNIO. ¿Tiene problemas para dormir toda la noche de un tirón? Coma aguacates y otros alimentos ricos en potasio. Este mineral promueve el sueño profundo y reparador.

✔ Más Fácil

Cuando se recupera de una cirugía o padece una enfermedad que reduce su apetito hasta casi desaparecer, el puré de aguacate es lo que recomienda el médico. Contiene abundantes nutrientes para recuperar su fuerza a fin de que el sistema funcione nuevamente. Y su sabor y textura son suaves para los estómagos muy sensibles.

✔ ¡Come, Bebé!

El puré de aguacate es una opción natural para el bebé por sus nutrientes y suavidad. En su zona tropical de origen, esta fruta verde es un elemento básico en la despensa de cada nueva madre.

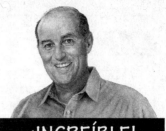

¡INCREÍBLE!

Los aguacates son nativos de América del Centro y Sur, en donde se han cultivado por más de 10,000 años. Los aztecas los consideraban eficaces afrodisíacos: según las tradiciones, los aztecas encerraban en la casa a sus hijas casaderas hasta el final de la temporada de cosecha. Cuando llegaron los conquistadores y los primeros colonos, se horrorizaban con la sola idea de consumir esta fruta. El mito de un supuesto mal sabor continuó hasta bien entrado el siglo XX. Fue recién en la década de 1920 que los agricultores comerciales lanzaron una importante campaña publicitaria para desterrar el tradicional mito: los aguacates comenzaron a tener un sabor delicioso, saludable y "respetable".

✔ Aproveche las Hojas

¡Atención, habitantes del Cinturón del Sol (o habitantes del Norte que siembran aguacates en macetas o en la tierra)! Una cataplasma de hojas de aguacate es uno de los principales elementos de primeros auxilios. Es una manera sencilla de aliviar el dolor por esguinces y torceduras y los dolores de cabeza. Para hacer una cataplasma, caliente unas seis u ocho hojas de aguacate en agua hasta que estén tibias (no calientes), y colóquelas en el centro de un paño de algodón suave de unas 12 pulgadas cuadradas. Doble los lados para formar una bolsita rectangular y colóquela sobre la zona afectada. Deje actuar la cataplasma hasta que se enfríe. Repita el procedimiento varias veces al día, según sea necesario.

✔ Los Aguacates Producen Más Amor

Con el tiempo, disminuye la lubricación natural de la vagina. Incluso la sequedad más ligera puede provocar que las relaciones sexuales sean desagradables o muy dolorosas. Una solución simple: aplique aceite de aguacate en la zona afectada. Resolverá el problema por una fracción del costo de los productos comerciales. Nota: Antes de las relaciones sexuales, muchas mujeres se relajan con un masaje con aceite de aguacate, excelente para mejorar el estado de ánimo.

La Atracción del Aguacate

❖ Ahuyente el Mal Aliento

Los aguacates están entre los productos de la Madre Naturaleza que más refrescan el aliento. Esto se debe a que no solo eliminan los olores residuales de los alimentos recién comidos. También eliminan los residuos en descomposición de los intestinos, que contribuyen al mal aliento. No hay una dosis específica para esta útil hazaña: consuma aguacate como parte de su dieta.

✤ Combata el "Frizz"

Esta batalla no puede ser más fácil: pele y machaque un aguacate maduro, aplíquelo en el cabello y déjelo actuar 15 minutos. Enjuague con agua fresca y su cabello quedará liso, no alborotado.

✤ Venza el Calor de la Contaminación

El clima caliente y contaminado hace estragos en el cabello. Si vive en una zona en la que predomina el calor húmedo y la contaminación en el verano, no es

SOLUCIÓN EFICAZ

CREMA CORPORAL DE AGUACATE

Las vitaminas, minerales y proteínas de los aguacates se incluyen en los tratamientos faciales A1 y para la piel del resto del cuerpo. Es por ello que las cremas corporales de aguacate se venden como pan caliente. Pero, ¿por qué gastar el dinero que tanto le cuesta ganar cuando, en un instante, puede preparar una crema eficaz?

9 onzas de mantequilla de cacao

9 onzas de aceite de aguacate

50 gotas de su aceite esencial preferido*

3 cucharadas de maicena

agua helada

frascos de boca ancha esterilizados**

En la parte superior de una olla para baño María, derrita la mantequilla a fuego medio hasta que quede tibia. Agregue el aceite de aguacate, el aceite esencial y la maicena, y mezcle hasta integrar. Retire la mezcla del fuego y coloque el tazón dentro de otro más grande lleno de agua con hielo. Con una batidora eléctrica, bata la mezcla hasta que adquiera la consistencia de crema batida y forme picos firmes. Con una cuchara, traslade la mantequilla a los frascos. Se conservará un par de meses a temperatura ambiente. Después de la ducha, saque un poco y disfrútela en todo el cuerpo.

* Limón, naranja, lavanda y menta son excelentes opciones para la piel.

** Para esterilizar los frascos (y las tapas), sumérjalos en una olla con suficiente agua para cubrirlos por completo. Procure que quede, como mínimo, una pulgada de agua por encima de ellos. Deje hervir durante 10 minutos.

RINDE: ENTRE 2 Y 2½ TAZAS

posible cambiar el clima, pero sí puede proteger el cabello. Una vez al mes, prepare un puré con medio aguacate y ¼ taza de mayonesa (la casera con huevos y aceite, no la reducida en grasas). Masajee la mezcla sobre el cuero cabelludo, y peine hacia las puntas. Cubra el cabello con una gorra para baño y envuelva la cabeza con una toalla caliente y húmeda. Déjelo actuar un mínimo de 30 minutos y luego enjuague con abundante agua.

✤ Alivia la Picazón

El cuero cabelludo crónicamente reseco, que produce picazón, puede ser una pesadilla. Pero hay una manera sencilla de resolver el problema de una vez por todas: una o dos veces por mes, masajee el cuero cabelludo con una cucharadita (o más, si es necesario) de aceite de aguacate. Enjuague con abundante agua y el problema quedará resuelto.

✤ Brillo para el Cabello

Para tener el cabello más suave y brillante de la ciudad, mezcle un aguacate machacado con 1 cucharada de aceite de oliva y otra de miel (a mano o con batidora eléctrica).

Fácil Alimento Curativo

ENSALADA DE AGUACATE Y MANGO

Los gurús de la nutrición califican a los aguacates como el mejor alimento para mantener la salud y el buen aspecto de la piel. Esta receta muy sencilla combina los aguacates con los mangos, otra fruta eficaz para la salud y la belleza.

2 aguacates grandes pelados y cortados por la mitad, sin carozos y refrigerados
2 mangos grandes pelados y cortados por la mitad, sin carozos y refrigerados
pimienta de cayena al gusto
sal al gusto
¾ taza de yogur natural semidescremado
el jugo de 2 limas grandes
3 cucharadas de miel
4 ramitas de menta para decorar

Corte las mitades de aguacate y mango a lo largo, en trozos de ½ pulgada. Distribúyalos en cuatro platos para ensalada, alternando los colores verde y amarillo. Mezcle partes iguales de pimienta de cayena y sal, y espolvoree ligeramente sobre la fruta. En un tazón, mezcle el yogur, el jugo de lima y la miel. Antes de servir, agregue 2 o 3 cucharadas de aderezo en cada plato de ensalada. Decore con ramitas de menta.

PORCIONES: 4

Masajee el cabello húmedo con esta pasta verde, desde la raíz hasta las puntas. Cubra la cabeza con una gorra para baño, y deje actuar unos 20 minutos. Enjuague y luego lave el cabello con champú y acondicionador.

✤ Cargue el Champú

Para mantener el cabello humectado, bien peinado y sin problemas, vierta una cucharadita o dos de aceite de aguacate en un envase regular de champú. Agite bien antes de cada uso y, luego, lave el cabello de la manera acostumbrada. El cabello quedará tan suave como la seda.

✤ Fortifique Cremas y Lociones

¿Desea obtener el poder suavizante de los productos de alta gama para la piel sin pagar una fortuna? Mezcle unas cuantas gotas de aceite de aguacate con los productos de su marca preferida. Bingo: más belleza por menos dinero.

✤ Suavice la Piel Seca

Las grasas saludables de los aguacates logran maravillas en la humectación de la piel seca. Para consentir su rostro, mezcle la mitad de un aguacate machacado con la mitad de un banano machacado y aplique la "crema" sobre el rostro y el cuello. Deje actuar durante 15 minutos, enjuague con agua tibia y seque cuidadosamente.

Belleza
SALUDABLE

SUAVIDAD Y LIMPIEZA PROFUNDA

Obtenga resultados dobles con esta mascarilla facial: licúe la mitad de un aguacate, 2 cucharadas de jugo de naranja, 1 cucharadita de melaza y 1 cucharadita de miel. Distribuya la mezcla sobre la piel y deje actuar entre 30 y 40 minutos. Retire la mascarilla con una toallita húmeda y tibia. Guarde los restos en un recipiente tapado en el refrigerador: se mantendrá por dos o tres días.

✤ Humecte la Piel No Tan Seca

Si su piel es de normal a grasa, esta fórmula facial es la indicada para usted. Mezcle 2 cucharadas de aguacate machacado con 1 cucharada de almendras picadas y ½ cucharadita de miel hasta lograr una crema. Aplique sobre el rostro con las manos y déjela actuar por unos 30 minutos. Enjuague con agua tibia y seque cuidadosamente.

TRATAMIENTO INTENSIVO DE AGUACATE PARA LAS MANOS

Cuando el trabajo o el juego le deja las manos adoloridas y agrietadas, mímelas con este tratamiento.

¼ aguacate pelado y sin carozo

1 clara de huevo

2 cucharadas de avena sin cocción

1 cucharadita de jugo de limón o lima

En un tazón, machaque el aguacate, agregue los demás ingredientes y mezcle hasta integrar. Frote el tratamiento sobre la piel, deje actuar durante 20 minutos y enjuague con agua tibia.

✤ Un Titán para Todo Tipo de Piel

Para obtener suavidad en cualquier tipo de piel (seca, grasa o normal), en un tazón, mezcle 2 cucharadas de aguacate machacado con 2 cucharadas de miel y 1 yema de huevo. Aplique la mezcla sobre el rostro, y déjela actuar durante 30 minutos. Enjuague con agua tibia y seque cuidadosamente.

✤ Una Fuente de Suavidad

A los aguacates se los llama "pera con cáscara de lagarto" por su cáscara gruesa y rugosa como la piel del lagarto. Pero esa cáscara es una fuente de suavidad:

■ **PREPARE UNA MASCARILLA FACIAL.** Frote sobre el rostro una cáscara de aguacate que todavía tenga una delgada capa de pulpa. La textura arenosa eliminará las células muertas, y la pulpa lo humecta. Deje actuar durante 10 minutos. Luego enjuague con agua fresca.

■ **SUAVICE TALONES, RODILLAS Y CODOS.** Raspe la cáscara de aguacate hasta retirar la pulpa, y agregue unas cuantas gotas de jugo de limón. Luego, frótela sobre las asperezas del cuerpo. Al principio se sentirá extraño, pero a su piel le encantará.

✤ Un Suavizante Supersencillo

Si desea una rutina humectante de un solo paso, frote un poco de aceite de aguacate sobre el rostro y el cuello. Deje actuar unos 10 minutos. Luego, enjuague con agua tibia y seque cuidadosamente.

✤ Disimule las Bolsas de los Ojos

No se quede de brazos cruzados, acuéstese y ataque la piel flácida debajo de los ojos. Corte dos rodajas gruesas de aguacate pelado y coloque una debajo de cada ojo. Recostado, deje actuar durante unos 20 minutos, luego lave los residuos. El potasio que contiene el aguacate estirará la piel y reducirá el aspecto de las "bolsas".

✤ Mejore la Crema de Limpieza

La textura grumosa rica en nutrientes del carozo del aguacate intensifica la eficacia de las cremas de limpieza para la piel. Retire los carozos de tres o cuatro aguacates y limpie los restos de pulpa. Proceda de la siguiente manera:

PASO 1. Coloque los carozos en una bolsa plástica resistente con cierre y golpéelos con un martillo hasta que los pedazos sean del tamaño de una arveja. Distribuya los trocitos en una bandeja para hornear, y póngalos a secar unos cuantos días.

PASO 2. Cuando estén completamente secos, en un molinillo de café o en un procesador de alimentos, procéselos hasta obtener polvo (la consistencia del café molido).

PASO 3. Nuevamente, sepárelos para que se sequen y guárdelos en un recipiente hermético (un frasco para envasado sería ideal). Cuando se lave el rostro, agregue una cucharadita de este polvo a su jabón líquido o crema de limpieza y obtendrá resultados fantásticos.

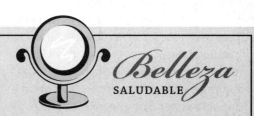

Masaje Rápido y Eficaz

Nada alivia los músculos cansados y tensos como un buen masaje. Pero si no tiene tiempo para un masaje, use un carozo de aguacate. Retire la pulpa del carozo y séquelo. Luego, frótelo sobre brazos, piernas, caderas y por la espalda (hasta donde alcance). Mejora la circulación y produce bienestar en todo el cuerpo. (Hay quienes afirman que combate la celulitis).

Belleza
SALUDABLE

✤ Cure las Cutículas

Las cutículas secas y dañadas no solo son poco atractivas, ¡son sumamente dolorosas! Este truco supersencillo les devolverá el buen aspecto, y se sentirá mucho mejor en un instante. En una botella pequeña con boquilla, mezcle 1 cucharada de aceite de aguacate y 5 gotas de aceite del árbol de té. Una o dos veces por día, humedezca la piel de los dedos afectados (de las manos o los pies). Luego, aplique una gota de la mezcla a cada cutícula y masajee el aceite. Use un palito para empujar suavemente las cutículas de las uñas. En pocos días, observará resultados increíbles.

Lo Mejor del Resto

★ Una Exfoliación de Primera Clase

Al observar una cáscara de banano, uno nunca pensaría que es un elemento de primeros auxilios de primera clase. ¡Pero lo es! Estas cáscaras resuelven diversos accidentes. **Nota:** En cada uno de los siguientes usos, aplique la cáscara con el lado interno (húmedo) sobre la piel:

ARDIENTES PICADURAS DE HORMIGA. Coloque la cáscara sobre la picadura y deje actuar durante 20 minutos. Lave el área y aplique otra cáscara si persisten los síntomas.

CORTADURAS MENORES Y RASPONES. Coloque la cáscara sobre la herida y manténgala en el lugar con un vendaje o una tira de tela. Cambie la cáscara cada tres o cuatro horas hasta que desaparezca el dolor.

VERRUGAS PLANTARES. A la hora de dormir, cubra la verruga con cinta adhesiva. Sujete la cáscara durante toda la noche con un vendaje o un

CONSEJO SALUDABLE

Frasco de Primeros Auxilios

Con este analgésico, siempre estará preparado para moretones, dolores de articulaciones y picaduras de insectos inesperadas. Llene un frasco con cáscaras de banano picadas, cubra las cáscaras con alcohol para frotar y tape el frasco. Colóquelo en el botiquín (sin retirar las cáscaras picadas) y deje que la mezcla fermente durante dos semanas antes de usarla. Cuando lleguen los problemas, sumerja una bolita o almohadilla de algodón en la solución y aplique sobre la zona adolorida o hinchada, o sobre la picadura.

calcetín ajustado. Cada noche, repita el procedimiento hasta que desaparezca la verruga. No debería insumir más de dos o tres tratamientos.

REACCIÓN POR HIEDRA VENENOSA. Coloque cáscaras en la zona afectada por la erupción y sujételas con vendajes o tiras de tela. La erupción se secará de inmediato, y la picazón pasará a la historia.

Fácil Alimento Curativo

PALETAS DE MANGO

En los climas tropicales, la gente confía en el mango y su jugo para evitar un golpe de calor. Pero, sin importar en dónde viva, en un caluroso día de verano, estas paletas son un placer para refrescarse con energía.

2 tazas de mangos picados
¾ taza de agua
½ taza de leche descremada evaporada
¼ taza de jugo de piña concentrado descongelado

Licúe el mango hasta formar un puré homogéneo. Agregue el resto de los ingredientes y licúe. Vierta en moldes para congelar o en vasos de papel, e inserte los palitos de madera. Cubra e introduzca las paletas en el congelador. Luego, cuando desee refrescarse con una delicia saludable, ¡saque una paleta y disfrute!

PORCIONES: 4

★ Pierda Peso

¿Está tratando de perder peso? ¡Despiértese con el aroma de los bananos! Los estudios han demostrado que las personas a dieta que olieron un banano cuando tenían ansiedad por comer perdieron un promedio de 30 libras en seis meses.

★ No Pierda de Vista los Mangos

¡Pero no se quede mirando a estas tentaciones de color dorado anaranjado sin más! Cómalos con la mayor frecuencia posible. Una taza de rodajas de mango suministra un 25% del requerimiento mínimo diario de vitamina A, que promueve la buena vista y previene la ceguera nocturna y la sequedad de los ojos.

★ Evite la Indigestión con Papayas

En el estómago, las papayas descomponen los alimentos que causan la indigestión. Si tiene un sistema digestivo crónicamente lento, cada mañana,

SOLUCIÓN EFICAZ

MASCARILLA FACIAL ALFA HIDROXI

Cuando lea *alfa hidroxi* en la etiqueta de un tratamiento para la piel, notará que el precio es abultado. Bueno, este cosmético casero ofrece los mismos resultados a una fracción del precio.

1 taza de piña fresca
½ papaya fresca (ligeramente verde)
2 cucharadas de miel

En la licuadora, prepare un puré con ambas frutas, vierta en un tazón y agregue la miel. Aplique sobre el rostro y cuello recién lavados, evitando la zona de los ojos. Deje actuar por cinco minutos (¡no más!) y lave con agua fresca. Repita el procedimiento una vez por semana. Las enzimas de la fruta reafirman y emparejan el tono de la piel, y suavizan las líneas finas. A su vez, la miel realiza una humectación profunda.

coma media papaya o beba un vaso de jugo 100% natural de papaya. Si siente molestias solo después de comer platillos condimentados, beba un vaso del jugo media hora antes de comer.

★ Papaya "Plomera" al Rescate

Las mismas enzimas de la papaya que alivian el malestar digestivo estimulan los movimientos intestinales. La próxima vez que necesite "aflojar la situación", coma papaya o beba un vaso de jugo para agilizar el proceso.

★ Botín Tropical para los Ojos Morados

¿Tiene un ojo morado? Coma mucha papaya y/o piña fresca durante dos o tres días. ¿Cuánto es suficiente? Cuanto más coma, mejor. Intente comer, por lo menos, 2 o 3 tazas cada 24 horas. Las enzimas de estas frutas absorben el hematoma.

★ Piña: Suave Auxiliar Dental

Cuando programe una cita con el dentista, empiece a comer mucha piña. Coma una taza cada día, ya sea fresca o enlatada con su jugo (no en almíbar con azúcar) y beba, por lo menos, 8 onzas de jugo 100% natural de piña. Después del trabajo dental, continúe la rutina durante varios días. Las enzimas de la fruta alivian el dolor y las molestias y, además, aceleran el proceso de sanación.

★ Aleje las Arrugas con Bananos

Es probable que su rostro ya muestre su "experiencia de vida". Para evitar que se sigan formando arrugas, machaque un banano maduro y agréguele unas gotas de aceite de maní. Aplique sobre el rostro con movimientos hacia arriba y afuera, y deje actuar, por lo menos, 30 minutos. Luego, enjuague con agua tibia.

★ Exfoliación

Con mangos en la bañera. En su próximo baño, use esta excelente crema exfoliante y humectante: sentirá la piel lisa y suave de la cabeza a los pies. Para prepararla, introduzca en la licuadora un mango pelado y sin carozo con 1 cucharada de miel, 2 cucharadas de leche entera y ½ taza de azúcar. Licúe bien, vierta la mezcla en un tazón y frote vigorosamente por todo el cuerpo. Enjuague con agua tibia y luego con agua fría.

★ Cure la "Resaca" del Bronceado

La papaya es un remedio fabuloso para la piel seca, escamosa o áspera, especialmente después del bronceado. Machaque la fruta y aplique una capa delgada sobre el rostro, cuello y pecho. Deje actuar de 10 a 20 minutos, luego enjuague con agua fresca y seque cuidadosamente.

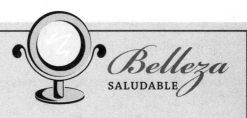

PAPAYAS CONTRA LAS PECAS

Si está gastando el dinero que tanto le cuesta ganar en productos para las manchas de la piel, preste atención: el ingrediente clave es la papaína, que proviene de la papaya. Para aclarar la piel por una fracción del precio, en la licuadora, prepare un puré de papaya sin semillas. Lave y seque cuidadosamente el rostro y cualquier otra zona que desee tratar.

Belleza SALUDABLE

Aplique la crema casera sobre el cutis, evitando la zona de los ojos. Deje actuar unos 15 minutos, enjuague con agua tibia, seque cuidadosamente y aplique la crema humectante de siempre. Repita el procedimiento tres veces por semana. En unas tres semanas, notará los resultados.

4

Ajo

No es una casualidad que en las regiones con alto consumo de ajo (como el Mediterráneo), las personas tengan una mayor expectativa de vida con menos problemas crónicos de salud que los que no consumimos este bulbo intenso de manera regular. Los estudios han demostrado que incorporar el ajo en la dieta puede ser una solución mágica para la salud y la longevidad. Comer un par de dientes de ajo por día mejora el sistema inmunológico, controla el nivel de azúcar en sangre y reduce el riesgo de desarrollar enfermedad cardíaca y cáncer, entre otras afecciones. Además, las mismas propiedades que hacen que el ajo sea un eficaz aliado para la salud también lo hacen indispensable en su arsenal de belleza.

Una Fuente de Vida Saludable

✔ Combata la Hipertensión

Este es un tradicional remedio popular para reducir la presión arterial: remoje ½ libra de dientes de ajo pelados en 1 cuarto de galón de brandy durante dos semanas. Agite la mezcla varias veces al día. Cuele, vierta el líquido en botellas con tapa hermética y tome hasta 20 gotas al día.

✔ No Más Dolor de Muelas

No será la manera más sabrosa de aliviar el dolor de muelas, pero es una de las más rápidas: pele un diente de ajo, macháquelo y colóquelo sobre la encía arriba o debajo de la muela. Deje actuar hasta aliviar el dolor. El alivio debe durar hasta que llegue al consultorio del dentista, donde la recepcionista lo recibirá con un vaso lleno de enjuague bucal.

✔ Para los Callos

¿Le duele la zona con callos? ¡No se preocupe! Corte un trozo de ajo del mismo tamaño que el callo, cubra el callo con el ajo y sujete con un vendaje. Cambie la minicataplasma a diario hasta que se caiga el callo.

✔ Despídase de los Forúnculos

No hay manera de evitarlo: los forúnculos son sumamente dolorosos. Pero el ajo alivia el dolor. Machaque un diente de ajo pelado, colóquelo sobre el forúnculo y sujete con un vendaje. El ajo extraerá la infección y aliviará el dolor.

✔ Analgésicos Oleosos

Las propiedades antibióticas del ajo hacen que este sencillo aceite sea un remedio natural para un par de dolencias comunes. Para preparar el aceite, pele y pique un diente de ajo, agregue unas 2 cucharadas de aceite de oliva extravirgen y caliente en el hornillo un par de minutos. Cuele, deje enfriar hasta que esté tibio y, luego, úselo para tratar cualquiera de estas afecciones molestas:

DOLOR DE GARGANTA. Frote el aceite por el frente y los lados del cuello, e inspire profundamente. La piel absorberá los compuestos volátiles, que llegarán hasta la fuente del dolor. Es posible que necesite multiplicar las cantidades de ajo y aceite de oliva, pero mantenga las mismas proporciones.

DOLOR DE OÍDOS. Con un gotero, aplique unas gotas del aceite en la oreja. Si el dolor es intenso o persiste más de un par de días, consulte al médico. **Nota:** No caliente el ajo en el microondas, porque destruye los beneficios saludables del bulbo.

Apague el Fuego

CONSEJO SALUDABLE

Cuando sienta que la garganta le arde mucho, en un vaso, mezcle 1 diente de ajo picado, 1 cucharadita de sal y una pizquita de pimienta de cayena. Llene el vaso con agua tibia y revuelva. Haga gárgaras y repita todas las veces que sea necesario. Si la garganta no mejora en un día o dos, consulte al médico. **Nota:** Este mismo remedio también acelera la recuperación de un resfriado de pecho o una bronquitis. Masajee sobre el pecho varias veces al día.

✔ Evite Resfriarse

Si actúa con rapidez, el ajo mantendrá alejados a los repugnantes gérmenes. En cuanto sienta los síntomas del resfriado, coma un diente entero cada dos horas. No será popular en la oficina, pero podría evitar muchos días y noches de incomodidad.

✔ Si Ya Se Ha Resfriado

Use uno de estos remedios comprobados:

■ Varias veces al día, machaque un diente de ajo, acerque la nariz e inhale profundamente. Probablemente no le guste el olor (tampoco les gustará a los gérmenes).

■ Mantenga un diente de ajo entero y pelado en la boca, entre los dientes y la mejilla. No mastique el ajo, muérdalo de vez en cuando para liberar un poco de jugo. Cambie el diente de ajo cada tres o cuatro horas.

■ Machaque seis dientes de ajo pelados y mézclelos en ½ taza de grasa vegetal. Aplique sobre las plantas de los pies y cubra con una toalla tibia o paño de franela. Debajo de los pies, coloque un protector plástico para proteger la ropa de cama o, si está sentado, la

Fácil Alimento Curativo

ESPANTE A LOS GÉRMENES

El tradicional té de ajo espanta a los gérmenes de la gripe o el resfriado. Con algunos ajustes, puede convertir este té en una bebida sabrosa.

3 o 4 dientes de ajo, pelados y rallados*
agua hervida
1 cucharadita de caldo concentrado de pollo o vegetales**
1 ramita de romero fresco

Deje reposar el ajo rallado de 10 a 15 minutos para que la alicina (el compuesto que espanta a los gérmenes) alcance su pico de eficacia. Pase la ralladura a una taza caliente, y llene con el agua hervida. Agregue el caldo y la ramita de romero. Cuando la infusión se haya enfriado lo suficiente, bébala. Tome una o dos tazas al día hasta sentirse mejor. Según la gravedad, puede tardar desde menos de 24 horas hasta varios días.

* Cuanto más fino ralle o pique el ajo, se liberarán más compuestos beneficiosos.

** Por ejemplo, Better Than Bouillon®. También puede reemplazarlo por un cubo de caldo o 1 cucharadita de caldo en polvo.

alfombra o el banquillo para los pies. Repita el procedimiento cada cinco horas hasta que desaparezca el resfriado. **Nota:** Aplicará el ajo en los pies, pero el olor se sentirá en el aliento.

✔ Medidas Desesperadas

Cuando la congestión se acumule en los oídos, pruebe este tratamiento eficaz (algunos lo llamarían "desesperado"). Unte ½ cucharadita de rábano picante preparado o mostaza en tres o cuatro rodajas de ajo y cómalas. Para eliminar el sabor, tome una taza de té de menta. Sentirá el alivio casi de inmediato.

✔ Recupere la Voz

Muchas situaciones, desde un resfriado muy fuerte hasta demasiado entusiasmo vocal en el estadio, pueden causar una laringitis. Hay muchas formas de curarla, pero este remedio amish es uno de los mejores si no tiene ningún compromiso social programado: corte por la mitad un diente de ajo pelado y coloque una mitad a cada lado de la boca. Chupe las mitades como lo haría con pastillas.

✔ Leche contra la Ciática

La ciática es dolorosa y resistente al tratamiento. Mucha gente ha tenido un gran éxito con la leche con ajo. Para prepararla, machaque dos dientes de ajo pelado, agréguelos en ½ taza de leche y beba sin masticar el ajo. Tome una dosis por la mañana y otra por la noche. En el transcurso de una semana, se sentirá mucho mejor. Probablemente el dolor desaparezca en unas dos semanas. **Nota:** Si no mastica el ajo, evitará el mal aliento.

✔ Cuándo Decir: "¡Basta!"

Comer ajo puede ser *demasiado* bueno cuando empieza sudar con ese olor. El mal aliento se puede controlar con gárgaras y mascando chicle de menta, pero si nota que las personas se alejan, probablemente está exudando ajo por cada poro: es el momento de interrumpir el consumo.

PRECAUCIÓN ⚠

Hasta las sustancias más saludables pueden ser dañinas en ciertas circunstancias, y el ajo no es la excepción. Ya sea cocido, fresco o en tabletas, cápsulas o extractos, recuerde los siguientes puntos:

■ Si está tomando algún medicamento, recetado o de venta libre, consulte al médico antes de tomar cualquier remedio con ajo.

■ Evite completamente el ajo si tiene una úlcera sangrante o cualquier trastorno hemorrágico.

■ Recuerde: es posible consumir una cantidad excesiva de un alimento saludable. Así que, si siente indigestión o irritación estomacal, reduzca la ingesta hasta lograr un nivel cómodo.

SOLUCIÓN EFICAZ

REPELENTE DE MOSQUITOS

Los mosquitos son más que molestias de verano. Transmiten enfermedades mortales como el virus del Nilo Occidental, la fiebre amarilla y la encefalitis. Afortunadamente, el aroma del ajo ahuyenta a estos pequeños *chupasangre*.

3 dientes de ajo pelados y picados
1 onza de aceite mineral
1 cucharadita de jugo de limón recién exprimido
2 tazas de agua

En un recipiente con tapa hermética, agregue el ajo y el aceite y deje reposar por 24 horas. Cuele y mezcle el aceite con olor a ajo, el jugo de limón y el agua. Vierta en una botella rociadora, y "prepárese" para salir.

RINDE: 2 TAZAS

✔ Alivie los Ataques de Asma

La eficaz pareja de ajo y leche que se mencionó en "Leche contra la Ciática" (consulte la página 47) también alivia las molestias del asma. Esta fórmula es algo diferente de la que se usa para aliviar la ciática. Tan pronto como sienta que se acerca un ataque de asma, pele y pique 10 dientes de ajo y agréguelos a ¼ taza de leche. Lleve a ebullición el "jugo de vaca" y cuele el ajo. Deje enfriar hasta una temperatura agradable y beba. Si esta poción eficaz no logra detener el ataque que se avecina, por lo menos reducirá su intensidad.

✔ Alivio del Asma a Largo Plazo

Tomar jarabe de ajo de manera regular lo protegerá de los síntomas del asma. Este es un tratamiento en cinco pasos:

PASO 1. Separe y pele los dientes de tres bulbos de ajo.

PASO 2. Introdúzcalos en una olla que no sea de aluminio con 2 tazas de agua. Deje hervir a fuego lento hasta que los dientes de ajo estén suaves y solo quede 1 taza de agua en la olla.

PASO 3. Con una espumadera, pase el ajo a un frasco con tapa hermética.

PASO 4. Agregue al agua de la olla 1 taza de vinagre de manzana* y ¼ taza de miel orgánica cruda, y lleve la mezcla a ebullición hasta formar un almíbar.

PASO 5. Vierta el almíbar sobre el ajo del frasco, tape y deje reposar toda la noche o, por lo menos, ocho horas.

Cada mañana, con el estómago vacío, trague uno o dos dientes de ajo con 1 cucharadita del jarabe.

* Para fines medicinales y de belleza, siempre use vinagre de manzana sin filtrar (en tiendas de alimentos saludables y en las secciones de alimentos saludables del supermercado) en lugar del vinagre claro y filtrado del corredor principal del supermercado.

✔ Mande a Pasear al Pie de Atleta

No hay que ser deportista para tener pie de atleta ni hay que ser médico para eliminar hongos. Aplique este remedio sencillo (y oloroso): deje reposar en agua media docena de dientes de ajo por una hora. Luego, sumerja los pies por 20 minutos una vez al día hasta que desaparezca el problema.

✔ Remedio Más Potente

Cuando el hongo del pie de atleta sea más agresivo, prepare este remedio más potente. Machaque seis dientes de ajo, introdúzcalos en un frasco con tapa hermética y agregue suficiente aceite de oliva hasta cubrirlos por media pulgada. Tape el frasco, agite y deje reposar la mezcla en un lugar oscuro por unos días. Agite de nuevo y aplique sobre los pies limpios y secos con un cepillo suave o una almohadilla de algodón. Una advertencia: este potente remedio puede irritar la piel sensible. Así que úselo con cuidado y evite las cortaduras o heridas abiertas.

Nota: Si tiene diabetes, consulte al médico antes de usar cualquier remedio con ajo para el pie de atleta.

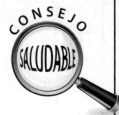

Prepare un Linimento Eficaz

Si tiene reumatismo o desea estar preparado para tratar los dolores musculares y esguinces, este linimento debe estar en el botiquín. En un frasco de vidrio con tapa hermética, vierta 1 taza de aceite de oliva extravirgen de excelente calidad. Pele y pique cuatro dientes de ajo, y agréguelos al aceite. Tape el frasco y deje reposar en un lugar cálido por una semana. Cuele el aceite sobre un frasco limpio, y guarde en un lugar fresco y oscuro. Luego, una o dos veces al día, masajee una cucharadita o dos del aceite en la zona adolorida del cuerpo.

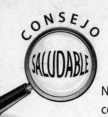

Guía para Comprar Ajos

No es complicado comprar ajo: busque bulbos redondos y firmes con dientes muy apretados. No compre ajo en paquetes: es casi seguro que no estará fresco. Para obtener los mayores beneficios de salud y belleza y disfrutar el mejor sabor, compre el más fresco que encuentre. Cuando lleve el ajo a la casa, guárdelo en un lugar fresco y oscuro (no en el refrigerador). Los bulbos intactos durarán hasta ocho semanas. Los dientes individuales con cáscara se mantendrán frescos hasta 10 días.

✔ Aplaque las Erupciones por Plantas Venenosas

El ajo es la recomendación médica para aliviar la picazón y el enrojecimiento que causa el contacto con hierba venenosa, roble venenoso o zumaque. Hierva cuatro dientes de ajo pelados y picados en 1 taza de agua. Retire del fuego, deje enfriar a temperatura ambiente y aplique sobre la piel afectada con un paño limpio y suave.

✔ Alivie la Picazón del Deportista

Igual que el pie de atleta, la picazón del deportista es causada por un hongo y *afecta* a deportistas. Se propaga sin control en gimnasios y clubes deportivos, donde las toallas se lavan con agua que no está lo suficientemente caliente para matar hongos. Su mejor ofensiva: machaque varios dientes de ajo pelados y mézclelos con suficiente aceite para hacer una crema. Aplique sobre la piel afectada varias veces al día hasta que desaparezca la picazón, el ardor y el enrojecimiento.

✔ ¡Caliéntese!

¡Para quienes viven en el cinturón de nieve! Algunos días hace tanto frío afuera que, al entrar, no puede dejar de temblar aun cuando la habitación esté agradablemente cálida. La próxima vez, pruebe este método clásico para calentarse: pele y ralle dos dientes de ajo y agregue una pizca de pimienta de cayena. Divida la mezcla en dos y envuelva cada mitad en un pedazo de gasa o en una pantimedia vieja y limpia, y doble para formar un sobre pequeño. Coloque uno detrás de cada talón, y la parte posterior del calzado lo sujetará. Debería sentir el cuerpo caliente en cuestión de minutos.

✔ Haga Circular el Estreñimiento

Los intestinos perezosos han afectado a la humanidad desde el principio de los tiempos. Hipócrates, el padre de la medicina, que vivió en Grecia de 460 a 377 a. C, tenía un remedio infalible: el ajo. Lamentablemente, el Dr. Hipócrates no especificó la cantidad exacta, por lo menos, ninguna que conozcamos, pero los modernos naturistas recomiendan comer uno o dos dientes de ajo a diario, mezclados con leche o yogur natural, hasta regularizar la maquinaria interna.

Fácil Alimento Curativo

BRÓCOLI CON AJO

Esta es una forma supersencilla y sabrosa de obtener la dosis diaria de prevención de enfermedades del ajo y del poder antioxidante del brócoli.

1½ libra de brócoli fresco*
1 cucharada de aceite de oliva
    extravirgen
4 o 5 dientes de ajo picados
sal marina gruesa (opcional)
pimienta recién molida (opcional)

Cocine ligeramente al vapor el brócoli hasta que esté suave y crujiente (uno o dos minutos). En una sartén, agregue el aceite de oliva y el ajo y cocine a fuego medio por dos o tres minutos. Agregue el brócoli y saltee por un minuto más. Sazone el brócoli con sal y pimienta si lo desea, y sirva.

* O reemplácelo por brócoli congelado.

RINDE: 4 PORCIONES

✔ ¿Intenta Ser Papá?

Existen muchas causas de infertilidad del hombre, pero en un 90% de los casos, el culpable es un bajo recuento de espermatozoides. Si usted y su esposa no logran concebir y los médicos ya descartaron afecciones médicas, pruebe con el ajo. Se ha comprobado una alta eficacia en el aumento de la cantidad de espermatozoides al mejorar el flujo de sangre en los órganos sexuales masculinos. Dos dientes de ajo en su dieta diaria podrían lograr un gran avance hacia una vocecita diciendo "Papá".

✔ Adiós, Infección Vaginal

El ajo en su dieta diaria restaura el equilibrio de pH natural de la vagina. Por lo tanto, combate el exceso de bacterias que causan infecciones. Si prefiere un método más rápido y directo, pele un diente de ajo y envuélvalo en gasa de algodón estéril. Inserte el paquetito ya sabe dónde, como lo haría con un tampón. Deje actuar por 24 horas y reemplácelo por otro nuevo. Repita el procedimiento hasta que desaparezca la infección. **Nota:** Si el problema no se resuelve en el transcurso de dos semanas o si la irritación empeora en algún momento, consulte al médico.

¡INCREÍBLE!

Se podría pensar que las "sustancias que mejoran el rendimiento" deportivo son una aberración moderna. No es así. La dosificación de energía en el mundo del deporte se remonta a la antigua Grecia. Los participantes de los primeros juegos olímpicos comían abundante ajo (¡sí!) para aumentar la velocidad y la resistencia. Pero los competidores olímpicos no eran los únicos beneficiarios de la mayor fuerza y energía que brindaba la "rosa maloliente". Los primitivos obreros egipcios confiaban en el ajo para otorgarles el empuje necesario para construir las pirámides, y tanto los vikingos como los fenicios lo metían en baúles para recuperar fuerzas durante sus largos viajes.

✔ Destierre las Várices

La cirugía y los medicamentos hacen desaparecer las venas varicosas, pero el ajo también puede colaborar. Los estudios demuestran que comer un diente de ajo fresco a diario hace fluir la sangre por todos los vasos. Por lo tanto, previene los coágulos sanguíneos, alivia las molestias y embellece las piernas.

✔ Elimine las Úlceras

A pesar de que el ajo está prohibido para alguien con una úlcera sangrante, es una manera muy eficaz de aliviar las úlceras leves y prevenir la formación de nuevas úlceras. Esto se debe a que las propiedades antibacterianas del ajo atacan a la bacteria *H. pylori*, que causa estas dolorosas úlceras estomacales. La dosis recomendada es de dos dientes pequeños machacados al día, en la forma que desee comerlos.

✔ ¡Fuera, Gota!

Este remedio clásico contra la gota proviene de Rusia, donde comen mucho ajo: dos veces al día tome un vaso de jugo 100% natural de cereza con dos dientes de ajo machacados. Mastique el ajo, así no permanece en el aliento.

✔ Contra Virus y Hongos

El herpes labial es causado por virus y la tiña es una infección causada por hongos, pero el mismo tratamiento con ajo pondrá fin a ambas molestias desagradables. Parta un diente de ajo por la mitad, y frote la superficie cortada sobre la zona afectada.

✔ ¡Me Zumba el Oído!

El zumbido de oídos casi nunca es una afección grave, pero es muy molesta. Afortunadamente, hay un remedio infalible. En una licuadora, coloque seis dientes de ajo pelados y 1 taza de aceite de oliva extravirgen prensada en frío, y licúe hasta que el ajo esté finamente picado. Vierta en un frasco de vidrio estéril, tape y refrigere por siete días. Cuele y vierta en varios frascos con gotero esterilizados. Al acostarse, vierta un poco de aceite en un tazón, espere unos minutos para que no esté tan frío y aplique 3 gotas en cada oído. Tape los oídos con bolas de algodón, deje actuar durante la noche y retire por la mañana. En dos semanas, desaparecerán los zumbidos. **Nota:** Para esterilizar el frasco, la tapa y los frascos goteros, métalos en una olla grande con agua hirviendo durante unos minutos y deje secar al aire antes de agregar el aceite. Además, mantenga el aceite en el refrigerador, en donde se conservará hasta un mes.

Belleza Penetrante

♣ Tratamiento Local para Espinillas

Nunca falla: cuando tiene un evento social o de negocios, aparece una espinilla. ¡No se preocupe! Pele un diente de ajo fresco, córtelo por la mitad y frote los lados cortados sobre la espinilla. El enrojecimiento y la inflamación desaparecerán en un día.

♣ Prepare una Mascarilla contra el Acné

Para tratar el acné diseminado, pele y machaque cinco dientes de ajo y mézclelos con 1 cucharada de miel orgánica cruda. Esparza la mezcla sobre la zona afectada del rostro y deje actuar por unos 10 minutos. Enjuague con agua tibia, seque cuidadosamente y aplique la loción tonificante y la crema humectante de siempre. **Nota:** Cuando aplique la mascarilla por primera vez, sentirá un ligero ardor (es normal; desaparecerá en un par de minutos).

♣ Purifique los Poros

El ajo y los tomates son una pareja culinaria celestial. Las propiedades antisépticas combinadas forman un dúo dinámico que limpia el maquillaje acumulado, las toxinas del ambiente y la suciedad diaria que obstruye los poros de la piel. El plan de acción: machaque un diente de ajo pelado y un tomate mediano, y mézclelos. Distribuya una capa fina de la mezcla sobre el rostro, y

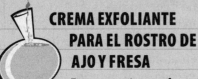

SOLUCIÓN EFICAZ

CREMA EXFOLIANTE PARA EL ROSTRO DE AJO Y FRESA

Este tratamiento ofrece un brillo saludable para cualquier tipo de cutis. Gracias a la acción antiséptica del ajo, es una bendición para la piel grasa propensa al acné.

2 cucharadas de agua destilada hervida

1 diente de ajo pequeño, pelado y picado

3 fresas picadas

2 cucharadas de avena molida*

1 cucharada de harina de maíz

1 cucharadita de yogur natural

2 gotas de aceite del árbol de té

Vierta el agua hervida sobre el ajo y deje reposar por 30 minutos. Cuele y mezcle con el resto de los ingredientes. Aplique sobre el rostro, deje actuar por unos 10 minutos y enjuague con agua tibia. Seque cuidadosamente y continúe con la loción tonificante y la crema humectante habitual.

* Puede utilizar un molinillo de café, un procesador de alimentos o una licuadora.

deje actuar por unos 20 minutos. Enjuague con agua tibia. Salpique el rostro con agua fría para sellar los poros, y aplique la crema humectante habitual.

✤ Elimine las Verrugas

De los métodos para eliminar verrugas, este es el más sencillo (y el más barato): antes de acostarse, corte la punta de un diente de ajo y frote el lado cortado sobre la verruga por unos segundos. Repita el procedimiento cada noche hasta que desaparezca.

✤ Fortalezca las Uñas

Ya sea que las uñas se descamen y partan todo el año o solo durante el invierno, este remedio resuelve el problema: agregue un diente de ajo finamente picado a un frasco de esmalte de uñas (transparente o de su tono preferido) y deje reposar por varios días. Luego, solo pinte las uñas de la manera acostumbrada. Cuando el esmalte se haya secado, elimine el olor a ajo lavándose las manos con jugo de limón recién exprimido. Repita el procedimiento una vez a la semana para lucir uñas fuertes y saludables.

✤ Doble Efecto sobre el Cuero Cabelludo

Tanto para la caspa como para la caída del cabello, un sencillo tratamiento con ajo resuelve el problema. En un procesador de alimentos, corte finamente dos dientes de ajo pelados y use la crema para masajear el cuero cabelludo con pequeños movimientos circulares. Deje

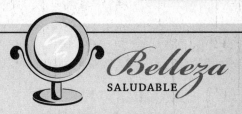

Sin Aliento a Ajo

A pesar de que el ajo es una de las armas más eficaces de su arsenal de belleza, comerlo le deja un aliento que tumbaría a un dragón. Las buenas noticias son que tiene varias opciones para no contaminar el aire alrededor suyo. Estos son algunos ejemplos:

■ *Masque una tira de goma de mascar (de cualquier sabor).*

■ *Tome una taza de té de menta.*

■ *Coma una ramita de perejil fresco o una cucharadita de perejil deshidratado.*

■ *Masque unos granos de café.*

■ *Beba un vaso de leche.*

■ *Chupe un trozo de limón.*

Las noticias no tan buenas son que el aroma que sale por la boca no solo viene de la lengua: el olor del ajo entra en los pulmones y puede permanecer allí hasta 12 horas. Entonces, cualquiera que sea el método o métodos que elija (según la cantidad de ajo consumida), necesitará repetir el procedimiento después de algunas horas.

actuar por 60 minutos. Luego, masajee el cuero cabelludo con 2 cucharadas de aceite de oliva. Cubra la cabeza con una gorra para baño y deje actuar, por lo menos, unas seis horas. Lave el cabello con champú suave y acondicionador.

✤ Oscurezca el Cabello Negro

A casi todos nos salen canas, pero el cambio de color es más evidente en las personas con cabello naturalmente negro. La siguiente es una forma fácil y económica de cubrir los mechones grises intrusos:

PASO 1. Reúna las cáscaras de tres o cuatro cabezas de ajo. Idealmente, guarde la cáscara del ajo que usa en la cocina. De lo contrario, pele los dientes de ajo y úselos de inmediato o consérvelos en jerez o brandy para usarlos después.

SOLUCIÓN EFICAZ

TRATAMIENTO PARA DOMAR EL CABELLO

Cuando el cabello esté tan seco que parezca que se dividirá hasta la base, devuélvale la humedad con este tratamiento dulce y penetrante.

2 cucharadas de aceite de ajo*
1 cucharadita de miel
1 yema de huevo

Mezcle el aceite y la miel. Agregue la yema de huevo y bata. Frote por el cabello (pase una pequeña porción a la vez). Cubra la cabeza con una gorra para baño o una bolsa plástica, y deje actuar durante 30 minutos. Enjuague con abundante agua y lave con el champú habitual.

* En tiendas de alimentos saludables.

PASO 2. Caliente las cáscaras en una sartén a fuego lento hasta que estén bien secas y negras.

PASO 3. En un molinillo de café, procesador de alimentos o mortero, muela las cáscaras ennegrecidas hasta obtener un polvo fino.

PASO 4. Mezcle el polvo con suficiente aceite de oliva para lograr una consistencia ligeramente más espesa que el champú (como las tinturas comerciales para el cabello). Vierta en una botella de vidrio con tapón, y guarde en un lugar oscuro por una semana.

PASO 5. Después de una semana, aplique el tinte sobre el cabello húmedo antes de acostarse. Cubra la cabeza con una gorra para baño, y descanse. A la mañana siguiente, enjuague el cabello y lávelo con champú de la manera acostumbrada. **Nota:** Cuanto más tiempo permanezca el tinte, más profundo penetrará y el color durará más tiempo. Repita el tratamiento cuando el color empiece a aclararse que, por lo general, ocurre tres o cuatro semanas después.

Lo Mejor del Resto

★ Raíz Energizante

Es la raíz de jengibre. Es un remedio tradicional japonés para aumentar el nivel de energía al aumentar la circulación. Agregue 1 taza de jengibre fresco picado en 2 cuartos de galón de agua tibia, y sumerja los pies hasta que adquieran un color rosado. Séquelos muy bien y salga a conquistar el mundo o, por lo menos, a pasear.

★ Acelere los Intestinos Haraganes

Cuando se atasque su "tubería" interna, hay muchos laxantes de venta libre que promueven la circulación. Si prefiere un método menos invasivo, prepare una cataplasma suave de jengibre. Esto es lo que debe hacer: en una olla, vierta 2 galones de agua y lleve a ebullición. En una bolsa de estopilla, coloque 4½ cucharadas de jengibre fresco rallado, sumerja en el agua y retire la olla del fuego. Deje la bolsa en remojo hasta que el agua alcance una temperatura agradable (pero tibia). Humedezca una toalla limpia y colóquela sobre el abdomen hasta que se enfríe.

Repita el proceso cuatro veces más: recaliente el agua y aplique una nueva compresa por vez. Pronto todo estará nuevamente en movimiento.

★ No Dé Tregua a la Artritis

Elimine el dolor con este remedio eficaz: hierva ½ taza de leche y agregue 3 cucharadas de rábano picante rallado. Vierta en un pedazo de estopilla y coloque sobre la articulación adolorida. Cuando se enfríe la cataplasma, recuperará el movimiento habitual.

★ Despeje los Senos Paranasales

¿Los senos obstruidos lo hacen beber o aumentar el consumo de bebidas? De ser así, tome a diario (o según sea necesario) 1 cucharadita de rábano picante fresco y rallado hasta aliviar los síntomas. ¿Cómo se consume este alimento ardiente? ¡Como prefiera! Untado en un sándwich,

Fácil Alimento Curativo

SALSA DESINTOXICANTE DE RÁBANO PICANTE

El rábano picante es una rica fuente de glucosinolatos, los compuestos que estimulan la capacidad del hígado para eliminar las toxinas de los carcinógenos. No solo reduce el riesgo de desarrollar cáncer, también suprime el crecimiento de los tumores existentes. La dosis recomendada es tan solo ¼ cucharadita diaria de rábano picante recién molido o en frasco. Esta salsa picante es una manera fácil de cubrir el requerimiento necesario.

1 taza de yogur griego natural descremado
½ taza de eneldo fresco picado
3 cucharadas de rábano picante recién rallado o en frasco
½ cucharadita de sal (opcional)

En un tazón, mezcle todos los ingredientes y sirva la salsa para untar con galletas saladas, nachos o vegetales crudos.

RINDE: 1 TAZA

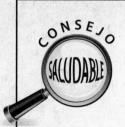

Jarabe de Rábano Picante

Si a usted o a algún miembro de su familia le da tos o tiene inflamada la garganta, prepare este tradicional remedio irlandés. Lo aprendí hace muchos años de una casera del condado de Cork. La receta es muy simple: corte seis u ocho rábanos en rodajas delgadas, distribúyalas sobre un plato y rocíe con una cucharada de azúcar. Cubra sin apretar con papel encerado o de aluminio y deje reposar toda la noche. Por la mañana, las rodajas nadarán en un jarabe espeso. Vierta en un frasco de vidrio con tapa hermética, y tome una cucharadita cuando sienta la necesidad.

mezclado en jugo de manzana o con cuchara. Cuando respire sin dificultad, unas cucharaditas al mes deberían evitar una nueva obstrucción.

★ Estimule el Sistema de Drenaje

Si tiene problemas para orinar, vaya al bar (o a la encimera de la cocina) y ralle ½ taza de rábano picante. Agréguelo a una olla con ½ taza de cerveza y lleve a ebullición. Deje hervir por uno o dos minutos, y retire del fuego. Cuando esté frío, bébalo. Repita dos veces más durante el día para regularizar su sistema de drenaje.

★ "R" de Rábano Resplandeciente

Al observar un humilde rábano rojo, no pensaría que es un auxiliar de belleza excepcional, pero lo es. De hecho, es un limpiador eficaz que deja un glamoroso brillo en el rostro. Compruébelo: agregue un par de rábanos en una licuadora y prepare una crema fina. Aplique sobre el rostro y el cuello, y deje actuar por unos 20 minutos. Enjuague con agua fría, seque cuidadosamente y aplique la crema humectante habitual. ¡Eso es todo!

★ La Mejor Crema Tonificante Matutina

Prepare esta poción de jengibre y aplique por la mañana para arrancar el día con entusiasmo. Hierva 8 onzas de agua, agregue 3 rodajas de jengibre fresco, baje el fuego y cocine a fuego lento por 15 minutos. Deje enfriar, cuele el jengibre y mezcle 2 onzas de la poción con 1 onza de jugo de hamamelis y 1 onza de jugo de aloe vera (en tiendas de alimentos saludables). Vierta en un frasco de vidrio con tapa hermética y guarde en el refrigerador. Cada mañana, humedezca una almohadilla de algodón y aplique sobre el rostro recién lavado. Aplique la crema humectante habitual para comenzar el día.

★ Deshágase de las Manchas Oscuras del Rostro

¿Busca una forma de deshacerse de las pecas y manchas de la edad? Use rábano picante y vinagre. Ralle finamente un pedazo de 4 pulgadas de rábano picante fresco, agréguelo en ¼ taza de vinagre de manzana y pase a un frasco limpio con tapa hermética. Deje reposar por dos semanas. Agite el frasco a diario. Pase el líquido a un segundo frasco y guarde en el refrigerador. Luego, tres veces al día frote las zonas problemáticas con una bola de algodón o un hisopo. Empezará a notar los resultados en un mes.

★ Suprima la Celulitis

El jengibre es famoso por ser uno de los reductores de celulitis más eficaces de la Madre Naturaleza. Si lo mezcla con azúcar, aceite de oliva y cáscara de limón, obtendrá una crema exfoliante corporal para entrar en calor, desperezarlo, suavizar la piel y reducir la apariencia de la celulitis. Mezcle 2 cucharaditas de jengibre fresco pelado y rallado, ½ taza de azúcar granulado, ¼ taza de aceite de oliva y la ralladura de la cáscara de un limón (de preferencia orgánico). En la ducha o en el baño, tome puñados de la mezcla para exfoliar suavemente el cuerpo. Enjuague bien y disfrute la piel sedosa.

SOLUCIÓN EFICAZ

LIMPIEZA ESTIMULANTE PARA EL CABELLO

El dúo dinámico del jengibre y el té verde recargará las células de la piel, estimulará la circulación del cuero cabelludo y aliviará cualquier irritación o inflamación.

8 onzas de agua
2 rodajas de jengibre fresco (de ¼ pulgada de espesor)
2 cucharadas de hojas de té verde
2 cucharadas de jabón de Castilla líquido

Hierva el agua, agregue el jengibre y el té, y deje reposar por 20 minutos. Deje enfriar la mezcla, cuele y vierta en un frasco limpio de champú. Agregue el jabón y mezcle hasta integrar. Vierta toda la preparación sobre el cabello y masajee el cuero cabelludo. Enjuague con abundante agua, aplique el acondicionador habitual y peine el cabello como siempre.

5

Avena

Los historiadores consideran que tenemos que estar muy agradecidos hacia los antiguos griegos por introducir la avena al mundo. Para empezar, *Mayo Clinic* clasifica la avena entre los cinco principales alimentos que bajan el nivel de colesterol LDL (malo). Los diversos estudios indican que comer avena con regularidad reduce el riesgo de diabetes tipo 2, reduce la presión arterial, protege contra las enfermedades cardíacas y el cáncer y mejora el sistema inmunológico. Además, la avena suaviza y nutre la piel, con lo cual clasifica en las categorías más altas de salud *y* belleza.

El Camino hacia la Salud

✔ Destape el Sistema

La próxima vez que sufra de estreñimiento, coma un tazón de avena en el desayuno. Contiene abundante mucílago, una fibra gomosa que absorbe agua y suaviza las heces para que se desplacen con facilidad. **Nota:** No agregue banano al cereal. El banano es conocido por su poder de adhesión interno. Si lo come, ¡nunca podrá anotar!

✔ Expulse la Acidez

Este no es un remedio sabroso, pero es eficaz. Cuando tenga esa sensación de ardor, masque una cucharadita o dos de avena cruda y luego tráguela. Apagará las llamas.

✔ Doble Prevención de Problemas

Si es propenso a la indigestión o flatulencia, este "aperitivo" ayudará: en un galón de agua, agregue 1 taza de avena cruda y 1 taza de salvado. Deje reposar por 24 horas, cuele y conserve en el refrigerador. Quince minutos antes de cada comida, beba una taza de la poción (fría o caliente).

✔ Deje de Toser

Varios componentes de la avena reducen la inflamación bronquial y alivian los espasmos de tos. Prepárela según las instrucciones del paquete, como si estuviera preparando un tazón para el desayuno, pero reduzca la cantidad de agua a ¼ taza. Añada miel al gusto y coma 1 taza de cereal caliente cuatro veces al día y al inicio de cada ataque de tos. **Nota:** Para mayor comodidad, prepare la avena en grandes cantidades con anticipación. Guárdela, tapada, en el refrigerador, y caliente cada "dosis" antes de comerla.

¿Carril Lento o Pista de Carreras?

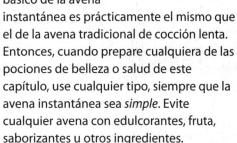

Es sorprendente, pero el contenido nutricional básico de la avena instantánea es prácticamente el mismo que el de la avena tradicional de cocción lenta. Entonces, cuando prepare cualquiera de las pociones de belleza o salud de este capítulo, use cualquier tipo, siempre que la avena instantánea sea *simple*. Evite cualquier avena con edulcorantes, fruta, saborizantes u otros ingredientes.

Nota: A menos que se especifique algo distinto en un consejo o receta, use la avena cruda del envase.

✔ Despréndase de los Problemas de Piel

No hay un remedio más eficaz que la avena para aliviar el dolor, la picazón y la inflamación de los problemas de piel, que van desde la dermatitis por el viento y las quemaduras de sol hasta las picaduras de insectos, los sarpullidos por plantas venenosas, las alergias por contacto y el eccema. La forma de uso depende de la ubicación y extensión de la zona afectada, así como de su preferencia. Tiene un trío de opciones naturales y simples:

■ Envuelva 1 taza de avena seca cruda en estopilla y póngala bajo el chorro de agua fría. Exprima el exceso de líquido y aplique la cataplasma sobre la piel quemada por 20 minutos cada dos horas hasta sentir alivio. Puede usar el mismo paquete con avena una y otra vez. Métalo dentro de una bolsa plástica, consérvela en el refrigerador y, antes de cada tratamiento, mójelo con agua fría.

■ Para aliviar una quemadura o sarpullido en el rostro, coloque un puñado de avena cruda en una bolsa de estopilla o en el pie de una pantimedia vieja limpia, y sumerja el paquete en el fregadero lleno de agua tibia. Exprima el paquete cuatro o cinco veces. Cuando el agua salga turbia, salpíquela sobre el rostro unas cuantas veces y deje secar al aire de modo que quede una capa delgada del "té" de avena. Si el tiempo apremia y necesita usar una toalla, seque cuidadosamente.

■ Cuando la dolencia cubra una extensión más grande del cuerpo o usted prefiera un buen baño, rellene una bolsa de algodón o el pie de una pantimedia con una taza o dos de avena cruda. Póngala en la bañera mientras la llena de agua entre fría y tibia. Acomódese y relájese de 15 a 20 minutos. Si es posible, séquese al aire cuando haya terminado.

✔ Alivio de la Piel

¿Prefiere ducharse en lugar de bañarse? ¡No se preocupe! La avena le permite desprenderse de una quemadura o un sarpullido generalizado. Primero, prepare una bolsa con avena como se describe en "Despréndase de los Problemas de Piel" (consulte la página 61). Coloque el cabezal de la ducha en el ajuste más suave, deje correr el agua a una temperatura entre fría y tibia, y métase bajo el agua. Frote suavemente el cereal sobre la zona afectada y apriete la bolsa de vez en cuando para liberar la esencia lechosa de las hojuelas. Cuando haya terminado, apague el agua y deje secar al aire.

✔ Deshágase de las Molestias de las Infecciones Vaginales

El baño de avena que alivia los sarpullidos de la piel también alivia el dolor interno y la picazón de una infección vaginal. Llene una bolsa de algodón o el pie de una pantimedia con avena cruda, y métala en la bañera mientras la llena con agua tibia. Apriete la bolsa varias veces, y relájese por unos 20 minutos. Repita el procedimiento según sea necesario hasta sentirse mejor. **Nota:** Este tratamiento alivia los síntomas molestos, pero

---

PRECAUCIÓN ⚠

La avena es una de las sustancias más saludables, pero puede convertirse en un dolor de cabeza si se va por el desagüe. Entonces, piense en su tubería (y en su bolsillo) y siga estas pautas para evitar problemas:

■Nunca vierta avena entera o molida en la bañera o el lavabo, a menos que sea un fregadero de cocina con un triturador de basura.

■ Cuando use avena en una mascarilla facial u otro tratamiento tópico, enjuague sobre una olla o palangana. Luego, vierta el agua en el triturador de basura o, mejor aún, en la tierra del jardín. ¡Los nutrientes de la avena son tan beneficiosos para las plantas como para usted!

no cura la infección vaginal. Si es la primera vez que contrae una infección vaginal, consulte al médico.

✔ Para las Nalgas del Bebé

Cuando a su bebé le diagnostican una pañalitis infectada, la avena es la recomendación del médico para aliviar la picazón durante el proceso de sanación. Bañe al bebé con frecuencia en una bañera para bebé con agua tibia y un puñado de avena cruda. Deje que el trasero del bebé se seque al aire antes de cubrirlo con un pañal limpio. Después de cada cambio de pañal, lávese muy bien las manos y las de su bebé, porque la infección puede esparcirse a otras zonas.

SOLUCIÓN EFICAZ

TRATAMIENTO PARA CALENTARSE DE PIES A CABEZA

Cuando se congele en el invierno y no entre en calor ni siquiera en una habitación agradablemente cálida, consiéntase con esta mascarilla para pies dulce y picante. El calor aromático subirá por los pies hacia todo el cuerpo.

½ taza de avena cruda molida*
1 cucharada de jengibre fresco rallado
1 cucharada de miel
1 cucharadita de aceite de oliva
½ cucharadita de pimienta de cayena
½ cucharadita de canela
4 gotas de aceite esencial de naranja dulce
4 cucharadas de agua tibia

En un tazón, mezcle todos los ingredientes hasta obtener una crema espesa. Meta los pies en una palangana y aplique una capa gruesa sobre cada pie. Tenga a la mano dos toallas pequeñas, tibias y húmedas. Envuelva cada pie en una de las toallas, recuéstese y relájese por unos 15 minutos. Enjuague la mascarilla con agua tibia y seque cuidadosamente. Luego, acomódese en una silla cómoda y piense en la primavera.

* Puede usar un molinillo de café o un procesador de alimentos.

✔ Terapia Intensiva para las Manos Agrietadas

Si tiene las manos secas y agrietadas por jugar o trabajar en el jardín o si tiene la piel muy lastimada, esta es la sugerencia: en un tazón para microondas, mezcle 3 cucharadas de avena cruda molida muy fina (use un molinillo de café o un procesador de alimentos), 2 cucharadas de agua de rosas y 2 cucharaditas de aceite de almendra. Cocine en el microondas hasta que esté tibio (no caliente). Aplique la crema en las manos y envuélvalas en plástico. Deje actuar hasta que se enfríe, luego enjuague con agua tibia. Siga esta rutina cuantas veces sea necesario hasta curarse, lo cual no debería tomar más de uno o dos tratamientos. ¡También es eficaz en los pies!

Avena Mágica

✤ ¡Adiós, Acné!

¿Tiene problemas de acné? No coma la avena, aplíquela sobre el rostro. En un procesador de alimentos o molinillo para café, muela ¼ taza de avena cruda y mézclela con ¼ taza de agua hirviendo hasta formar una crema. Deje que la mezcla se enfríe a temperatura ambiente y aplique sobre el rostro. Deje actuar de 10 a 15 minutos y enjuague con agua tibia. La avena reducirá la inflamación sin secar el cutis. **Nota:** Este tratamiento también borra cicatrices y la decoloración por la desaparición de las imperfecciones.

✤ Avena para el Cutis Graso

Encontrar una mascarilla facial para el cutis graso puede ser complicado, porque se necesita una que elimine el exceso de grasa sin secar el rostro. Esta mascarilla es la adecuada: en un tazón, mezcle 2 cucharadas de avena cruda molida (use un molinillo de café o un procesador de alimentos) y 1 cucharadita de cúrcuma. Agregue suficiente agua hasta formar una crema suave: comience con 2 cucharadas y agregue más, según sea necesario, cucharadita por cucharadita. Aplique sobre el rostro recién lavado; evite la zona de los ojos. Deje actuar por unos 20 minutos, enjuague con agua tibia, seque cuidadosamente y continúe con la crema humectante habitual (es preferible que no contenga aceite).

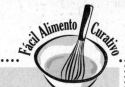

✤ Tono Parejo

Un tono de piel dispar puede ser igual de molesto que un cutis con partes secas y grasas. Aplique esta mascarilla facial. Exfolia las células muertas, refina los poros y empareja el tono y la textura del cutis. Para preparar la mascarilla, mezcle 1 cucharada de avena cruda molida (use un molinillo de café o un procesador de alimentos) con 2 cucharaditas de jugo de manzana natural y 2 cucharaditas de vino tinto hasta obtener una crema (agregue más líquido en proporciones iguales, si es necesario). Aplique sobre el rostro y el cuello, deje actuar de 20 a 30 minutos hasta que se seque y enjuague con agua tibia. Aplique la loción tonificante y la crema humectante como siempre.

✤ Un Tazón Diario Aleja las Arrugas

Si prepara avena para el desayuno diario (para usted o sus hijos), este plan contra las arrugas es para usted. Separe una cucharada del cereal cocinado para después del desayuno. Mezcle con suficiente aceite de oliva o aceite vegetal para que pueda untarla, y masajee en el rostro y el cuello. Deje actuar por unos 30 minutos y lave con agua tibia. Hay un solo detalle: este truco contra las arrugas solo funciona si sigue la rutina todos los días.

✤ Despierte y Lávese el Rostro

O, ¿lávese el rostro y despierte? Esta crema de limpieza vigorizante, pero

---

GALLETAS FÁCILES DE AVENA

Comer un tazón de cereal no es la única forma de obtener la dosis diaria de la embellecedora y saludable avena. Estas sabrosas galletas contienen los beneficios de la avena en una forma práctica para comer y llevar.

¾ taza de avena cruda
½ cucharadita de sal
1 cucharada de mantequilla ablandada
5 onzas de agua hirviendo
avena cruda adicional

En un tazón, mezcle la avena y la sal, agregue la mantequilla y el agua, y mezcle hasta formar una masa pegajosa. Deje reposar por cinco minutos hasta que leve. Luego, espolvoree una tabla para cortar u otra superficie plana con unas cucharadas de avena, ponga allí la masa y amase levemente. Extienda la masa de modo que quede lo más delgada posible, y espolvoree más avena para evitar que se pegue. Corte la masa en cuadrados o rectángulos y lleve al horno a 325 °F de 15 a 20 minutos hasta que las galletas estén tostadas y secas, pero no quemadas. Disfrútelas como cualquier galleta.

RINDE: APROXIMADAMENTE
1 DOCENA DE GALLETAS PEQUEÑAS

superdelicada, le permitirá arrancar el día con vitalidad. En un molinillo de café o procesador de alimentos, mezcle 2 cucharadas de avena cruda molida, ¼ cucharadita de menta seca y 2 pizcas de romero seco. Añada suficiente agua caliente para obtener una crema. Aplique suavemente sobre el rostro; evite la zona de los ojos. Deje secar y retire con una toalla humedecida con agua tibia. Enjuague con agua fría, y aplique la loción tonificante y la crema humectante habitual.

★ Una Mascarilla para Hacer Retroceder el Tiempo

En este eficaz tratamiento facial, la avena se une a un trío de ingredientes que rejuvenecen la piel para hacer retroceder el tiempo. Es fácil: mezcle 1 cucharadita de avena cruda con 1 cucharadita de miel, 1 cucharadita de aceite de oliva y 3 gotas de aceite esencial de orégano de Creta (en tiendas de alimentos saludables y en línea). Aplique sobre el rostro y deje actuar por unos 20 minutos. Lave con agua tibia y aplique una crema humectante para suavizar el cutis.

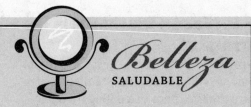

LIMPIEZA PROFUNDA PARA EL CUTIS MIXTO

Belleza
SALUDABLE

Para las mujeres con cutis seco o graso, el cuidado de la piel es fácil: deben elegir los tratamientos para su tipo de cutis. Pero cuando el cutis tiene zonas secas y zonas grasas, usar un producto diferente para cada parte puede ser una fastidiosa pérdida de tiempo, especialmente si usted prepara productos de belleza caseros. Aplique mensualmente esta mascarilla de limpieza para todo tipo de cutis. Es sencillo: en una licuadora, triture 1 taza de avena cruda. Agregue 1 clara de huevo, ½ taza de leche descremada y 3 gotas de aceite de almendra. Licúe hasta formar una crema suave. Aplique sobre el rostro y el cuello (evite la zona alrededor de los ojos) y deje actuar por unos 30 minutos. Enjuague con agua tibia y continúe con la crema humectante habitual.

SOLUCIÓN EFICAZ

EXFOLIANTE CORPORAL CON EFECTO SUAVIZANTE

¿Por qué pagar una pequeña fortuna por un exfoliante corporal para piel seca cuando esta versión natural y casera le brinda todos los beneficios a una fracción del precio?

2 tazas de avena cruda finamente molida*

1 taza de bicarbonato de sodio

¾ taza de leche entera

½ taza de sal

¼ taza de miel

¼ taza de aceite de oliva

1 cucharada de aceite de vitamina E

20 gotas de su aceite esencial preferido**

En un tazón, mezcle los primeros cinco ingredientes y agregue los aceites. Vierta en un frasco de boca ancha y tapa hermética. Se conservará por una semana a temperatura ambiente y hasta por tres semanas en el refrigerador. Para usarlo, tome un puñado del exfoliante, masajee sobre la piel y enjuague en la ducha o en la bañera. **Nota:** Cubra el drenaje con tela para atrapar las partículas de avena.

* Puede usar un molinillo de café o un procesador de alimentos. Use más o menos avena hasta llegar a la consistencia deseada.
** El árbol de té, la lavanda y el geranio son especialmente beneficiosos para la piel seca.

RINDE: 4 TAZAS

✤ Baño Humectante de Avena, Leche y Miel

Muy simple: en una bolsa de gasa de algodón o estopilla, coloque ½ taza de avena cruda, ¼ taza de leche entera en polvo y 2 cucharadas de miel pura. Ciérrela con un lazo y cuélguela del grifo mientras llena la bañera. El agua dispersará la suavidad.

✤ Lavado del Cabello en Seco

Cuando necesite refrescar un poco el cabello, pero no tenga el tiempo ni las ganas para un lavado completo, aplique esta idea. En un molinillo de café o procesador de alimentos, muela 3 cucharadas de avena cruda hasta formar un

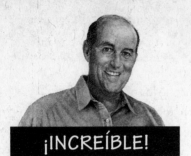

polvo. Agregue 3 cucharadas de maicena y 3 cucharadas de bicarbonato de sodio, y muela la mezcla de nuevo para obtener la textura más fina posible. Conserve en un bote grande con orificios en la tapa (como un salero, pero más grande). Luego, cuando sea necesario darle vida al cabello, rocíe un poco en las raíces y masajee el cuero cabelludo. Deje actuar uno o dos minutos y cepille para eliminar el exceso.

❖ Jabón de Avena y Lavanda

La avena y la lavanda es un dúo popular en los jabones comerciales por un buen motivo: hay pocas formas más saludables de limpiar, suavizar y nutrir todos los tipos de cutis. El problema es que algunas barras, especialmente en el rango de precios bajo e intermedio, contienen aditivos químicos en abundancia. Entonces, prepare el jabón con este procedimiento de seis pasos:

PASO 1. Reúna los suministros. Necesitará lavanda seca, agua, jabón de Castilla natural rallado, avena cruda, una olla de vidrio pesada, un molde para cada barra de jabón que piensa hacer y aceite en aerosol o aceite vegetal para lubricar los moldes.

PASO 2. Prepare un té de lavanda: deje reposar 2 cucharaditas de lavanda seca en ½ taza de agua recién hervida por 15 minutos. Cuele y deje enfriar a temperatura ambiente.

PASO 3. En una olla de vidrio, agregue 4 cucharadas de jabón de Castilla rallado. Vierta el té de lavanda y derrita el jabón a fuego lento; revuelva constantemente. Si el jabón comienza a formar grumos, eso significa que el té estaba demasiado caliente.

PASO 4. Cuando el jabón se haya disuelto, retire la olla del fuego y deje que se enfríe ligeramente. Revuelva para evitar los grumos. Luego añada ⅓ taza de avena cruda.

PASO 5. Aplique una capa delgada de aceite en aerosol o aceite vegetal en los moldes, vierta la mezcla de jabón y refrigere toda la noche.

PASO 6. Voltee el molde sobre un plato y golpee suavemente en la parte inferior. Si el jabón no se desliza fácilmente, sumerja el molde el agua caliente por unos segundos, y vuelva a darle golpecitos.

Nota: Si no tiene una olla de vidrio, reemplácela por un frasco de vidrio resistente al calor dentro de una olla con agua. Con esta receta, llenará un recipiente de yogur pequeño. También puede usar moldes para jabón o dulces, o moldes de silicona para pastelillos. Multiplique la receta a su gusto, pero mantenga las proporciones.

Lo Mejor del Resto

★ Deje Afuera a las Úlceras

La cebada y el agua de cebada alivian el dolor de las úlceras y reconstruyen el revestimiento del estómago. Para preparar agua de cebada, ponga a hervir 4 cucharadas de cebada perlada en 6 tazas de H_2O hasta que el líquido se reduzca a la mitad. Cuele y tome el agua, caliente o fría, a lo largo del día. Agregue miel y limón, si lo desea. Luego, coma la cebada sola o agréguela a sopas o guisos.

★ Remedio para el Dolor de Oído

Hay pocas afecciones más dolorosas que el dolor de oído, y es probablemente por eso que tantas personas crean remedios caseros para aliviar la agonía. Esta es sencilla: mezcle ½ taza de salvado no procesado (en tiendas de alimentos saludables y en la mayoría de los supermercados) con ½ taza de sal kosher o sal marina gruesa. Envuelva la mezcla de forma segura en un pedazo grande de estopilla para que la mezcla no se derrame por todos lados. Caliente la bolsa en el microondas o en el horno a temperatura baja hasta que esté a una temperatura que pueda soportar. Coloque la cataplasma sobre el oído afectado, y deje actuar por unos 60 minutos. **Nota:** Si el oído secreta algún fluido, consulte al médico de inmediato. Podría haberse roto el tímpano.

★ Pare de Toser

La tos suele ser el resultado de una irritación del tracto respiratorio. Es el proceso por el cual la Madre Naturaleza le permite aflojar el moco y expulsarlo. Por supuesto, saberlo no ayuda mucho cuando sufre un ataque de tos, pero esto sí: cocine 1 taza de cebada, según las instrucciones del paquete. Agregue una cucharada de agua y el jugo de un limón fresco. Licúe en la licuadora y beba 1 taza cada cuatro horas.

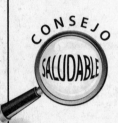

CONSEJO SALUDABLE

Mande a Pasear a los Callos

Esta receta tradicional para eliminar callos suena demasiado buena para ser cierta, pero muchas personas confían plenamente en ella. Antes de acostarse, en un tazón, coloque una rebanada de pan blanco, una rodaja de cebolla cruda y 1 taza de vinagre (de cualquier tipo). Deje reposar por 24 horas. La siguiente noche, coloque el pan sobre el callo y coloque la cebolla sobre el pan. Cubra con un vendaje y métase a la cama. Probablemente el callo se caiga por la noche. Si no es así, repita el procedimiento hasta que el bulto doloroso sea historia. No debería tomar más de un par de intentos.

★ Olvídese de las Uñas Encarnadas

No corte la uña. Coloque una rebanada de pan embebido en leche dentro de una bolsa plástica lo suficientemente grande para meter el pie. Meta el pie en la bolsa y presione el pan alrededor del dedo adolorido. Mantenga el pie dentro de la bolsa por 30 minutos. Repita las veces que sea necesario hasta que la uña crezca sana.

★ Pan contra los Forúnculos

Más fácil que comer un trozo de pan: embeba una rebanada de pan en un tazón con leche hasta que el pan esté humedecido, pero sin que gotee. Coloque el pan sobre el forúnculo, sujete con una tira de tela y deje actuar por unos 20 minutos. Repita el procedimiento varias veces al día hasta que el forúnculo se haya secado.

★ Pan Quemado para Blanquear los Dientes

La próxima vez que meta una rebanada de pan en el tostador y salga más parecida al carbón que al pan, no la arroje a la basura. Haga migas, mézclelas con ½ cucharadita de miel, y cepíllese los dientes con esta pasta dental casera. Enjuague con abundante agua y disfrute los resultados frente al espejo.

★ Arroz para el Dolor de Espalda

El arroz crudo alivia el dolor de espalda. Para aprovechar este beneficio, llene de arroz un calcetín limpio y grueso (un calcetín de lana es perfecto). Caliente en el microondas a temperatura media-baja de 30 a 60 segundos hasta alcanzar una temperatura que pueda soportar. Acuéstese, coloque la almohadilla térmica casera sobre la zona adolorida y relájese mientras alivia el dolor.

★ Arroz para el Dolor de Cabeza

Los dolores de cabeza son inevitables. Por ello, agregue este remedio sencillo a su botiquín de primeros auxilios. Mezcle 1½ taza de arroz crudo con 5 o 6 gotas de aceite esencial de lavanda. Meta la mezcla en un calcetín de algodón suave y limpio, y cósalo para cerrarlo. Luego, cuando comience el dolor punzante, recuéstese y coloque el calcetín aromático sobre los ojos. El aroma a lavanda lo relajará y el peso del arroz ejercerá una presión sobre los ojos y la frente parecida a la de un masaje.

Fácil Alimento Curativo

PRÁCTICA CREMA HIDRATANTE

Cuando tiene un ataque de diarrea o gastroenteritis con vómitos, es importante reponer los fluidos y los electrolitos perdidos. No es necesario que compre bebidas deportivas; prepare bebidas caseras.

4 tazas de agua hirviendo
½ cucharadita de sal
1 o 2 tazas de cereal de arroz para bebés

Vierta el agua en una jarra grande resistente al calor y añada la sal. Agregue el cereal poco a poco mientras revuelve. Beba 1 taza cada hora para mantenerse fresco como una lechuga. Tape y refrigere entre usos.

RINDE: 4 TAZAS

★ Dúo Dinámico para el Cutis Graso

El germen de trigo y el yogur trabajan en equipo para brindarle semanalmente el equilibrio y la nutrición necesarias para el cutis graso o mixto. Lo preparará en instantes: mezcle 1 cucharada de germen de trigo y 1 cucharada de yogur, y deje reposar por unos minutos hasta que llegue a temperatura ambiente. Aplique una capa generosa sobre el rostro y el cuello y deje actuar por unos 15 minutos. Retire la mascarilla con un toalla humedecida en agua tibia. Lave con agua tibia y luego con agua fría. Seque cuidadosamente y continúe con la loción tonificante y la crema humectante de costumbre.

★ Salvado vs. Granos

El acné y los puntos negros no son competencia para el salvado: mezcle 2 cucharadas de salvado en suficiente de agua para preparar una crema. Agregue de una cucharadita a la vez hasta obtener una consistencia untable. Aplique sobre el rostro recién lavado (evite la zona de los ojos) y deje actuar por unos 20 minutos. Enjuague con agua tibia, salpique con agua fría para cerrar los poros y seque delicadamente. Para terminar, aplique su loción tonificante y la crema humectante habitual. Repita el procedimiento una vez a la semana para mantener la piel limpia y fresca.

★ Crema Exfoliante Corporal de Salvado

No hay otra crema exfoliante más saludable y suavizante que esta. No se la coma: en un tazón resistente al calor, mezcle ½ taza de salvado y ½ taza de almendras finamente picadas. Agregue gradualmente 1 taza de té verde caliente mientras revuelve hasta obtener una crema espesa pero untable. Deje enfriar a temperatura ambiente, agregue 10 gotas de aceite esencial de lavanda, y mezcle hasta integrar. Masajee por todo el cuerpo y retire con agua tibia.

SOLUCIÓN EFICAZ

LOCIÓN TONIFICANTE DE TOMILLO Y ARROZ

Esta es una loción tonificante casera para todo tipo de cutis, que es lo suficientemente suave para usar cada vez que se lave el rostro.

2 cucharaditas de arroz molido*

2 ramitas de tomillo fresco picado**

½ taza de agua hirviendo

el jugo de medio limón recién exprimido

En un tazón resistente al calor, mezcle el arroz y el tomillo. Vierta el agua caliente y añada el jugo de limón. Deje reposar por unos 15 minutos y cuele. Vierta a un frasco con tapa hermética y conserve en el refrigerador. Use la poción como cualquier loción tonificante.

* Con una cuchara o un mortero.

** O reemplácelo por ½ cucharada de tomillo seco.

RINDE: 4½ ONZAS

★ Trigo para los Pies

Deshágase de la piel áspera y agrietada de los pies: mezcle 1 cucharadita de germen de trigo con 1 cucharada de aceite de almendra y 1 cucharada de aceite de oliva, y pase a un frasco con tapa hermética. Agite bien antes de usar, frote esta crema suavizante generosamente sobre los pies limpios y secos, y preste especial atención a los talones y otras zonas ásperas. Use este tratamiento una vez al día. Notará los resultados en pocos días.

★ Resistentes como Clavos

El germen de trigo también fortalece y abrillanta las uñas de las manos y los pies. Mezcle 1 cucharadita de germen de trigo con 2 cucharaditas de aceite de ricino y 2 cucharaditas de sal. Vierta en una botella con tapón hermético. Para usarlo, agite bien y frote sobre las uñas con una bola de algodón o un hisopo.

★ Comida Rápida para el Cabello

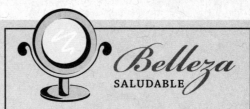

Belleza SALUDABLE

CABELLO CLARO DESPUÉS DEL VERANO

Un verano caluroso y largo puede dejar el cabello rubio o castaño claro como un enredo seco, sin vida y sin brillo. Para restituir su humedad, brillo y vitalidad, prepare este tratamiento intensivo: mezcle 2 cucharadas de germen de trigo, 2 cucharadas de miel pura, 2 cucharadas de extracto de limón puro (no artificial) y ½ taza de aceite de oliva. Aplique sobre el cabello, desde la raíz hasta las puntas. Deje actuar por 20 minutos y peine el cabello. Lave con champú y aplique acondicionador como siempre. Luego, disfrute el reflejo del espejo.

Por supuesto, comida rápida *saludable*. La mayoría de los tratamientos acondicionadores naturales para el cabello deben dejarse actuar desde 20 minutos hasta varias horas. Bueno, este tratamiento es eficaz casi instantáneamente para dar fuerza, brillo y volumen al cabello. Mezcle 1 cucharada de germen de trigo, 1 taza de yogur natural, 2 cucharadas de miel, 2 cucharadas de aceite de almendra y una pizca de sal marina. Cubra todo el cabello y masajee por unos minutos. Luego, métase a la ducha y enjuague. Continúe con un champú suave.

6

Bayas

Es casi imposible de creer que algo tan deliciosamente dulce como las bayas estén entre los alimentos más saludables del planeta. ¡Pero es cierto! Al parecer, todos los días los científicos conocen más acerca de las sustancias beneficiosas de las bayas, que permiten realizar hazañas que van desde prevenir enfermedades debilitantes hasta mantener el control del peso, la agudeza visual y la lucidez del cerebro. Por supuesto, las bayas (y el jugo de bayas) brindan beneficios tanto para el exterior como para el interior del cuerpo. ¡Este tesoro de salud está tan cerca como el supermercado!

¡Vaya y Cómprelas!

✔ El Color de la Buena Salud

Los mismos compuestos que aportan el color de las bayas (antocianinas) son los mismos que las colocan en la categoría de superalimentos. Todas las bayas contienen abundantes antocianinas, que reducen el riesgo de enfermedades crónicas al proteger de daños a las células del cuerpo. Mejoran la vista y alejan al cáncer y a la enfermedad de la arteria coronaria.

✔ Alimente el Cerebro

Las antocianinas no son solo buenas para el cuerpo; también son una bendición para el cerebro. Un estudio reciente de *Anales de Neurología* sugiere que comer bayas regularmente mejora la memoria, mejora la función cerebral general y posiblemente reduce el riesgo de desarrollar la enfermedad de Parkinson. ¡Y eso no es todo! Los investigadores también han determinado que comer dos o más porciones de arándanos y fresas a la semana retrasa el envejecimiento cognitivo hasta en dos años y medio.

✔ Bayas contra el Pie de Atleta

No hay nada que el hongo del pie de atleta deteste más que la vitamina C, abundante en arándanos y fresas. No hay dosis mínima ni máxima, ¡solo disfrútelos!

✔ Bayas contra el Dolor de Bursitis

Los flavonoides presentes en todas las bayas de color oscuro, como las moras, los arándanos, las zarzamoras y las frambuesas negras, reducen la inflamación y alivian el dolor de la bursitis, de la artritis y los esguinces musculares. ¿Qué cantidad? Cuantas más coma, ¡mejor! Con las bayas (o cualquier otro tipo de fruta), no hay tal cosa como los excesos. Inclúyalas regularmente en el mínimo recomendado de cinco porciones diarias de frutas y vegetales.

Fácil Alimento Curativo

TÉ DE HOJA DE FRAMBUESA

Esta bebida tradicional es uno de los remedios más versátiles y eficaces para molestias internas y externas.

4 tazas de agua
6 cucharadas de hojas de frambuesa
deshidratadas*

Lleve el agua a ebullición, retire del fuego y agregue las hojas de frambuesa. Deje reposar 40 minutos. Luego beba el té caliente, guárdelo en el refrigerador (se conserva de un día hasta el siguiente) o viértalo en moldes para hielo y congele.

En cuanto a cómo usar este tesoro medicinal, consulte "Llegó el Dr. Frambuesa" en la página 79.

* En tiendas de alimentos saludables, herboristerías y sitios web de herboristería. También puede cultivar hojas de frambuesa silvestre o cultivada en primavera o a mediados del verano (cuando los compuestos saludables son más potentes). Para prepararlas para el uso, deshidrátelas bajo techo, lejos de la luz.

RINDE: 4 TAZAS

✔ Combata la Fiebre del Heno

Las moras están repletas de quercetina, un compuesto vegetal que detiene la producción de histamina. Por esta sustancia, las personas con alergias estacionales estornudan, resuellan y se sienten muy mal. Afortunadamente, las moras maduran cuando comienza la temporada de fiebre del heno. Cómprelas mientras están frescas y cómalas por el bien de su nariz.

✔ Moras contra las Enfermedades que Comienzan con "D"

Desde épocas bíblicas, las personas han usado las moras de una forma u otra para curar la diarrea y la disentería. La forma de tomar esta deliciosa medicina depende de usted, pero debería tomar alguna de estas maravillosas bebidas cada cuatro horas:

- 1 medida (2 cucharadas) de brandy de mora

- 2 onzas (4 cucharadas) de vino de mora

- 6 onzas de jugo de mora 100% natural

Si la persona con diarrea es un bebé o un niño pequeño, elimine las bebidas alcohólicas y dele al pequeño 2 o 3 cucharadas de jugo de mora 100% natural cuatro veces al día.

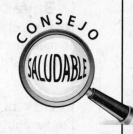

Para la Vista

El mirtilo fresco es difícil de conseguir en los supermercados, pero lo encontrará en internet deshidratado y congelado, y vale la pena comprarlo si tiene cualquier tipo de problemas de la vista. Este pariente de los arándanos mejora la vista y ayuda a que los ojos se ajusten rápidamente de la luz a la oscuridad. Es tan eficaz que, durante la Segunda Guerra Mundial, la Real Fuerza Aérea Británica incluyó abundante jalea de mirtilo en las raciones de los pilotos.

✔ Ayuda para las Hemorroides

¿Las dolorosas hemorroides lo tienen contra la pared? Los arándanos rojos serán sus aliados. Este es el procedimiento: en una licuadora o en un procesador de alimentos, pique finamente ¼ taza de arándanos rojos (frescos o congelados). Envuelva 1 cucharada de los arándanos rojos picados en estopilla y coloque el paquete "usted ya sabe dónde". Déjelo una hora, y luego reemplácelo por un paquete fresco, que dejará otra hora. Después del tratamiento de dos horas, sus sentaderas se sentirán mucho mejor.

✔ ¡A Su Salud, Señoras!

El jugo de arándano rojo 100% natural curará o prevendrá dos males femeninos: las infecciones urinarias y la retención de líquidos. Beber 10 onzas de jugo al día evitará que las bacterias se acumulen en la uretra (el tubo que vacía la orina desde la vejiga) y también permitirá que los fluidos se eliminen libremente. No hay manera más sabrosa de mantenerse saludable.

✔ Cure Cortadas

Antiguamente, los miembros de los pueblos originarios usaban cataplasmas de arándanos rojos para eliminar las toxinas de las heridas de flechas. Lo más probable es que usted no sufra muchas heridas por flechas en su rutina diaria, pero las propiedades antibacterianas de los arándanos rojos desinfectan cortadas, raspones y heridas punzantes. Mezcle o pique ¼ taza de arándanos rojos enteros, aplique el puré sobre la cortada y cubra con un vendaje. Cambie el vendaje después de algunas horas hasta que la herida haya sanado.

¡Jugo de Arándanos Rojos al Rescate!

El jugo puro de arándanos rojos sin azúcar es justo lo que el médico indicó para curar varias afecciones molestas. Recuerde usar jugo 100% natural de arándanos rojos (no jugos combinados) sin azúcar ni conservantes. Y, como siempre, consulte al médico antes de comenzar cualquiera de estos tratamientos.

AFECCIÓN	DOSIS
Asma	2 cucharadas ½ hora antes de cada comida y al inicio de un ataque de asma
Aftas	Un vaso de 8 onzas entre las comidas
Cistitis	Un vaso de 8 onzas por la mañana antes del desayuno y otro por la tarde*
Infección de riñones y vejiga	6 onzas, 3 veces al día
Náuseas y vómitos	Con frecuencia durante el día para reponer los fluidos y nutrientes perdidos

* Asegúrese de que el jugo esté a temperatura ambiente, no frío.

✔ Despídase de los Moretones

Los arándanos son ricos en flavonoides, esenciales para reparar los vasos sanguíneos. Comer ½ taza diaria de delicias azules no solo acelera la cura de los moretones actuales, sino que también fortalece los vasos sanguíneos para prevenir futuros daños. **Nota:** Una porción de arándanos también reduce las venas varicosas inflamadas.

✔ Empínese esta Cura para el Dolor de Garganta

Muchas bebidas alivian la irritación de garganta, pero una de las más efectivas es el viejo y conocido jugo de arándanos. Si no encuentra jugo 100% natural en el supermercado local o en la tienda de alimentos saludables, en un extractor de jugos, licuadora o procesador de alimentos, licúe un puñado de arándanos. Si el sabor es demasiado intenso para usted, agregue un poco de agua al gusto.

✔ Frambuesas contra el Dolor del Herpes

Pocas enfermedades de la piel son más dolorosas que el herpes. Pero si cultiva frambuesas o tiene amigos que lo hacen, este remedio tradicional aliviará la incomodidad. En una licuadora o procesador de alimentos, agregue miel en 1 taza de flores de frambuesa hasta formar una pasta. (Una cucharada debería ser suficiente). Aplíquela con cuidado sobre la zona afectada. **Nota:** Para evitar que esa cosa pegajosa termine en las sábanas o en los muebles, use una pijama de algodón o una camiseta holgada.

SOLUCIÓN EFICAZ

FRAMBUESA PARA LA IRRITACIÓN DE GARGANTA

Las gárgaras con una preparación frutal son el peor enemigo de una garganta irritada y con picazón.

2 tazas de frambuesas rojas maduras
2½ tazas de vinagre de vino blanco
1 taza de azúcar

En un tazón, coloque las frambuesas enteras y agregue el vinagre. Cubra y refrigere por tres días. Vierta la mezcla en una olla, añada el azúcar y lleve a ebullición. Hierva a fuego lento por 15 minutos, revuelva de vez en cuando y retire del fuego. Cuando la mezcla se encuentre casi a temperatura ambiente, pásela a través de un colador o estopilla y presione las frutas para extraer todo el jugo posible. Vierta en un frasco hermético, guárdelo en el refrigerador y haga gárgaras cuando sea necesario.

RINDE: 18 USOS

✔ Alivie los Ojos Adoloridos

Use la misma pasta de flores de frambuesa (consulte la página 78) para aliviar el ardor, la inflamación o el cansancio de los ojos. Aplíquela sobre los párpados cerrados y cubra la zona con un paño tibio y ligeramente húmedo. Recuéstese en un lugar cómodo y relájese de 10 a 15 minutos. Luego, enjuague la pasta con agua tibia. En un instante, los ojos se sentirán frescos y despiertos.

✔ Llegó el Dr. Frambuesa

No podría pedir un aliado de salud más valioso que el té de hoja de frambuesa. Muchas personas que conozco lo beben de manera regular (o lo comen en helados de paleta) para mantener el equilibrio (consulte la receta de la página 75). Estos son algunos lineamientos para tratar condiciones específicas:

OJOS IRRITADOS. Deje que el té recién preparado se enfríe a una temperatura agradable al tacto. Sumerja un paño suave y limpio en la solución. Recuéstese en un lugar cómodo y coloque el paño sobre los ojos cerrados. Relájese unos 10 minutos. Si los ojos

Fácil Alimento Curativo

SOPA FRÍA DE BAYAS

Esta sopa supersencilla ofrece los abundantes beneficios de salud de las bayas tanto para el cuerpo como para la mente. En mi opinión, ¡no hay nada mejor!

3 tazas de bayas frescas surtidas*
2 cucharadas de azúcar
1 cucharada de jugo de naranja
1 cucharadita de ralladura de cáscara de limón
1 cucharadita de jugo de limón recién exprimido
1 cucharadita de jugo de lima recién exprimido
1 ramita de menta fresca
pequeñas hojas de menta para decorar
helado cremoso de vainilla o yogur congelado (opcional)

En un tazón mediano resistente al calor, mezcle los primeros siete ingredientes hasta integrar. Cubra con plástico. Coloque el tazón dentro de una olla grande con agua hirviendo a fuego lento y cocine por 10 minutos; revuelva de vez en cuando. Retire del fuego y deje enfriar por 15 minutos. Lleve al refrigerador por unas cuatro horas antes de servir. Divida la sopa en cuatro tazones y decore con las hojas de menta. En cada tazón, agregue una bola de helado cremoso o yogur helado, si lo desea. **Nota:** Puede preparar la sopa un día antes y mantenerla en el refrigerador.

* Si usa fresas, córtelas en trozos de ½ pulgada.

RINDE: 4 PORCIONES

continúan irritados, repita el procedimiento.

PARTO. Para reducir la duración y el dolor del trabajo de parto y facilitar el nacimiento, beba 1 taza diaria de té frío a lo largo del embarazo. Si siente molestias matutinas, aumente la dosis a 2 tazas diarias. Antes de irse al hospital (o cuando esté por dar a luz en su casa), beba 4 tazas de té fuerte y caliente.

DIARREA. Beba el té frío o caliente, o coma cuantas paletas de helado se le antojen durante el día hasta detener el flujo. Cuando el paciente sea un bebé menor de un año, la dosis es ½ cucharadita de té a temperatura ambiente cuatro veces al día. Para los niños de un año y más, la dosis es de 2 cucharaditas cuatro veces al día.

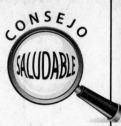

Fresas Siempre Listas

¡Atención, cultivadores de fresas caseras o personas que compran las fresas que cortan en las granjas! Si se queda sin fresas frescas, mantenga a la mano un enjuague bucal de hojas de fresas. Las hojas contienen muchas sustancias químicas que combaten la placa y los gérmenes de dientes y encías. Para la infusión, en un tazón cerámico o resistente al calor, introduzca 1 taza de hojas frescas de fresa y cúbralas con 1 taza de agua hirviendo. Deje reposar hasta que el agua llegue a temperatura ambiente, cuele a otro tazón y agregue 2 cucharaditas de vodka o jugo de limón (no ambos). Guarde la mezcla en el refrigerador y úsela como cualquier otro enjuague bucal.

HIPERTENSIÓN. Beba 1 taza diaria, caliente o fría, por una semana. Luego compruebe los resultados para ver cómo evoluciona.

CALAMBRES EN LAS PIERNAS. Beba 1 taza por la mañana y otra taza por la noche hasta que desaparezcan los calambres.

MAREOS. Beba 1 taza de té frío dos veces al día, según sea necesario.

✔ Huela para Perder Peso

Todos sabemos que el sentido del olfato es el que está más relacionado con nuestros recuerdos. Pero los olores hacen mucho más que transportarnos al pasado. También estimulan todo tipo de funciones mentales y físicas. Por ejemplo, los estudios demuestran que oler fresas antes de hacer ejercicio permite quemar más calorías. Así que antes de salir a su próxima caminata rápida o usar la banda caminadora del gimnasio, saque unas fresas del refrigerador ¡e inspire profundo!

✔ Despídase del Sarro

Las fresas contienen sustancias químicas para evitar el sarro en los dientes, lo que evitará las caries y la gingivitis. Aproveche este poder sanador de dos formas:

1. Frote los dientes cada tanto con el lado cortado de una fresa.

2. Para una higiene dental más profunda, machaque una fresa, humedezca el cepillo de dientes en la pulpa y cepíllese como lo haría con su pasta de dientes regular.

En cualquier caso, espere, por lo menos, media hora antes de enjuagarse (o más, si es posible), porque mientras más tiempo permanezca el jugo en los dientes, mejor eliminará el sarro.

✔ Baje la Temperatura Corporal

El jugo con pulpa de fresa recién colada tiene un efecto refrescante y purificador, ideal para reducir la fiebre. Corte un puñado de fresas y licúelas con un poco de agua. Luego cuele y beba. (O sirva la bebida al paciente de la casa). Repita con frecuencia a lo largo del día hasta que el termómetro registre una temperatura saludable de 98.6 °F.

¡Vaya Belleza!

✤ Iluminadora Crema de Limpieza Facial de Mora

Para refrescar y nutrir la piel, en un tazón, machaque un par de moras y mezcle 2 cucharadas de yogur natural y 1 cucharadita de agua de rosas destilada (en herboristerías y tiendas de alimentos saludables). Masajee suavemente la mezcla sobre la piel durante 30 segundos. Enjuague con agua fría y continúe aplicando la crema humectante habitual.

✤ Color Labial

Los tintes labiales son la moda por un buen motivo: a diferencia del lápiz labial, el tinte permanece en los labios todo el día, y no mancha la ropa, la taza de café ni a su esposo. Puede comprar tintes comerciales, por supuesto, pero es muy fácil prepararlos con bayas frescas o congeladas. Siga este sencillo procedimiento de cuatro pasos:

PASO 1. Reúna los ingredientes. Necesitará 3 moras, 3 frambuesas, ½ fresa y ½ cucharadita de aceite de oliva.*

PASO 2. En un tazón resistente al calor, caliente las bayas en el microondas hasta que estén blandas. Luego en una licuadora o procesador de alimentos, procese hasta formar una pasta.

PASO 3. Cuele el jugo sobre un tazón limpio y agregue el aceite de oliva.

PASO 4. Vierta el tinte en un frasco de vidrio hermético. Si lo guarda en el refrigerador, se conservará por un mes, y si lo guarda en el congelador, se conservará por hasta dos meses.

Aplique el tinte sobre los labios con un hisopo o cepillo labial. Para agregar brillo, aplique un brillo transparente, según sea necesario.

* Ajuste el tipo y la cantidad de bayas según su preferencia de color. Por ejemplo, para obtener un tono más rosado, utilice una fresa entera y menos moras. Para obtener un tono morado más intenso, elimine la fresa y agregue otra mora.

❖ ¡Llamado a Todos los Pelirrojos!

Pelirrojos naturales, eso sí. ¿Le gustaría que su cabello brille más y tenga un color más intenso? Si la respuesta es sí (¡claro está!), sumerja el cabello en jugo de

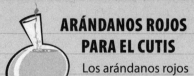

SOLUCIÓN EFICAZ

ARÁNDANOS ROJOS PARA EL CUTIS

Los arándanos rojos contienen abundante ácido elágico, un antioxidante que combate la pérdida de colágeno y elastina de la piel. De acuerdo con un estudio publicado en la revista *Experimental Dermatology*, aplicar el ácido de manera tópica previene las arrugas por los rayos UVB del sol. Así que, cuando pase mucho tiempo bajo el sol (por trabajo o diversión) o desee proteger la piel cuando camina por la ciudad, esta fabulosa fórmula lo mantiene protegido.

2 cucharadas de arándanos rojos frescos o congelados
¼ taza de harina de maíz
1 cucharada de suero de leche
2 cucharaditas de miel

En un tazón, machaque los arándanos rojos e incorpore los demás ingredientes. Lávese la cara y el cuello como siempre. Luego masajee la crema casera sobre la piel aún húmeda por dos o tres minutos. Enjuague con agua tibia, y seque cuidadosamente. Repita el procedimiento una o dos veces por semana.

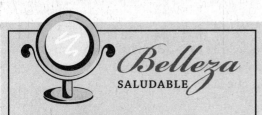

Belleza SALUDABLE

¡LIMPIE, TONIFIQUE Y HUMECTE!

En tratamientos de belleza que ahorran tiempo y dinero, esta mascarilla triple es la mejor. Machaque 4 fresas medianas maduras y licúelas con 1 cucharada de crema espesa y otra de miel orgánica. (Querrá comerse la crema. ¡Espere! Prepare otra mezcla para comer después). Pase la crema casera por el cuello y el rostro; evite la zona de los ojos. Deje actuar durante 10 minutos, enjuague con agua tibia y seque cuidadosamente.

arándano rojo 100% natural. Deje actuar un par de minutos, lave con un champú suave y termine con un acondicionador suave.

❖ Mascarilla Antiacné

Los barros no sobrevivirán a este tratamiento tan suave como eficaz: mezcle partes iguales de frambuesas rojas machacadas, avena sin cocción y miel. Aplique sobre la piel, deje actuar durante 20 minutos y enjuague. ¡Eso es todo!

❖ Frambuesas para el Rostro

No encontrará una forma más sencilla ni saludable para lograr una piel más suave y tersa. En un tazón, machaque un puñado de frambuesas maduras (negras o rojas) y añada suficiente maicena o almidón de papa hasta formar una pasta suave. Aplique sobre el rostro y evite la zona de los ojos. Deje actuar de 10 a 20 minutos y enjuague con agua tibia.

❖ Brillo para Cualquier Tipo de Cabello

Este truco hará brillar a cualquier color de cabello: mezcle 8 fresas machacadas con 1 cucharada de mayonesa y masajee en el cabello mojado. Póngase una gorra para baño, cúbrala con una toalla tibia y deje actuar unos 15 minutos. Luego enjuague el cabello y aplique champú y acondicionador como siempre.

❖ Bebida de Fresas para una Piel Limpia

El jugo de fresas es rico en ácido alfa-hidróxido y vitamina C, los cuales combaten el acné, eliminan las células muertas y restauran el aspecto lozano de la piel. La dosis recomendada para una piel más limpia y saludable es: ½ taza diaria de jugo de fresa 100% natural (en tiendas de alimentos saludables y en la mayoría de hipermercados).

✤ Vea Desaparecer las Pecas

Si tiene más pecas de las que le gustaría, pruebe este acto de magia. Corte una fresa grande a la mitad y frote el lado cortado sobre las pecas. Repita el procedimiento a diario o cada dos días hasta que las pecas desaparezcan o sean menos visibles.

✤ Revitalice los Pies Cansados

Después de un largo día de estar parado, pruebe este tratamiento eficaz para la noche. En una licuadora o en un procesador de alimentos, mezcle 8 fresas, 2 cucharadas de aceite de oliva y 1 cucharadita de sal marina o sal kosher. Masajee sobre los pies, lave y seque bien antes de meterse a la cama. A la mañana siguiente, sentirá muchas ganas de ponerse de pie.

✤ Elimine la Celulitis

¿Le molesta la antiestética celulitis? No está solo. Podría pagar una pequeña fortuna por un tratamiento de vendas en un elegante spa, o podría preparar una alternativa eficaz por una fracción del costo. En una licuadora o procesador de alimentos, licúe 1 taza de fresas con 1 cucharada de café molido hasta lograr una pasta. Masajee vigorosamente sobre la piel con movimientos circulares. Luego enjuague de inmediato (no es necesario dejarla).

¡INCREÍBLE!

La baya más comida en Estados Unidos es la fresa, sin duda. California produce el 90% de las fresas que se cultivan en Estados Unidos (más de 1,000 millones de libras al año). Si la cosecha promedio del año se pusiera fresa tras fresa, daría la vuelta al mundo 15 veces. Estas cifras son cortesía de la Comisión de Fresas de California, al igual que estos resultados de una encuesta nacional reciente: al solicitar a los encuestados que describieran la personalidad de los amantes de fresas, escribieron "conscientes de su salud, divertidos, inteligentes y felices". Las personas a quienes no les gustan mucho las frutas fueron descritas como "extrañas, aburridas, formales y quisquillosas que evitan los alimentos saludables".

Lo Mejor del Resto

★ Alivie el Dolor de la Artritis

La cáscara de uvas contiene resveratrol, un compuesto natural que reduce la inflamación causada por una lesión o enfermedad. Un estudio publicado por el *Journal of Biological Chemistry* confirmó que comer 1 taza diaria de uvas verdes o moradas aumenta significativamente el nivel de comodidad. El jugo de uva morada 100% natural (la dosis recomendada es un vaso diario de 8 onzas) aporta los mismos beneficios.

★ Melones vs. Hinchazón Abdominal

Todos los tipos de melones contienen una sustancia llamada cucurbocitrina, que aumenta la dilatación natural de los pequeños vasos sanguíneos de los riñones. Esto permite procesar y eliminar más agua. Así que, la próxima vez que su período mensual (o un período de estrés) la haga sentir llena de agua, disfrute de un melón cantaloupe o honeydew, o de una sandía.

★ *Concord* a la Conquista de las Cortadas

Cuando tenga cortadas obstinadas que no quieran cerrarse (pero que no estén infectadas), beba jugo de uva *Concord* 100% natural. La forma de uso depende de la zona de la herida:

EN EL TALÓN. Debido a que los talones están en constante acción, cualquier corte parecerá que demora una eternidad en cicatrizar. Este remedio no cierra las cortadas de la noche a la mañana, pero es seguro y eficaz. Cada noche, antes de irse

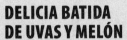

Fácil Alimento Curativo

DELICIA BATIDA DE UVAS Y MELÓN

Para recargar energía en un caluroso día de verano (o en cualquier otra época), pruebe esta receta rápida y sencilla.

2 tazas de melón (cantaloupe o honeydew) pelado y en cubos

2 tazas de uvas moradas o verdes sin semilla

⅔ taza de jugo de uva blanca 100% natural, frío

4 cubos de hielo

Licúe los primeros tres ingredientes a velocidad alta. Mientras la licuadora o el procesador de alimentos está funcionando, agregue los cubos de hielo (un cubo a la vez) hasta obtener una preparación homogénea y espesa. Sirva de inmediato.

RINDE: 3 TAZAS

a dormir, remoje el pie por media hora en un tazón de porcelana (no metal) con suficiente jugo de uva *Concord* para cubrir la herida. Seque suavemente con un paño de algodón, pero no enjuague el jugo de uva ni moje esa zona al bañarse. El tiempo de cicatrización varía, pero debería ser de tres semanas.

EN CUALQUIER OTRA PARTE DEL CUERPO. Sature una gasa con jugo de uva *Concord*, colóquela sobre la herida y sujétela con cinta adhesiva. Cambie el vendaje a diario, pero no lave la zona afectada.

> **PRECAUCIÓN** ⚠️
>
> Cuando una receta o poción medicinal incluya ruibarbo, use solo los tallos. Las hojas son ricas en toxinas (oxalatos), que pueden causar irritación del estómago y problemas renales.

★ Coma Ruibarbo para la Regularidad Intestinal

El ruibarbo es uno de los laxantes más deliciosos y eficaces de la Madre Naturaleza. Al comer la fruta o beber el jugo, estimula la producción de moco en el intestino grueso para facilitar la eliminación, lo cual generalmente ocurre en las siguientes 6 a 10 horas. Así que, disfrute de un gran trozo de tarta de fresa y ruibarbo. Si prefiere un remedio más fluido, en una licuadora o procesador de alimentos, licúe 3 tazas de tallos de ruibarbo crudo y 1 taza de fresas congeladas o frescas. Agregue ¼ taza de agua y miel. ¡Listo!

★ Dientes Sin Caries

El ruibarbo está repleto de calcio y potasio, potentes protectores de los dientes. Machaque un par de tallos de ruibarbo fresco para extraer el jugo, luego meta un dedo limpio en el líquido y frote los dientes con el jugo. Repita cada dos días.

★ Refresque el Sarpullido por Calor

El sarpullido por calor (también conocido como fiebre miliar) es una afección más frecuente en los bebés, pero puede afectar a personas de cualquier edad, especialmente en climas muy calurosos y húmedos. Un excelente remedio: frote la zona afectada con la parte interna de una cáscara de sandía. Aliviará la picazón y la incomodidad en un santiamén.

★ Uvas para Hacer Retroceder el Tiempo

No literalmente. Las uvas *minimizan* esas pequeñas marcas del paso del tiempo alrededor de los ojos y la boca. Corte a la mitad uvas verdes, retire las semillas y exprima el jugo en las pequeñas arrugas.

★ Humecte el Cabello con Melón

Corte en cubos un cuarto de melón pequeño y mezcle con la mitad de un banano mediano ya cortado, 1 cucharada de aceite de oliva y 1 de yogur natural. Aplique al cabello recién lavado; cubra desde la raíz hasta las puntas. Deje actuar por 30 minutos y enjuague con agua fría.

★ Un Racimo de Ayuda para el Cuidado de la Piel

¿Quién necesita cosméticos elegantes cuando tiene un racimo de uvas en el refrigerador? Eche un vistazo a las proezas de estas frutas:

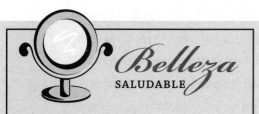

Belleza SALUDABLE

MASCARILLA ANTIARRUGAS DE MELÓN

Con esta sencilla receta, detendrá el paso del tiempo. En un tazón, introduzca 1 cucharada de miel y caliente en el microondas hasta que esté bastante líquida. Añada ⅛ taza de melón machacado o en puré, e integre. (Si la textura es demasiado líquida, agregue otro poco de miel). Aplique la crema sobre el rostro y el cuello limpios, y deje actuar de 15 a 20 minutos. Para cerrar los poros, enjuague con agua tibia y luego con agua fría. Aplique la crema humectante habitual.

BRILLE. Después de lavarse la cara con la crema de limpieza habitual, machaque dos o tres uvas, meta los dedos en la fruta y masajee suavemente la piel. Enjuague con agua tibia.

ALIVIE EL ACNÉ Y OTRAS IRRITACIONES DE LA PIEL. Pele unas cuantas uvas (la cantidad depende de cuán grande sea la zona por tratar). Coloque las cáscaras con la parte interior hacia abajo, sobre la zona afectada. Deje actuar de 15 a 20 minutos y enjuague.

SUAVICE LA PIEL ENVEJECIDA. Machaque tres uvas con 3 cucharadas de gel de aloe vera. Unte sobre el rostro y deje actuar por unos 20 minutos; enjuague.

CIERRE LOS POROS. Machaque dos o tres uvas y cuele el jugo. Mezcle 1 cucharadita de miel y aplique sobre el rostro. Espere unos 20 minutos y enjuague.

Nota: Después de cualquiera de estos tratamientos, aplique la crema humectante habitual.

7 Bicarbonato de Sodio

Cuando el químico y cirujano francés Nicolas Leblanc creó la fórmula del carbonato sódico en 1791, quería obtener un agente leudante para hornear el pan. Pero había otras personas experimentando también, y utilizaron su descubrimiento como punto de partida para crear el bicarbonato. Estos inventores pioneros no se imaginaban que este práctico ayudante de cocina se convertiría en uno de los elementos más versátiles y eficaces para la salud y la belleza.

Elemento Indispensable del Botiquín

✔ Cepille los Dientes
En los días previos a la pasta dental comercial, muchos cuidaban la salud de dientes y encías cepillándolos dos veces por día con bicarbonato de sodio en un cepillo húmedo. ¡Escuche esto! Esa rutina simple (y económica) es útil aún hoy.

✔ Sumerja la Prótesis Dental
Mantenga la prótesis dental limpia y sin gérmenes sumergiéndola todas las noches en un vaso de agua con 2 cucharaditas de bicarbonato de sodio.

✔ Adiós, Aftas
Deshágase de las dolorosas aftas: enjuague con ½ cucharadita de bicarbonato de sodio en medio vaso de agua tibia. Repita a las pocas horas, las veces que sea necesario, hasta que desaparezcan estas molestas protuberancias.

✔ Combata la Gingivitis

Para combatir las bacterias que causan la gingivitis, cepíllese dos o tres veces por día (si es posible) con una pasta preparada con 3 partes de bicarbonato de sodio y 1 parte de peróxido de hidrógeno. Para mejorar el sabor, agregue los extractos de su preferencia, como limón, almendra o cereza.

✔ Acabe con las Picaduras de Pulgas

Tanto los perros y gatos como los humanos sufrimos el mismo dolor y la misma picazón con las picaduras de pulgas. Estos pequeños chupasangre, que viven en la alfombra, atacan cuando se muda a un lugar donde vivía un perro o un gato lleno de pulgas. Deles su merecido:

PASO 1. Mezcle una parte de bicarbonato de sodio con otra parte igual de sal de mesa. Aplique generosamente sobre la alfombra.

PASO 2. Deje actuar toda la noche, luego aspire bien.

PASO 3. Repita el procedimiento dos veces más en días secos.

✔ Deshágase de la Urticaria Ahora Mismo

Cualquier cosa puede provocar urticarias y erupciones en la piel. Cualquiera sea la causa de la picazón o el enrojecimiento, este viejo truco las hará desaparecer de inmediato. En una tina con agua tibia, agregue ½ taza de bicarbonato de sodio y disfrute el baño relajante (la bebida fresca, las velas y la revista son opcionales).

✔ Destierre las Molestias por las Picaduras de Bichos

Con las picaduras de insectos o abejas, hay muchas maneras de aliviar el dolor, la picazón y la hinchazón. Este viejo remedio es infalible: en una taza de agua, disuelva

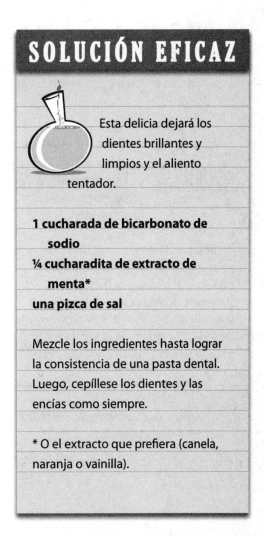

SOLUCIÓN EFICAZ

Esta delicia dejará los dientes brillantes y limpios y el aliento tentador.

1 cucharada de bicarbonato de sodio
¼ cucharadita de extracto de menta*
una pizca de sal

Mezcle los ingredientes hasta lograr la consistencia de una pasta dental. Luego, cepíllese los dientes y las encías como siempre.

* O el extracto que prefiera (canela, naranja o vainilla).

1 cucharadita de bicarbonato de sodio. Humedezca un paño suave, y sosténgalo sobre la zona afectada durante 20 minutos o más. ¡Problema resuelto! **Nota:** En las picaduras de abeja, retire el aguijón antes de aplicar el bicarbonato de sodio.

✔ Deshágase de la Picazón de las Hemorroides

El dolor y picazón constante en estas venas rectales inflamadas por hemorroides que no se pueden rascar es una pesadilla. Pero *puede* aliviarse de varias formas. Esta es una de las mejores: en 1 taza de bicarbonato de sodio, agregue entre 5 y 10 gotas de aceite de manzanilla (en herboristerías y tiendas de alimentos naturales). Vierta en una tina con agua tibia, y sumérjase durante unos 15 minutos. ¡Se sentirá mucho mejor!

✔ Refresque las Quemaduras de Sol

Si ha pasado demasiado tiempo bajo el sol caliente del verano, busque el botiquín. Lo que haga después, depende del lugar donde se encuentre y de las partes del cuerpo quemadas. Tiene dos opciones:

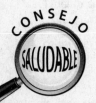

Sin Pañalitis

La pañalitis no es una enfermedad grave. No obstante, *es* una molestia importante para el bebé y para los padres que desean la comodidad del pequeño. Afortunadamente, la ayuda está en la alacena de la cocina. Pase suavemente por la colita del bebé una solución de 4 cucharadas de bicarbonato de sodio por cuarto de galón de agua tibia. Pasará el sarpullido y las lágrimas.

1. En una tina con agua tibia, agregue ½ taza de bicarbonato de sodio y sumérjase de 15 a 20 minutos. Cuando salga, no se seque con la toalla. Deje secar el cuerpo con el aire y que los residuos de bicarbonato queden en la piel para prolongar el efecto refrescante.

2. Si no tiene una tina cerca o si se quemó la cara, en 1 cuarto de galón de agua tibia, agregue 4 cucharadas de bicarbonato de sodio. Aplique suavemente un paño embebido en la solución sobre la zona afectada, y sosténgalo hasta sentir alivio. **Nota:** Si tiene escalofríos o fiebre, o si aparecen ampollas o un sarpullido sobre la quemadura, consulte al médico de inmediato, porque podría ser una alergia solar.

✔ Esquive la Insolación

Aun cuando se embadurne con protector solar y esté cubierto de pies a cabeza con ropa para protegerse de los rayos ultravioleta, o si está en un lugar sin aire acondicionado, el calor sofocante del verano puede tener un grave efecto, que podría ser mortal. No se arriesgue: para bajar la temperatura interna, sumérjase de 15 a 20 minutos en una tina con agua fresca y 2 tazas de bicarbonato de sodio. Tome un gran vaso de agua fría para refrescarse.

✔ Descomprima la Nariz

¿Está pegado al vaporizador por un resfriado desagradable? Este remedio casero despejará todo con rapidez. Agregue 1 cucharadita de bicarbonato de sodio al agua del dispositivo. Despejará los conductos nasales y, además, mantendrá limpio el vaporizador (un extra bienvenido).

✔ Alivie la Indigestión y la Acidez

Cuando sienta esos síntomas molestos, beba un vaso de agua con 1 cucharadita de bicarbonato de sodio. Las propiedades alcalinas del bicarbonato neutralizarán los ácidos hiperactivos del estómago y aliviarán la acidez.

✔ Alivie el Dolor de Úlcera

Las mismas propiedades que alivian la indigestión, es decir, la capacidad de reducir la acidez del sistema, hacen que el bicarbonato de sodio sea el tratamiento natural para las úlceras. Cuando sienta molestias, en un vaso de agua, agregue entre 1 y 2 cucharaditas de bicarbonato de sodio.

Fácil Alimento Curativo

BEBIDA DEPORTIVA CASERA

Las bebidas deportivas no son sólo para atletas. Quien trabaje o juegue al sol necesita mantener el nivel de líquidos, glucosa y electrolitos. Compre bebida o prepárela por una pequeña parte del costo. **Nota:** No ofrezca esta bebida a niños menores de 12 años.

½ cucharada de azúcar
½ cucharadita de bicarbonato de sodio
½ cucharadita de sal de mesa
¼ cucharadita de un sustituto de la sal con potasio*
1 cuarto de galón de agua
polvo preparado sin azúcar Unsweetened Kool-Aid® u otro polvo preparado al gusto (opcional, pero muy recomendable)

Mezcle todos los ingredientes hasta integrar y beba con frecuencia.

* Como Morton® Lite Salt™ Mixture o Morton® Salt Substitute.

RINDE: 4 VASOS (DE 8 ONZAS)

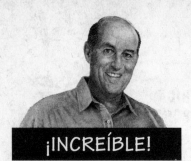

✔ No Más Astillas

¿Tiene una astilla en el dedo? ¡No escarbe la piel! En un vasito de agua tibia, mezcle 1 cucharada de bicarbonato de sodio y sumerja el dedo unos 10 minutos. Repita el procedimiento dos veces por día hasta que la astilla salga lo suficiente para sacarla suavemente con unas pinzas.

¡INCREÍBLE!

Los estadounidenses comenzaron a usar bicarbonato de sodio cuando conquistó las calles de París. Por más de 50 años, se importó de Europa. En 1846, los ciudadanos de Nueva Inglaterra John Dwight y Austin Church comenzaron a fabricar bicarbonato de sodio en la cocina. Unos años después, instalaron una fábrica. La marca y el logotipo se inspiraron en Vulcano, el dios romano de la fragua y el fuego. Generalmente, se representa con un brazo musculoso blandiendo un martillo, el símbolo que aún aparece en las cajas de bicarbonato de sodio Arm & Hammer®.

✔ Dele la Espalda a los Resfriados y a la Gripe

Las abuelas sabían un secreto que la moderna comunidad médica ha redescubierto recientemente: nuestro cuerpo combate mejor las enfermedades de toda clase, incluso las infecciosas, cuando el sistema es muy alcalino. En la década de 1920, para resfriados y gripes, los doctores recetaban ½ cucharadita de bicarbonato de sodio en un vaso de agua fresca. Siga el siguiente cronograma:

DÍA 1. Tome un vaso (como se indica arriba) cada dos horas hasta llegar a los seis vasos.

DÍA 2. Tome un vaso cada dos horas hasta llegar a los cuatro vasos.

DÍA 3. Tome un vaso por la mañana y por la noche.

Luego, tome un vaso por la mañana hasta que desaparezcan los síntomas.

✔ Efecto Reparador

Además de la receta oral, los doctores de antes recomendaban sumergirse en una tina con agua caliente y bicarbonato de sodio para que el efecto penetrara desde el exterior. Antes de acostarse, llene la tina con agua lo más caliente que pueda soportar, y agregue entre ½ y 1 libra de bicarbonato de sodio. Permanezca en la tina unos 15 minutos para aliviar el dolor corporal, séquese de inmediato y descanse. Según sus síntomas, por la mañana, notará la mejoría.

✔ Reduzca la Producción de Gases

¿Sus comidas preferidas suelen dejarlo con gases y una sensación de hinchazón? Si es así, espolvoree un poco de bicarbonato de sodio en los alimentos que producen gases. Disfrutará los platillos sin preocuparse por los efectos no deseados.

✔ Cure las Ampollas de Fiebre

Hay pocas enfermedades peores que las ampollas de fiebre (también llamadas aftas) en labios ultrasensibles. Para eliminar las dolorosas protuberancias de inmediato, mezcle 2 cucharadas de bicarbonato de sodio con suficiente agua para hacer una pasta espesa y cubra la ampolla con una capa gruesa. Vuelva a aplicar durante el día, según sea necesario, hasta que desaparezca la ampolla.

✔ Calme la Ansiedad

¿Teme la próxima consulta al dentista? ¿O la revisión anual de desempeño en el trabajo? Ponerse nervioso y molesto no cambiará su agenda. Con este truco simple, enfrentará los compromisos con más calma. La mañana del gran día, levántese un poco más temprano para agregar ⅓ taza de bicarbonato de sodio y ⅓ taza de jengibre en polvo en una tina con agua tibia. Sumérjase unos 15 minutos. Su nivel de ansiedad bajará abruptamente.

✔ Basta de Nicotina

¿Está tratando de dejar de fumar? ¡Felicitaciones! Este es un consejo que podría acelerar el éxito: en cada comida, tome un vaso de agua fresca con 2 cucharadas de bicarbonato de sodio. La solución reducirá las ganas de fumar esos "palillos cancerosos".

Fácil Alimento Curativo

REHIDRATACIÓN CONTRA LA DIARREA

Este remedio popular infalible frena la diarrea y combate la deshidratación asociada.

¼ cucharadita de bicarbonato de sodio
8 onzas de agua
8 onzas de jugo 100% natural de naranja o manzana
½ cucharadita de miel o jarabe de maíz
una pizca de sal

Agregue el bicarbonato de sodio al agua de un vaso. En otro vaso, mezcle el jugo, la miel o el jarabe de maíz y la sal. Tome sorbos alternados de ambos vasos hasta que haya bebido todo. En un rato, debería sentirse bien.

✔ Despreocúpese de los Pesticidas

Las cáscaras de muchas frutas y vegetales contienen abundantes nutrientes esenciales. Lamentablemente, también contienen abundantes residuos de pesticidas y herbicidas. Las frutas y vegetales orgánicos también pueden tener sustancias que no desea consumir, por ejemplo, la tierra del jardín. El mejor plan de acción: mezcle una pizca o dos de bicarbonato de sodio en un cuarto de galón de agua y frote con un cepillo rígido.

Consejos de Belleza

✤ Desodorice Naturalmente

¿Se ha quedado sin desodorante? No se desespere. Espolvoree un poco de bicarbonato de sodio en la axila. Absorberá la transpiración (y eliminará los olores), se sentirá más fresco y seco, y evitará manchar la ropa.

✤ Uñas Limpias

Y cutículas suaves. ¿Cómo? Frótese un cepillo de uñas humedecido en bicarbonato de sodio.

✤ Limpieza Profunda del Rostro

Cerca del lavabo, tenga un frasco de bicarbonato de sodio para eliminar los restos de grasa, suciedad y maquillaje que dejan aun los mejores limpiadores faciales. Este es el plan: lave el rostro con su jabón regular o limpiador facial. Agregue 3 partes de bicarbonato de sodio a 1 parte de agua. Masajee suavemente sobre el cutis húmedo. Enjuague con agua fresca y limpia, y seque cuidadosamente.

✤ Reduzca el Acné

Si usted o los adolescentes de la casa sufren estas imperfecciones faciales, apliquen este rápido truco: mezcle partes iguales de bicarbonato de sodio y germen de trigo en suficiente agua para preparar una pasta. Frote sobre los granos, deje actuar unos 10 minutos, enjuague con agua tibia y seque cuidadosamente.

✤ Elimine las Marcas del Acné

Las personas con acné descubren que una vez que han eliminado los granos, se enfrentan a otro problema desagradable: las decoloraciones y tonos de piel diferentes. Esta rutina de tres pasos eliminará las cicatrices del acné y dejará un cutis limpio y suave:

PASO 1. Mezcle ¼ taza de bicarbonato de sodio con suficiente agua para preparar una pasta. Masajee la crema casera sobre la piel húmeda de 30 a 60 segundos y enjuague con agua tibia. Eliminará las células muertas y decoloradas de la piel.

PASO 2. En una botella rociadora, agregue 1 taza de agua y 1 cucharadita de bicarbonato de sodio. Rocíe el cutis y deje secar.

PASO 3. Prepare la pasta descrita en el Paso 1, y aplíquela sobre el rostro. Deje actuar de cuatro a cinco minutos, y enjuague.

Repita el procedimiento a diario hasta quedar satisfecho con el rostro que le sonríe en el espejo.

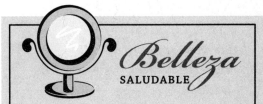

Belleza SALUDABLE

ELIMINE LAS IMPERFECCIONES DE LA PIEL

*Para mantener el rostro sin manchas: mezcle una pizca de bicarbonato de sodio con un poco de aceite de coco (de la medida de una goma de borrar). Lave la cara con movimientos circulares y suaves. Enjuague con abundante agua tibia. Repita el procedimiento todas las semanas o cada dos semanas. **Nota:** El rostro lucirá graso al principio pero, en unos minutos, absorberá el aceite y el cutis quedará brillante.*

SOLUCIÓN EFICAZ

SALES DE BAÑO NATURALES

Para quienes prefieren los aromas naturales en lugar de los de las sales de baño, esta mezcla relajante está indicada por la Madre Naturaleza.

1 taza de bicarbonato de sodio

1 taza de sal kosher o cristales de sal marina

5 gotas de aceite de pino*

3 gotas de aceite de bergamota*

3 gotas de aceite de sándalo*

En un tazón, mezcle el bicarbonato de sodio con la sal y desarme los grumos. Agregue los aceites y esparza la mezcla en un plato o bandeja durante unas horas hasta que se seque por completo. Almacene las sales en un frasco de boca ancha con tapa hermética. Asegúrese de que el frasco esté en buenas condiciones y seco. De lo contrario, las sales se transformarán en grumos sólidos como una roca. Cuando desee usarlas, vierta ½ taza de sales bajo el grifo, mientras llena la tina con agua tibia.

* Lo encontrará en herboristerías, tiendas de aromaterapia, de alimentos saludables y de artículos para el cuarto de baño y la recámara.

RINDE: 4 BAÑOS

✤ Blanquee los Dientes

En la mayoría de las pastas dentales, el bicarbonato de sodio es un ingrediente fundamental, que presume un efecto blanqueador. Y es igual de eficaz para blanquear las manchas de café y té, entre otras, de sus dientes. Ahorre dinero con una pasta dental blanqueadora casera: coloque un poco de bicarbonato en la mano, agregue una o dos gotas de agua y pase por el cepillo de dientes húmedo.

✤ No Se Irrite al Afeitarse

¡Atención, amigos! Si tiene la piel sensible, recuerde: el bicarbonato de sodio elimina las molestas irritaciones por afeitarse. Agregue 1 cucharada de bicarbonato de sodio en 1 taza de agua y salpique la solución sobre la cara, antes o después de afeitarse (o ambas, si prefiere).

✤ ¡Basta de Crema de Afeitar, Niñas!

En lugar de afeitar las piernas con crema de afeitar o gel, use 1 taza de agua con 1 cucharada de bicarbonato de sodio. La hoja de afeitar se deslizará sobre la piel, y la dejará suave y satinada a una fracción del precio de los productos comerciales.

✤ Práctico Extintor de Olores

Si las manos tienen un olor desagradable porque cortó cebolla, pescado o se entretuvo en el taller, este tratamiento simple eliminará el olor de inmediato. Frote un poco de bicarbonato de sodio en agua jabonosa.

✤ Elimine las Verrugas

En un cuarto de galón de agua, agregue 1 cucharadita colmada de bicarbonato de sodio. Lave las verrugas de la mano o el pie con el remedio casero y deje secar al aire. Repita varias veces por día hasta que desaparezcan las verrugas.

✤ Refrésquese

Si no puede ducharse ni bañarse, ya sea por una cirugía reciente, un yeso o porque está apurado para tomar un vuelo, utilice este truco: en un cuarto de galón de agua, agregue 4 cucharadas de bicarbonato de sodio y dese un "baño de esponja" con un paño húmedo.

✤ Refresque los Pies

Si los pies están cansados y doloridos o si pican: en una palangana de agua caliente, agregue ¼ taza de bicarbonato de sodio y sumerja los piececitos de 10 a 15 minutos. Seque bien los pies y salga a pasear.

✤ Reanime la Piel con Signos Invernales

Los gélidos vientos invernales y el calor de los lugares cerrados dejan la piel con tanta sequedad y picazón que desearía tomar un vuelo hacia una isla tropical. Si no es posible viajar hacia un clima cálido, aplique una solución práctica: en una tina de agua tibia, agregue 1 taza de bicarbonato de sodio y 1¼ taza de aceite para bebé.

PRECAUCIÓN ⚠

La causa de las verrugas puede ser el virus del papiloma humano (HPV, por sus siglas en inglés). Las verrugas no presentan una amenaza grave para la salud. No obstante, el virus puede propagarse rápidamente incluso por las fisuras de la piel. Por esta razón, no intente cortar una verruga. También evite rascarse o tocar las protuberancias. Tenga mucho cuidado al afeitarse y ¡no se coma las uñas!

✤ Limpie los Cepillos

No importa con qué frecuencia lave el cabello con champú, no estará limpio si utiliza cepillos y peines con residuos de sprays y geles. Todas las semanas, en un cuarto de galón de agua, agregue 4 cucharadas de bicarbonato de sodio y deje en remojo los cepillos toda una noche. Enjuáguelos con agua fresca y déjelos secar al aire.

✤ Elimine los Residuos de los Productos para el Cabello

En poco tiempo, los geles, ESPRAYS y acondicionadores para peinar se acumulan en el cabello, que luce opaco. Pero es fácil recuperar el brillo. Al menos una vez por semana, coloque 1 cucharadita de bicarbonato de sodio en la palma de la mano y mézclelo en el champú. Lave el cabello como siempre y enjuague con abundante agua.

SOLUCIÓN EFICAZ

CHAMPÚ PARA NADADORES

Con respecto a la "contaminación del cabello", los productos para el cabello no reparan el daño ocasionado por las altas dosis de cloro y otros productos químicos utilizados en las piscinas públicas. Por ello, realice este tratamiento intensivo.

¼ taza de jugo de limón recién exprimido

2 cucharadas de bicarbonato de sodio

1 cucharadita de champú suave

Mezcle todos los ingredientes hasta integrar. Humedezca el cabello con agua. Aplique sobre el cuero cabelludo y el cabello (lleve hasta las puntas). Cubra el cabello con una gorra de baño o bolsa plástica y deje actuar durante media hora. Enjuague con abundante agua y lave con champú como siempre. Repita el procedimiento, según sea necesario. La frecuencia de uso de esta preparación depende de la frecuencia con la que nada y de la manera en que enjuaga el cabello al salir de la piscina.

Lo Mejor del Resto

★ Empolve el Sarpullido por el Calor

En general, es más fácil prevenir que resolver un problema, y el sarpullido por el calor no es la excepción. Tanto para niños como para adultos, el plan de prevención es muy simple: en las noches cálidas de verano, espolvoree polvo para hornear en las sábanas. Lo mantendrá fresco, tranquilo y sereno.

★ Alivio de los Calambres de Estómago

La harina de maíz alivia las molestias internas. La próxima vez que sienta fuertes calambres de estómago, aplique este remedio casero: en 1 taza de agua hirviendo, agregue 1 cucharadita de harina de maíz. Deje reposar durante cinco minutos. Luego agregue sal al gusto, y tome esta bebida lentamente.

★ Maicena para los Percances al Aire Libre

Si pasa mucho tiempo trabajando o jugando al aire libre, es posible que sufra sarpullidos por envenenamiento con plantas, y picaduras de abejas o insectos. Cualquiera sea el percance, mezcle la maicena con jugo de limón para preparar una pasta. La cantidad dependerá de la zona afectada, pero para una picadura de insecto, bastará con 1 o 2 cucharaditas de maicena. Frote suavemente la crema casera. No más dolor ni picazón. **Nota:** Si se trata de un sarpullido por contacto con roble, hiedra o zumaque venenosos, lave bien las manos para evitar esparcirlo.

Fácil Alimento Curativo

SABROSA COBERTURA SALUDABLE PARA PALOMITAS DE MAÍZ

Seguramente no pensaba que las palomitas de maíz fueran un alimento saludable. Sí, son saludables, especialmente cuando las condimenta con levadura de cerveza, rica en vitamina B, minerales y aminoácidos esenciales.

- 1 cucharada de copos de levadura de cerveza
- 1 cucharadita de copos de cebolla deshidratada
- 1 cucharadita de condimento Old Bay®
- 1 cucharadita de copos de pimiento rojo

En un tazón grande, mezcle todos los ingredientes, agregue sus palomitas de maíz preferidas (con mantequilla o no, como prefiera) y cocine hasta que estén totalmente cubiertas. ¡A disfrutar!

RINDE: 2 CUCHARADAS

★ Remedio Tradicional contra los Forúnculos

¡Es un remedio de los pueblos originarios! Alivie el dolor y las molestias de los forúnculos con este remedio de los aztecas y chéroquis: en ½ taza de agua hirviendo, agregue suficiente harina de maíz para preparar una pasta espesa. Aplique esta crema casera sobre el forúnculo y cubra con un paño o venda. Repita cada una o dos horas hasta drenar las dolorosas protuberancias.

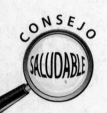

CONSEJO SALUDABLE

Quemaduras de Sol en la Piel Descuidada

Con frecuencia, aparecen quemaduras de sol en la zona de los bordes del traje de baño, esas áreas fáciles de olvidar pero tan delicadas, en las que no ha aplicado protector solar ni bronceador. Lamentablemente, la zona quemada sufrirá la irritación diaria de la ropa interior. Para reducir el roce, espolvoree la zona afectada con maicena. No mezcle la maicena con vaselina ni con ningún tipo de aceite, porque empeoraría la quemadura al bloquear los poros inflamados.

★ Pies Secos y Felices

¿Tiene ampollas en los pies aunque los zapatos sean cómodos? Es posible que los pies transpiren demasiado. Si nota que las medias están empapadas con frecuencia, salpique una pizca de maicena antes de ponérselas. Espolvoree un poco entre los dedos, también. **Nota:** Esta misma rutina también evita el pie de atleta.

★ La Maicena Alivia el Dolor por Hemorroides

Cuando el dolor interno sea insoportable, un enema de maicena brindará un alivio inmediato. Agregue 1 cucharada de maicena a una cantidad suficiente de agua para preparar una pasta. Añada agua gradualmente y revuelva hasta llegar a una pinta de agua. Hierva por unos minutos, deje enfriar e introduzca en la bolsa del enema.

★ Detenga la Urticaria con Cremor Tártaro

Una amiga con predisposición a las urticarias sin un motivo evidente afirma que descubrió el remedio en el libro de recetas de su bisabuela: antes del desayuno, en un vaso con 8 onzas de agua, agregue 1 cucharadita de cremor tártaro y bébalo. En pocos minutos, desaparecerá la picazón. **Nota:** Este remedio casero es más eficaz si lo usa en cuanto aparece la urticaria.

★ Cremor Tártaro para las Infecciones Urinarias

Cuando no existían los antibióticos, el cremor tártaro era el remedio popular para las infecciones urinarias. Para aliviar las molestias, en 8 onzas de agua tibia, agregue 1 cucharada de cremor tártaro y beba la preparación tres veces al día. Puede conservar este remedio casero en el refrigerador por 48 horas. Revuelva bien antes de servir. **Nota:** Este remedio casero no reemplaza el tratamiento médico. Si sospecha que tiene una infección urinaria, consulte al médico de inmediato.

★ Baje la Presión Arterial

Este remedio de cremor tártaro ayuda a bajar la presión arterial. Tres veces al día (con cada comida), beba esta poción: en 8 onzas de agua, agregue ½ cucharadita de cremor tártaro y ½ cucharadita de jugo de limón. Puede conservar este remedio casero en el refrigerador por 48 horas. Antes de beber la poción, revuelva bien. **Nota:** Este régimen no reemplaza el tratamiento médico. Si es hipertenso, consulte al médico antes de beber esta poción.

★ Levadura de Cerveza para el Rostro

Combata las arrugas con esta simple rutina: dos veces por semana, mezcle partes iguales de levadura de cerveza y yogur natural. Aplique sobre el rostro. Deje secar, lave la cara suavemente con agua tibia y séquela cuidadosamente.

★ Polvo para un Baño de Ensueño

Para tener un polvo para baño aromático y económico, agregue unas gotas de su perfume preferido o aceite aromático en maicena. Si prefiere una esencia intensa, agregue una cucharada de canela en ½ taza de maicena.

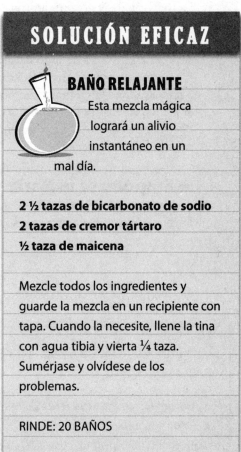

SOLUCIÓN EFICAZ

BAÑO RELAJANTE
Esta mezcla mágica logrará un alivio instantáneo en un mal día.

2 ½ tazas de bicarbonato de sodio
2 tazas de cremor tártaro
½ taza de maicena

Mezcle todos los ingredientes y guarde la mezcla en un recipiente con tapa. Cuando la necesite, llene la tina con agua tibia y vierta ¼ taza. Sumérjase y olvídese de los problemas.

RINDE: 20 BAÑOS

★ Harina de Maíz para una Piel Grasa

¿El maquillaje se corre? Antes de arreglarse, vierta un poco de jabón líquido de Castilla en la palma de la mano y agregue 1 cucharadita de harina de maíz. Masajee hasta formar espuma. Evite los ojos. Enjuague con agua tibia y seque cuidadosamente. Ahora está maquillada para conquistar la ciudad.

★ Menos Arrugas

La mayoría de los tratamientos antiarrugas, comerciales o caseros, se aplica sobre el cutis. Esta bebida de levadura de cerveza es eficaz para disminuir los signos externos de experiencia. Comience con 1 cucharadita de levadura de cerveza en un vaso de jugo natural de fruta (de cualquier clase). Todos los días, agregue otra cucharadita de levadura de cerveza hasta llegar a las 6 cucharaditas (2 cucharadas) por día. **Nota:** Algunas personas sienten gases al principio. Según los expertos naturistas, esto significa que el cuerpo necesita estos nutrientes y que una vez que se cubran los requerimientos, esa sensación desaparecerá.

★ Empólvese la Nariz

¿Se quedó sin polvo facial? Reemplácelo por polvo para hornear o maicena. Pero no abuse: si usa demasiado, parecerá el payaso Clarabell.

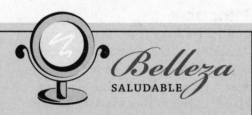

EXFOLIANTE REFRESCANTE PARA LA PIEL

Elimine las células muertas de la piel con este exfoliante eficaz y suave: su preparación es rápida y fácil. En un procesador de alimentos, mezcle ½ taza de avena sin cocción y 1 cucharada de harina de maíz hasta obtener un polvo fino. Guarde la mezcla en un recipiente hermético.

Belleza
SALUDABLE

Dos o tres veces por semana, agregue ½ cucharadita de esta mezcla a su crema de limpieza preferida. Emparejará el tono de piel, disminuirá las líneas finas, suavizará y refrescará la piel.

8

Canela

Estaría en apuros si quisiera encontrar un remedio, casero o no, con un pasado más impresionante que la canela. En el libro del Éxodo, Dios le ordena a Moisés que incluya canela en el aceite de la santa unción. Los chinos escribieron sobre el valor medicinal de la canela en 2800 a. C., y los antiguos egipcios la consideraban más valiosa que el oro. En el siglo XXI, más que nunca, los gurús de la salud y la belleza elogian a la canela por evitar y curar enfermedades, estimular la capacidad mental, suavizar la piel y mucho más.

Llegó el Dr. Canela

✔ Alivie el Pie de Atleta
Combata los repugnantes hongos con un baño de pies con canela. En una olla mediana, deje hervir 4 tazas de agua y agregue 10 ramas de canela partidas. Baje el fuego y deje hervir a fuego lento durante cinco minutos. Retire la olla del fuego, cubra y deje reposar 45 minutos. Vierta la preparación en una palangana y remoje los pies por 30 minutos. Repita todos los días hasta exterminar los hongos.

✔ Cure las Infecciones Vaginales
El brebaje de canela que cura el pie de atleta elimina la infección vaginal por *Candida albicans*. Prepare la poción como se describe arriba y, cuando se haya enfriado hasta quedar tibia, úsela como ducha vaginal.

✔ Evite la Diabetes

No es un secreto que la diabetes tipo 2 aumenta rápidamente en proporciones epidémicas en todo el país. Pero hay buenas noticias: muchos estudios muestran que agregar entre ½ y 1 cucharadita de canela en polvo a su dieta diaria podría controlar los niveles de azúcar en la sangre y evitar la temible enfermedad. Eso se debe a que mejora la capacidad de las células para reconocer y responder a la insulina, un proceso que se descontrola en los diabéticos. **Nota:** Si ya tiene diabetes tipo 1 o 2, consulte a su doctor antes de empezar la dosificación con canela o cualquier otra cosa.

✔ Una Pizca Picante

Pero la protección contra la diabetes no es el único servicio de salud que brinda la canela. Según las investigaciones, entre ½ y 1 cucharadita diaria de esta sabrosa especia molida disminuye el colesterol LDL (malo), el riesgo de enfermedades crónicas y el progreso de la leucemia y las células cancerígenas del linfoma.

La dosis diaria de canela es muy fácil de preparar. Agréguela en el cereal, pan tostado, pastelillos, café, té, yogur, puré de manzana o bebida saludable, como un batido de banana y nuez (a la derecha).

✔ Cure el Resfriado

El dolor de garganta, la tos y la congestión nasal no están a la altura de la canela. En una olla, vierta 1 taza de agua, agregue una rama de canela y deje hervir durante dos minutos. Retire la rama de canela y use el agua recién hervida para preparar una taza de su té preferido. **Nota:** Si los síntomas de resfriado duran más de una semana, consulte al médico.

Fácil Alimento Curativo

BATIDO DE BANANA Y NUEZ

Esta deliciosa bebida, además de brindarle una saludable porción de canela contra las enfermedades, ofrece abundantes vitaminas, minerales y proteínas. Prepárela y bébala durante el desayuno diario o sírvasela a los más jóvenes como bocadillo nutritivo después de la escuela (ajuste la cantidad según los invitados al festín).

1½ taza de leche
1 banano pelado en rodajas
¼ taza de nueces picadas
2 cucharadas de miel
½ cucharadita de canela molida

Coloque todos los ingredientes en una licuadora, prepare una mezcla homogénea y disfrute.

RINDE: 1 BATIDO

✔ Evite la Gripe

Mejor que un remedio para la gripe es la fórmula para prevenirla. Esta es una de las mejores: lo antes posible, después de haber tenido contacto con algún engripado, agregue 5 gotas de aceite de canela en 1 cucharada de agua tres veces por día. Por si acaso, continúe con esta rutina durante la temporada de gripe.

SOLUCIÓN EFICAZ

PICANTES CONTRA LA GRIPE

La próxima vez que empiece a sentir los síntomas de un resfriado o una gripe, muéstreles a los gérmenes la salida con esta eficaz y agradable poción.

3 o 4 clavos de olor enteros

1 rama de canela

2 tazas de agua

2 medidas de whisky

1½ cucharada de melaza residual

2 cucharaditas de jugo de limón

En una olla, agregue los clavos de olor, la rama de canela y el agua, y lleve a ebullición a fuego mediano. Deje hervir por unos tres minutos. Retire del fuego y mezcle con el whisky, la melaza y el jugo de limón. Tape y deje reposar unos 20 minutos. Beba ½ taza del ponche cada tres o cuatro horas (caliente antes de tomar). ¡Y recupere las energías!

RINDE: UNAS 5 DOSIS

✔ Aleje los Antojos

Si el objeto de deseo son los cigarrillos o los dulces, la canela mantendrá los antojos bajo control. Cuando sienta la necesidad agobiante de encender un cigarrillo o de comer en exceso, chupe una rama de canela o prepare una taza de té de canela y tómela despacio hasta que desaparezca esa sensación. Con el tiempo, dejará el mal hábito.

✔ Alivie los Problemas Menstruales

Algunas mujeres sufren calambres menstruales o hemorragias de manera habitual. Incluso las mujeres que no tienen problemas durante la menstruación pueden sufrir estas molestias cada tanto. La canela ayuda en ambos casos de la siguiente forma:

CALAMBRES. Los compuestos antiespasmódicos y antiinflamatorios de la canela son muy eficaces para aliviar el dolor menstrual. En cuanto empiecen los calambres, beba té de canela varias veces al día o espolvoree canela molida en el pan tostado o cereal de la mañana.

HEMORRAGIA. Si es habitual un sangrado abundante, beba una taza o dos de té de canela el día anterior al que cree que comenzará la menstruación y continúe durante el período menstrual.

✔ Domine los Males del Clima Frío

La calidez natural de la canela alivia un par de problemas causados por temperaturas gélidas:

DOLORES DE CABEZA. Cuando el fuerte viento glaciar le produzca un dolor de cabeza insoportable, agregue 2 o 3 cucharadas de canela molida en suficiente agua para crear una crema ligera. Aplique sobre las sienes y la frente para sentir un alivio casi inmediato.

PIES FRÍOS. Caliente los pies helados con esta bebida condimentada: agregue ½ cucharadita de canela molida en 8 onzas de agua caliente, y deje reposar por 15 minutos. Si bebe esta preparación tres veces al día, estará listo para el frío.

✔ Alivie la Indigestión

Si sufre acidez o indigestión después de las comidas, la canela aliviará las molestias. Beba una taza recién preparada de té de canela después de cada comida. Si la indigestión persiste, consulte al médico.

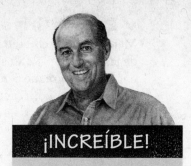

¡INCREÍBLE!

Si cree que las campañas de marketing inteligente son conceptos modernos, reconsidérelo. En el siglo V a. C., los griegos compraban canela a los árabes para venderla en Europa. A fin de aumentar el precio de venta, los comerciantes relataban un cuento sobre las dificultades para conseguir la canela. Afirmaban que unas aves viajaban hacia una tierra desconocida, donde recolectaban la corteza de canela para construir los nidos. Con grandes trozos de carne, los comerciantes atraían a estas aves a salir de los nidos. El cuento dice que, cuando las aves llevaban la pesada carga hacia el nido, caían al piso. En este momento, los comerciantes tomaban la preciada canela.

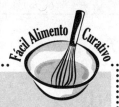

Fácil Alimento Curativo

GALLETAS DESESTRESANTES

La intensidad de la canela ofrece la aromaterapia fundamental para disminuir la ansiedad y mejorar la lucidez intelectual. Esto se suma al paquete de beneficios saludables de las delicias con canela.

2 barras de mantequilla ablandadas
2¼ cucharaditas de canela molida
½ cucharadita de bicarbonato de sodio
½ cucharadita de sal marina
1 taza de melaza residual
¼ taza de miel oscura
¼ taza de azúcar morena
2 huevos grandes
½ taza de yogur natural
4 tazas de harina multiuso

En un tazón grande, mezcle los primeros cuatro ingredientes. Agregue de forma gradual la melaza, la miel y el azúcar. Luego, añada los huevos, el yogur y la harina. En bandejas para galletas, deje caer cucharaditas de masa separadas unas 2 pulgadas entre sí, lleve al horno a 400 ºF durante 12 minutos o hasta que las galletas estén levemente doradas en los bordes.

RINDE: CASI 4 DOCENAS DE GALLETAS

✔ Pare la Diarrea

Una de las especialidades de la canela es detener la diarrea. Usted decide cómo usarla. Este es un trío de recetas eficaces:

■ Mezcle 2 pizcas de canela molida por taza de leche tibia y bébala lentamente. Beba todo lo posible durante el día. Este es un remedio delicioso tradicional de la comunidad de origen europeo de Pensilvania, especialmente eficaz en niños.

■ Agregue 1 cucharadita de canela molida y otra de azúcar en 1 taza de agua caliente. Revuelva, deje enfriar a temperatura ambiente y beba lo más rápido posible. Una o dos dosis normalizan su funcionamiento.

■ En una olla, hierva 2 tazas de agua y agregue ¼ cucharadita de canela molida y ⅛ cucharadita de pimienta de cayena. Reduzca el calor, deje hervir a fuego lento durante 20 minutos y luego retire la olla del fuego. Cuando el líquido esté lo suficientemente frío para tomar, comience a beber ¼ taza cada 30 minutos hasta que pase la diarrea.

✔ Maneje con Más Seguridad

Si es como la mayoría de la gente que conozco, un atasco en el tránsito y conducir un vehículo a la hora pico hacen trepar el nivel de estrés. No es saludable y crea un gran riesgo de provocar un accidente. Aunque no lo crea, la canela lo relaja y, por lo tanto, estará más seguro tras el volante. En un estudio reciente, los participantes informaron que mascar un chicle con sabor a canela durante la hora pico disminuía significativamente la frustración, aumentaba el nivel de alerta y el recorrido parecía más corto. ¿No le gusta la goma de mascar? ¡No se preocupe! Obtendrá el mismo resultado con un aromatizante de canela en el auto. ¡Esa opción sí que no la pensamos dos veces!

✔ Maximice la Memoria

Según numerosos estudios, inhalar el aroma de la canela de cualquier forma lo relajará y mejorará la memoria a corto y largo plazo. ¿Qué espera? Prepare una delicia de canela (consulte Galletas Desestresantes, a la izquierda), eche ramas de canela partidas en su popurrí preferido o coloque un poco de extracto de canela en algunas bombillas de la casa. Las bombillas deben estar apagadas y totalmente frías al tacto cuando las unte.

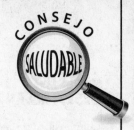

Alivie el Dolor de la Artritis

Gracias a su efecto antiinflamatorio, la canela ha demostrado ser muy eficaz para el alivio del dolor y la rigidez de las articulaciones. Según un estudio de la Universidad de Copenhague, Dinamarca, la dosis recomendada es ½ cucharadita de canela molida mezclada con 1 cucharada de miel todas las mañanas antes del desayuno. Los que sufren de artritis siempre presentan un alivio notorio en la primera semana. Al final del primer mes, ya caminan sin dolor.

Condimente el Aspecto Físico

❖ Endulce el Aliento

La halitosis no es un problema de vida o muerte, pero el mal aliento ha destruido más de una relación, tanto en lo social como en lo profesional. Para mejorar las relaciones con amigos, parejas y colegas, chupe una rama de canela de vez en cuando para mantener el aliento naturalmente fresco.

❖ Endulce el Aliento, Toma 2

Si prefiere los enjuagues bucales, mezcle ½ cucharadita de tintura de canela (en tiendas de alimentos saludables y en línea) en un vaso de agua tibia, y úselo como cualquier otro enjuague bucal. Además de eliminar los olores de la comida recién ingerida, la canela mata los gérmenes que podrían provocar gingivitis o caries.

✤ Destierre las Imperfecciones de la Piel

Hay muchas maneras de eliminar las espinillas, pero las propiedades antibacterianas y antimicóticas de la canela la convierten en uno de los remedios más eficaces. El proceso es simple: mezcle 1½ cucharadita de canela molida con 1 cucharada de miel hasta formar una crema. Aplique una capa delgada sobre el rostro, y deje actuar durante 15 minutos. Enjuague con agua tibia y aplique la loción tonificante y la crema humectante de siempre. Repita el procedimiento tres veces por semana hasta que el rostro quede libre de imperfecciones. Según la gravedad del problema, el proceso puede requerir varios meses.

PRECAUCIÓN ⚠

La canela puede irritar la piel sensible. Por ello, antes de usarla como remedio tópico por motivos de salud o belleza, pruebe la mezcla en una pequeña zona de la piel. Deje actuar 10 minutos para asegurarse de que no tendrá una reacción adversa.

✤ Mascarilla de Efecto Triple para Cutis Graso

Equilibre, humecte y estimule el cutis con esta eficaz mascarilla facial: caliente 2 cucharadas de miel orgánica en un tazón pequeño y resistente al calor, y colóquelo en agua caliente hasta que la miel se licúe. Agregue 1 cucharadita de jugo de limón recién exprimido, ¼ cucharadita de canela y ¼ cucharadita de nuez moscada. Mezcle hasta formar una crema homogénea. Aplique suavemente sobre el rostro y el cuello limpios, y evite la zona de los ojos. Deje actuar durante 15 minutos y enjuague salpicando alternadamente agua fría y agua tibia. Finalice con agua fría. Seque el rostro cuidadosamente y continúe con la crema humectante usual.

✤ Alivie el Cutis Estresado

Como todos sabemos, el estrés emocional hace estragos en el cuerpo y la piel no es una excepción. Esta mascarilla facial casera refresca el cutis, reduce la inflamación y el enrojecimiento, y elimina las células muertas. Para preparar la mascarilla, mezcle 1 cucharadita de canela y 1 cucharadita de nuez moscada en 2 cucharadas de miel tibia hasta formar una crema espesa. Aplique sobre el rostro y deje actuar unos 30 minutos. Enjuague con agua tibia, frotando suavemente con movimientos circulares para exfoliar el cutis.

❖ Prepare un Rubor Natural

Los rubores comerciales cuestan un dineral. Además, ignora los productos químicos que coloca sobre el rostro. Mejor coloque algunas cucharaditas de maicena en un tazón y mezcle unas pizcas de canela molida, cacao y nuez moscada hasta obtener el tono que prefiera. Vierta en una lata pequeña o estuche de maquillaje vacío (en farmacias y sitios web de cosméticos caseros) y aplique con una brocha.

¿Prefiere un rubor más consistente? Reemplace la canela molida por aceite esencial de canela. Revuelva hasta formar una crema espesa, pase a un recipiente y refrigere hasta que quede firme.

❖ Un Bronceado Más Seguro

Cuando desee un bronceado deportivo para un evento especial, no corra hacia un salón de bronceado. Agregue canela molida a la cantidad suficiente de su crema preferida que cubra las partes del cuerpo que desee broncear. Brinda más seguridad que una cabina de bronceado y más confort que cocinarse al sol durante horas. Además, este bronceado no secará la piel ni la volverá escamosa. Enjuáguela en la ducha cuando llegue a su casa. Deje que la loción se seque por completo antes de vestirse, y no humedezca la piel si no desea quitarse el bronceado. Evite esta técnica de bronceado si tiene la más remota posibilidad de transpirar. Si transpira, se correrá el bronceado.

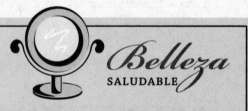

SIGA BRILLANDO

La canela estimula la circulación sanguínea. Por ello, brinda una apariencia radiante y saludable al cutis, y aporta energía a todo el cuerpo. Además, los componentes antibacterianos y antimicóticos controlan el acné. Esta crema exfoliante para el cuerpo ofrece estos beneficios a diario. Para prepararla, agregue 1 taza de azúcar rubia (en tiendas de alimentos saludables) y ½ cucharadita de canela molida en ¼ taza de aceite de nuez. Con una cuchara, vierta la mezcla en un recipiente de plástico limpio con tapa hermética y manténgalo cerca de la ducha. Cada vez que se bañe, masajee algunas cucharadas de la crema exfoliante sobre el cuerpo húmedo (con movimientos circulares). Enjuague con abundante agua.

Belleza SALUDABLE

SOLUCIÓN EFICAZ

MIMO CALIENTE PARA EL INVIERNO

Los días fríos del invierno son una invitación para mimarse en casa a fin de mantener el calor de hogar y suavizar la piel. Esta receta para un baño relajante funciona de maravilla. También puede ser un encantador regalo de Navidad para todas las mujeres de la lista de regalos.

1 taza de bicarbonato de sodio

1 taza de leche en polvo

3 cucharadas de maicena

2 cucharadas de cremor tártaro

1½ cucharada de canela molida

Mezcle todos los ingredientes en un recipiente de plástico con tapa hermética. Cuando se bañe, agite el recipiente para mezclar bien y vierta ½ taza de la mezcla al agua de la bañera. Sumérjase y disfrute los pensamientos cálidos.

RINDE: UNOS 4 BAÑOS

✤ Protector Labial Extraseductor

Para humedecer los labios resecos y agrietados con el gusto delicioso de la canela, en un tazón pequeño, mezcle 2 cucharaditas de aceite de coco, 2 cucharaditas de miel y ¼ cucharadita de aceite o extracto de canela. Pase la mezcla a un recipiente pequeño con tapa hermética y úsela como cualquier otro protector labial.

✤ Llamado a Todos los Hombres

O a todas las novias o esposas que deseen preparar esta picante loción para después de afeitar para el hombre de sus vidas. Además del aroma delicioso, la loción detendrá el sagrado de las cortadas de la hoja de afeitar. Es muy sencilla. Llene un frasco de 1 cuarto de galón con hojas de laurel deshidratadas. Agregue dos ramas de canela partidas y 1 cucharada de clavos de olor. Vierta ron oscuro en cantidad suficiente para cubrir las hierbas y deje reposar durante dos o tres semanas. Agite el frasco todos los días. Cuele, vierta a una botella de vidrio con tapa hermética y use como cualquier loción para después de afeitar.

Lo Mejor del Resto

★ Semillas de Anís: Aliadas de las Flamantes Madres

Si usted está dando el pecho a su bebé, o si conoce a alguna flamante mamá, recuerde esto: el té de semillas de anís aumenta el flujo de leche materna. Para preparar este útil brebaje, agregue 7 cucharaditas de semillas de anís en una olla con 1 cuarto de galón de agua y lleve el agua a ebullición. Baje el fuego y deje hervir a fuego lento hasta que el agua se haya reducido a 3 tazas. Cuele las semillas. Luego, una o dos veces por día, beba dos tazas y endulce con miel, si lo desea. **Nota:** Este té también alivia la indigestión.

★ Clavos de Olor contra la Nicotina

Si ha probado infinidad de trucos para dejar de fumar sin obtener el ansiado resultado, intente este truco clásico: meta un clavo de olor entero en la boca. Chúpelo por un par de horas, luego tírelo y meta otro fresco. Los clavos de olor neutralizan el gusto de la nicotina en la boca. Según los especialistas, esta es la razón principal de que un fumador sienta la necesidad de otro cigarrillo.

★ Ayuda Rápida para Cortadas en la Cocina

¡Maldición! Estaba cortando un tomate para los sándwiches, se distrajo un segundo y se cortó el dedo. Al menos, sucedió en el lugar y en el momento correctos. Aplique sobre el corte una capa fina de clavos de olor molidos. Detendrá el dolor y evitará la infección.

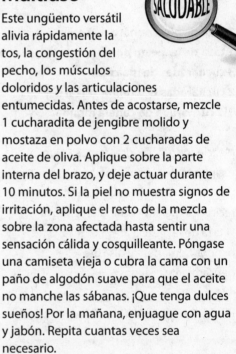

Jengibre Multiuso

CONSEJO SALUDABLE

Este ungüento versátil alivia rápidamente la tos, la congestión del pecho, los músculos doloridos y las articulaciones entumecidas. Antes de acostarse, mezcle 1 cucharadita de jengibre molido y mostaza en polvo con 2 cucharadas de aceite de oliva. Aplique sobre la parte interna del brazo, y deje actuar durante 10 minutos. Si la piel no muestra signos de irritación, aplique el resto de la mezcla sobre la zona afectada hasta sentir una sensación cálida y cosquilleante. Póngase una camiseta vieja o cubra la cama con un paño de algodón suave para que el aceite no manche las sábanas. ¡Que tenga dulces sueños! Por la mañana, enjuague con agua y jabón. Repita cuantas veces sea necesario.

SOLUCIÓN EFICAZ

JARABE DE SEMILLAS DE ANÍS

Por increíble que parezca, este simple mejunje silencia la tos y (¿está sentado?) mejora la memoria.

1 cuarto de galón de agua
7 cucharaditas de semillas de anís
4 cucharaditas de glicerina
4 cucharaditas de miel

Lleve el agua a ebullición y agregue las semillas de anís. Baje el fuego y deje hervir a fuego lento hasta que el agua se reduzca a 3 tazas. Cuele las semillas. Mientras el mejunje aún está tibio, agregue la glicerina y la miel. Vierta en un frasco con tapa hermética. Cada pocas horas, tome 2 cucharaditas hasta lograr el ansiado silencio. Para estimular la materia gris, tome 2 cucharadas tres veces al día mientras sienta la necesidad.

RINDE: UNAS 24 DOSIS

★ Jengibre Antimigrañas

Si sufre migrañas, es probable que busque continuamente nuevas formas de apaciguar el dolor y las náuseas que ocasionan esos temibles dolores de cabeza. Esta es una cura que muchos aseguran que es eficaz: en cuanto sienta la primera señal de migraña, mezcle ¼ cucharadita de jengibre molido en un vaso de agua y bébalo.

★ Facilite los Exámenes Médicos

La peor parte de las colonoscopias, radiografías de estómago y otros exámenes médicos no son los procedimientos en sí, sino el líquido con gusto extraño que debe beber antes. Afortunadamente, hay una forma simple de mejorar el sabor: agréguele una cucharadita de extracto de vainilla. ¡Será mucho más agradable!

★ Frote la Piel con Jengibre

Para exfoliar la piel con una crema energizante, con la parte trasera de la cuchara, aplaste 4 cucharadas de arroz cocido tibio. Agregue 4 cucharadas de jengibre molido y suficiente agua para formar una crema. Con un movimiento circular, frote la mezcla sobre la piel húmeda y enjuague con agua tibia. ¡Eso es todo!

★ Rápido Enjuague Refrescante para el Aliento

Si justo antes de salir hacia el trabajo o una reunión se da cuenta de que tiene mal aliento, vaya a la alacena de especias y tome el frasco de semillas de anís o clavos de olor enteros. Meta en la boca una pizca de semillas o unos clavos, y mastíquelos por el camino. Usted y sus colegas estarán felices con los resultados.

★ Enjuague Bucal con Pimienta

Para endulzar el aliento, prepare este enjuague bucal fácil y sabroso: disuelva 1 cucharada de pimienta molida en una taza de agua caliente, deje enfriar hasta una temperatura agradable y use como cualquier otro enjuague bucal.

★ La Nuez Moscada Elimina las Marcas del Acné

La molestia del acné no son los molestos granos rojos, sino las cicatrices y la decoloración del cutis. Prepare un remedio eficaz: mezcle ½ cucharadita de nuez moscada con miel hasta formar una crema (¼ cucharadita de té debería ser suficiente). Después de lavar el rostro, aplique sobre las marcas, deje actuar por 30 o 45 minutos y enjuague con agua tibia. Repita el procedimiento hasta tres veces al día. Lamentablemente, quiero destacar que las cicatrices nunca desaparecerán por completo pero, con el tiempo, serán menos notorias y se emparejará el tono del cutis.

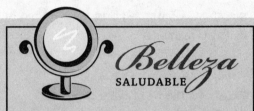

Belleza SALUDABLE

ESPUMA PARA BAÑO DE VAINILLA

Si es fanático del helado cremoso y de los batidos de leche de vainilla, disfrutará este baño suavizante y relajante: en un frasco de vidrio con tapa hermética, agregue 1 cucharada de extracto de vainilla puro (no artificial), 1 taza de aceite de almendra, ½ taza de miel y ½ taza de jabón líquido suave. Para usarla, agite el frasco suavemente para mezclar bien y vierta ¼ taza bajo el chorro de agua de la bañera. Acomódese y sueñe con una clásica fuente de refrescos.

SOLUCIÓN EFICAZ

CREMA EXFOLIANTE DE AZÚCAR Y ESPECIAS

Cuando compra una crema exfoliante, no sabe qué químicos contiene. Esta opción es tan saludable que hasta podría comérsela.

1 taza de azúcar morena

1 taza de azúcar blanca

¾ taza de aceite de almendra o de coco

2 cucharaditas de canela

2 cucharaditas de jengibre molido

2 cucharaditas de nuez moscada

En un tazón, mezcle todos los ingredientes y páselos a un recipiente de plástico con tapa hermética. Cuando se duche o se bañe, masajee un puñado de la mezcla por todo el cuerpo húmedo. Enjuague con agua tibia.

RINDE: 1¾ TAZA

★ Tratamiento Facial de Vapor Condimentado

Para que el cutis quede limpio de las toxinas que se transportan por el aire, limpie el rostro minuciosamente y, en 4 tazas de agua hirviendo, agregue ⅓ taza de clavos de olor enteros, ⅓ taza de semillas de anís y de 3 a 5 gotas de aceite esencial de menta piperita. Lleve a ebullición durante dos minutos, retire del fuego, cubra y deje reposar cinco minutos para que se concentre la infusión. Aplique el tratamiento facial de vapor según el procedimiento descrito en ¡Vapor a la Vista! en la página 204.

★ Prepare los Pies para el Verano

Antes de la temporada de sandalias, prepare los pies de la mejor manera posible con este tratamiento nocturno: mezcle ¼ taza de azúcar morena, ⅛ taza de aceite de almendras y 3 gotas de aceite esencial de jengibre. Esparza generosamente sobre los pies y deje actuar de tres a cuatro minutos. Masajee la piel, póngase unos calcetines viejos de algodón y acuéstese a dormir. Cuando despierte, sus pies recibirán todas las miradas.

9

Cebolla

Se han cultivado cebollas desde hace más de 6,000 años y, miles de años antes de ello, los cazadores-recolectores arrancaban las variedades salvajes. Por siglos, estos bulbos penetrantes se han usado para todo, desde combatir el escorbuto hasta limpiar heridas de bala. Los aficionados a la Guerra Civil recordarán el telegrama del General Ulysses S. Grant al Departamento de Guerra: "No moveré mis tropas sin cebollas". En la actualidad, la cebolla es ampliamente reconocida como un alimento nutracéutico, es decir, un alimento nutritivo con eficaces propiedades medicinales y saludables. ¡Aprovéchelas! Los mismos componentes que hacen de este bulbo con capas una fuente de salud, también la transforman en un elemento clave para mantener el aspecto juvenil.

Emociónese con los Beneficios y el Sabor

✔ Destape los Senos Nasales

¡Ya! ¿Cómo? Corte una cebolla en dos, sosténgala bajo la nariz con el lado cortado hacia arriba e inhale profundamente. ¡Respirará con normalidad casi al instante! Este mismo truco también ayudará cuando se sienta débil.

✔ Erradique el Dolor de Oído

Caliente media cebolla en el horno hasta que esté agradable y tibia (no caliente). Envuélvala en estopilla y sosténgala contra el oído adolorido. Las sustancias químicas de la cebolla aumentarán la circulación de la sangre y esto eliminará la infección.

✔ Erradique el Dolor de Oído, Toma 2

Si prefiere algo líquido para aliviar el dolor, cocine al vapor o lleve al horno una cebolla hasta que la cáscara esté blanda. Luego machaque el bulbo para extraer el jugo tibio. Con un gotero, aplique unas gotas del líquido en el oído afectado y cubra con una bola de algodón. **Nota:** El jugo debe estar agradablemente tibio y no caliente.

✔ Saque una Astilla

¡Ni se le ocurra buscar una aguja de coser y una botella de alcohol para frotar! Busque una cebolla cruda. Corte una rodaja del tamaño de un sello postal, colóquela sobre la astilla y cubra con un vendaje autoadhesivo. Deje actuar toda la noche u ocho horas. La cebolla empujará la astilla hacia la superficie de la piel para tomarla fácilmente y sin dolor con un par de pinzas.

✔ Acabe con la Bronquitis

Uno de los mejores remedios contra la bronquitis se encuentra en la góndola del supermercado o quizás en su jardín. Acertó: ¡es la cebolla! Estos bulbos penetrantes son una rica fuente de alicina y quercetina, dos sustancias químicas que alivian los resfriados, la bronquitis y los ataques de asma. Cómalas crudas en ensalada, salteadas con otros vegetales, o prepárese un vigorizante tazón de sopa de cebolla. No importa cómo la consuma, pronto se despejarán sus vías respiratorias.

SOLUCIÓN EFICAZ

JARABE MULTIPROPÓSITO PARA LA TOS

Este remedio clásico ha silenciado la tos por generaciones y sigue siendo uno de los tratamientos más eficaces.

2 cebollas dulces grandes
2 tazas de miel oscura
2 onzas de brandy

Pele las cebollas, córtelas en rodajas delgadas y distribúyalas en una capa en un tazón poco profundo y grande o bandeja para hornear. Vierta la miel uniformemente sobre las rodajas y cubra el recipiente con una lámina de plástico o similar (por ejemplo, la tapa de una olla o una tabla para picar de madera). Deje reposar unas ocho horas, cuele, agregue el brandy y mezcle. Vierta en un frasco de vidrio con tapa hermética y guarde en el refrigerador. Tome 1 cucharadita cada dos o tres horas o según sea necesario para su tos.

RINDE: UNAS 2 TAZAS

✔ Combata la Bronquitis desde Afuera

Aun cuando se sienta tan mal que no desee comer *nada*, las cebollas descongestionarán los pulmones. Esta es una rutina fácil de tres pasos:

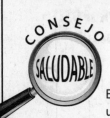

Jugo de Cebolla 101

El jugo de cebolla es uno de los remedios más eficaces y versátiles. Lo encontrará en las tiendas de alimentos saludables y en línea, pero le costará una fortuna. Además, cuanto más fresco sea, mejor, y es muy fácil prepararlo, aun cuando no tenga una juguera. Ralle una cebolla cruda o pique finamente en un procesador de alimentos, presione con una estopilla y vierta en un frasco con tapa hermética. Puede almacenarlo en el refrigerador hasta 14 días. Recuerde: el jugo pierde su eficacia rápidamente. Para obtener mejores resultados, prepare solo lo que necesite en un día o dos.

PASO 1. Cubra una sartén de hierro fundido con aceite de oliva y agregue un puñado de cebolla picada, 1 cucharadita de vinagre de manzana sin filtrar y una pizca de maicena.

PASO 2. Cocine los ingredientes a fuego lento hasta obtener una pasta. Deje enfriar a una temperatura agradable y esparza sobre un paño limpio y suave del tamaño del pecho.

PASO 3. Coloque el paño con la pasta hacia abajo sobre el pecho desnudo. Cubra con una lámina de plástico, agregue otro paño y cubra con una almohadilla de calor al mínimo. Relájese durante una hora. El cuerpo absorberá la cebolla y despejará los bronquios de inmediato.

Sabrá que la pasta ha penetrado en su sistema, porque tendrá el aliento a cebolla como evidencia.

✔ Alivie el Resfriado Común

Durante siglos, se ha sabido que las cebollas son uno de los remedios más eficaces. Por ello, es entendible que las personas creen un montón de formas de usarla para aliviar los síntomas del resfriado. Este es un trío de opciones para usted:

■ A la hora de acostarse, coloque una rodaja de cebolla cruda en la planta de cada pie y mantenga las rodajas en el lugar con medias de algodón gruesas. Durante la noche, los compuestos curativos de la cebolla extraerán la infección y bajarán la fiebre. También tendrá aliento a cebolla por la mañana.

■ Corte una cebolla a la mitad y coloque una mitad a cada lado de la cama para respirar el aroma curativo mientras duerme.

■ Para eliminar la congestión durante la noche, coma una cebolla cruda antes de acostarse. Puede agregar la cebolla a la ensalada o al sándwich, no tiene que comerla como una manzana.

✔ Combata el Cansancio con el Fruto de la Vid

Cuando una gripe fuerte lo haya dejado tan débil que le cueste hacer todo, o si está cansado después de un largo día de trabajo o juego, pruebe este tradicional remedio europeo: en un frasco de 1 litro, agregue ¼ taza de miel cruda, una cebolla grande picada y suficiente vino blanco para llenar el frasco. Tape y deje reposar en un lugar fresco y oscuro (no el refrigerador) durante dos semanas. Cuele y tome 1 cucharada de vino tres veces por día antes del desayuno, el almuerzo y la cena. Pronto tendrá muchas ganas de retomar la actividad. **Nota:** Si el cansancio persiste o se siente cansado sin un motivo evidente, consulte al médico.

✔ Proteja al Corazón

La medicina afirma que el vino tinto y la cebollas son ricas en compuestos que estimulan un corazón saludable. Entonces, ¡combine esos remedios eficaces en un tónico fácil! A una botella de vino tinto, agregue el jugo de una cebolla mediana y agite durante unos minutos. Para leer las instrucciones sobre cómo extraer jugo de una cebolla, consulte Jugo de Cebolla 101, a la izquierda. Probablemente necesite mezclar dos líquidos en una botella o en un frasco un poco más grande. Tome entre 1½ y 3 cucharadas de la poción todos los días.

✔ Póngase en Circulación

¿Sus manos y pies están siempre fríos en todas las estaciones del año? El té de cebolla hará fluir la sangre hacia las extremidades. Para prepararlo, hierva cuatro o seis cebollas medianas picadas en 1 cuarto de galón de agua de 10 a 15 minutos. Cuele y vierta 2 cucharadas de miel. Guarde en el refrigerador y beba de 1 a 2 tazas calientes por día. Pero si la circulación no mejora en un par de semanas, consulte al médico. **Nota:** Este mismo té vigorizante alivia la sensación de ardor de la infección urinaria.

> **PRECAUCIÓN** ⚠
>
> Las cebollas reducen el azúcar en la sangre y los coágulos sanguíneos. Si toma medicamentos para la diabetes o anticoagulantes (incluso las dosis de aspirina o ibuprofeno), consulte al médico antes de aumentar el consumo de cebollas por encima de las cantidades habituales. Además, los componentes de las cebollas interactúan con el litio. Por ello, consulte al médico si utiliza medicamentos con este producto químico.

Fácil Alimento Curativo

ENSALADA DE ESPINACA, CEBOLLA Y NARANJA

Todos necesitamos hierro para mantener el suministro de oxígeno en nuestra sangre, pero es especialmente importante para las mujeres en edad fértil reponer el hierro que pierden cada mes. La espinaca y la cebolla son ricas en ese mineral esencial, y esta ensalada es una forma simple y deliciosa de cubrir el requerimiento necesario.

5 o 6 tazas de espinaca en miniatura
1 taza de mandarinas escurridas
½ taza de cebolla morada picada*
2 cucharadas de vinagre de vino tinto
1 cucharada de mermelada de naranja
⅓ taza de aceite de oliva extravirgen
sal y pimienta al gusto

Distribuya las hojas de espinaca en cuatro platos y acomode los gajos de mandarina y la cebolla entre las hojas de espinaca. Bata el vinagre y la mermelada. Agregue el aceite gradualmente mientras continúa batiendo. Vierta el aderezo, sirva y pase la sal y la pimienta.

* O reemplácela por cebolla blanca dulce como Vidalia®, Texas Sweet o Walla Walla.

RINDE: 4 PORCIONES

✔ Jarabe para el Asma

Una variante del Jarabe Multipropósito para la Tos (consulte la página 117) está indicada para los síntomas del asma. Corte o pique dos cebollas crudas grandes (de cualquier clase). Colóquelas en un frasco y vierta 2 tazas de miel. Cubra el frasco y deje reposar a temperatura ambiente toda la noche. A la mañana siguiente (y sin retirar los trozos de cebolla), tome 1 cucharadita del jarabe 30 minutos después de cada comida y 1 cucharadita al acostarse.

✔ Evite las Magulladuras

La próxima vez que se golpee la pierna contra una mesa o al bajar la escalera, coma una cebolla. Las mismas sustancias químicas que hacen que los ojos lloren eliminan el exceso de sangre del sistema. Inmediatamente después del desafortunado encuentro, corte una rodaja de cebolla cruda (cuanto más fuerte, mejor), colóquela sobre el lugar del golpe y déjela actuar por 15 minutos. Si la coloca de inmediato, reducirá la mancha negra azulada al mínimo.

✔ Sazone las Quemaduras

Parece que una o dos veces por verano (al menos, en mi casa), accidentalmente se apoya sobre la parrilla caliente y se chamusca los dedos. No corra gritando por un ungüento de primeros auxilios. Primero, vierta un poco de agua fría en la zona quemada o frote un cubo de hielo. Luego, coloque una rodaja de cebolla cruda. Esta cataplasma improvisada refrescará la zona, aliviará el dolor y actuará como antiséptico para reducir el riesgo de infección. **Nota:** Por supuesto, aplicará este truco de inmediato si ya está en la cocina cuando se queme.

✔ Trate las Mordeduras y Picaduras

Las cebollas también alivian otro hecho frecuente del verano: el encuentro con insectos. Cuando un insecto deja en la piel su aguijón o partes de la boca que chupan sangre, tome una rodaja de cebolla (cuanto más jugosa, mejor) y extiéndala sobre la "escena del crimen". Los eficaces fitoquímicos reducirán el dolor y la inflamación. **Nota:** Si la culpable fue una abeja, no hay necesidad de extraer el aguijón. Coloque una rodaja de cebolla y deje actuar por unas tres horas. Cuando la retire, saldrá también el "arma".

✔ Consiga Potencia

¿Tiene problemas al orinar? Coma cebolla cruda en ensaladas o sándwiches. Contienen compuestos suaves, que son eficaces diuréticos. Si le desagrada el gusto a cebolla, corte una a la mitad y frote la parte interna sobre el área afectada (sí, leyó bien). Hará que todo fluya en un día.

✔ ¡Ups! Demasiado Tarde

Cuando sufra diarrea de los turistas (consulte Recorra Senderos Felices, a la derecha), no se preocupe. Mezcle entre 2 y 4 onzas de jugo de cebolla en 8 onzas de té de menta y beba una taza por hora hasta detener la diarrea. Para obtener instrucciones sobre cómo extraer jugo de una cebolla, consulte Jugo de Cebolla 101 en la página 118. Por cierto, este remedio es eficaz con todo tipo de diarrea, sin importar la causa. **Nota:** En general, la disentería bacteriana es molesta, pero no representa una amenaza para la salud. Si la molestia se prolonga por más de 48 horas, consulte al médico

Recorra Senderos Felices

CONSEJO SALUDABLE

¿Planea hacer un viaje a otro país? Tome la precaución de evitar la afección común de los turistas: la disentería bacteriana (o diarrea de los turistas). Haremos lo siguiente: dos semanas antes del viaje, coma una cebolla cruda grande (de unas 8 onzas) por día. La manera más simple de cubrir el requerimiento diario es cortar en rodajas o cubos o picar una cebolla durante la mañana para agregarla en ensaladas, sándwiches, guacamole o cualquier otra comida durante el día. **Nota:** Para obtener un efecto antibacteriano potente, en una taza de yogur natural, mezcle una cebolla cruda entera y cortada en cubos pequeños. ¡No se preocupe! El sabor es mejor de lo que se imagina. El yogur endulza el sabor de la cebolla.

para descartar una posible disentería viral o amebiana, que son afecciones graves.

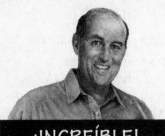

✔ Alivie la Infección Renal

Si come muchas cebollas frescas, limpiará el sistema urinario y evitará problemas renales. Si es demasiado tarde para la prevención porque tiene una infección, envuelva un par de puñados de cebolla rallada o finamente picada en una estopilla y coloque la cataplasma sobre los riñones (en la espalda, debajo de la caja torácica). Deje actuar por una hora y repita, según sea necesario, hasta que la infección desaparezca. **Nota:** Si está en tratamiento médico por una infección renal, consulte al médico antes de usar este o cualquier otro remedio casero. Si sospecha que tiene una afección renal aún no diagnosticada, consulte al médico de inmediato.

✔ Échese una Siestecita

Un montón de personas que sufrían de insomnio ahora confían plenamente en este truco: corte una cebolla dorada en trozos, introdúzcala en un frasco de vidrio con tapa hermética y déjelo sobre la mesa de noche. Luego, si no puede dormir, o si se despierta en medio de la noche y no puede volver a dormirse, abra el frasco e inhale profundamente. Vuelva a tapar el frasco y cierre los ojos.

✔ Soluciones Jugosas

Es más práctico tratar algunos problemas de salud con jugo de cebolla en lugar del bulbo. Puede extraer el líquido según se explica en Jugo de Cebolla 101 (consulte la página 118). A continuación, encontrará remedios jugosos para un puñado de problemas comunes:

PIE DE ATLETA. Masajee el jugo en los pies. Deje actuar unos 10 minutos. Enjuague los pies con agua tibia y séquelos bien antes de ponerse cualquier zapato. Repita el procedimiento tres veces por día hasta que el hongo se marche.

AGOTAMIENTO POR EL CALOR. Primero, evite el sol. Luego, masajee el jugo por el pecho y detrás de las orejas. Usted (o el paciente) debería reaccionar casi de inmediato.

LARINGITIS. En un frasco con tapa hermética, mezcle 2 partes de jugo de cebolla y 1 parte de miel cruda. Tome 3 cucharaditas cada tres horas hasta que vuelva a cantar.

TIÑA. Aplique un poco de jugo sobre la zona afectada, deje secar durante una hora y enjuague. Repita dos o tres veces por día, según sea necesario.

ZUMBIDO EN LOS OÍDOS. Coloque 2 gotas de jugo de cebolla en cada oído tres veces por semana hasta silenciar el zumbido.

Nota: Si sospecha que el agotamiento por el calor puede ser un golpe de calor, llame al 911 *de inmediato*. En cuanto a las otras afecciones enumeradas arriba, si no observa mejoría en una semana, consulte al médico.

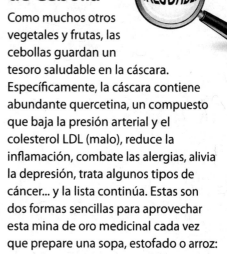

Aproveche la Cáscara de Cebolla

CONSEJO SALUDABLE

Como muchos otros vegetales y frutas, las cebollas guardan un tesoro saludable en la cáscara. Específicamente, la cáscara contiene abundante quercetina, un compuesto que baja la presión arterial y el colesterol LDL (malo), reduce la inflamación, combate las alergias, alivia la depresión, trata algunos tipos de cáncer... y la lista continúa. Estas son dos formas sencillas para aprovechar esta mina de oro medicinal cada vez que prepare una sopa, estofado o arroz:

1. Eche una o dos cebollas enteras sin pelar en una olla y retire el bulbo antes de servir el plato.

2. Cada vez que pele cebollas, guarde las cáscaras en una bolsa de papel. Introduzca un puñado de las cáscaras en una bolsa de estopilla y métala en una olla. Cuando sirva, retire las cáscaras. Lave y guarde la bolsa para la próxima vez.

✔ Tómese un Descanso de los Dolores de Estómago

Esta no es la forma más agradable de eliminar el dolor de estómago, pero es eficaz. Mezcle ½ cucharadita de miel y ½ cucharadita de pimienta negra en ¼ taza de jugo de cebolla fresca (consulte Jugo de Cebolla 101 en la página 118) y tómese hasta la última gota. Antes de salir con sus amigos (o de besar a su pareja), pase un buen rato con un vaso de enjuague bucal fuerte.

✔ Marine los Callos

Los callos no representan una amenaza para la salud, pero pueden ser dolorosos. Una solución simple y rápida: consulte al Dr. Cebolla. Corte una rodaja del tamaño suficiente para cubrir la zona afectada, introdúzcala en un tazón y vierta suficiente vinagre de vino (tinto o blanco) para cubrirla. Deje reposar la cebolla durante unas cuatro horas, retírela del tazón, extiéndala sobre los callos y sujétela con una lámina de plástico. Colóquese una calcetín y deje actuar toda la noche. A la mañana siguiente, raspe la piel dura y gruesa. Lave y enjuague bien para no andar por ahí con olor a ensalada.

Fascinación por la Fragancia

✤ Limpie el Rostro

El acné tiene mala fama por atacar a los adolescentes, pero a cualquiera le pueden aparecer estas molestas espinillas. Una cura simple: corte una cebolla mediana y hiérvala en ½ taza de miel hasta que la cebolla esté blanda. Luego, prepare un puré en una licuadora o procesador de alimentos (o manualmente, si prefiere) hasta obtener una crema. Deje enfriar a temperatura ambiente y unte sobre las manchas. Deje actuar por 60 minutos, como mínimo, y enjuague con agua tibia. Repita la rutina todas las noches hasta observar un rostro limpio en el espejo.

✤ Otra Forma de Eliminar el Acné

Para tratar grandes áreas de piel con acné, aplique esta mascarilla por todo el rostro: pele, pique y caliente siete ciruelas hasta que la pulpa se ablande. Puede hacerlo en el microondas o en el horno convencional. Machaque y mezcle con 1 cucharada de jugo de cebolla (consulte Jugo de Cebolla 101 en la página 118) y 2 cucharaditas de aceite de oliva. Aplique sobre el rostro recién lavado y deje actuar por unos 30 minutos. Enjuague con abundante agua, seque cuidadosamente y continúe con la crema humectante habitual.

Fácil Alimento Curativo

CEBOLLAS AGRIDULCES

Este es un secreto de dos palabras para mantener su aspecto juvenil por más tiempo: coma cebollas. Contienen compuestos eficaces que evitan el daño celular en la piel por el tiempo. Esta guarnición simple (llamada *Cipolline in Agrodolce*) es un clásico en Roma, donde las mujeres se reconocen por su cutis hermoso.

½ taza de pasas de uva
agua caliente
3 cucharadas de aceite de oliva extravirgen
1½ libra de cebollas cipollini peladas*
¼ taza de vinagre balsámico
1½ cucharada de azúcar
sal kosher o marina al gusto

Coloque las pasas en un tazón, cúbralas con agua caliente y déjelas ablandar durante

30 minutos. Caliente el aceite en una sartén a fuego medio-alto. Agregue las cebollas y cocine de 8 a 10 minutos o hasta que se doren. Vierta el aceite. Escurra las pasas y agréguelas a la sartén, junto con el vinagre, el azúcar y la sal. Revuelva hasta que la salsa se espese (de 2 a 3 minutos).

* Las encontrará en muchos supermercados grandes, o reemplácelas por cebollas perladas frescas o congeladas.

RINDE: DE 4 A 6 PORCIONES

✤ ¡Desaparezcan, Verrugas!

¿Está listo para otro remedio para las molestas verrugas? Aquí vamos: corte una cebolla a la mitad, introduzca uno de los lados cortados en una bandeja de sal y frote el bulbo ácido sobre cada verruga. Practique esta rutina dos veces al día hasta que las antiestéticas protuberancias desaparezcan.

✤ ¡Fuera, Fuera, Manchas!

Muchas personas de mediana edad, especialmente las que tienen cutis blanco, tienen manchas marrones planas (también llamadas manchas de la edad o hepáticas). La causa de estas manchas puede ser el sol o una deficiencia nutritiva y, en la mayoría de los casos, no causan ningún daño. Pero, ¿quién las necesita? Elimínelas: mezcle 1 cucharada de jugo de cebolla fresca (consulte Jugo de Cebolla 101 en la página 118) con 2 cucharaditas de vinagre de

Cebolla

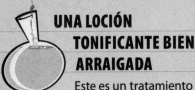

SOLUCIÓN EFICAZ

UNA LOCIÓN TONIFICANTE BIEN ARRAIGADA

Este es un tratamiento facial totalmente natural que tonifica, nutre y suaviza el cutis.

1 cucharada de jugo de zanahoria
1 cucharada de aceite de oliva
1 cucharada de jugo de cebolla*
1 yema de huevo

Mezcle bien todos los ingredientes y aplique sobre el rostro y el cuello. Deje actuar por unos 20 minutos y enjuague con agua tibia. Repita cada semana.

* Consulte Jugo de Cebolla 101 en la página 118.

manzana sin filtrar. Masajee en las zonas decoloradas dos veces al día hasta que desaparezcan las manchas. **Nota:** Pueden pasar algunos meses hasta que note los resultados; sea paciente.

✤ Aclare e Ilumine

Para un tratamiento iluminador completo, en una licuadora o procesador de alimentos, prepare un puré con 2 cucharadas de jugo de cebolla (consulte Jugo de Cebolla 101 en la página 118), 1 pera pelada picada y ¼ taza de leche entera. Aplique suavemente sobre el rostro recién lavado y deje actuar de 15 a 20 minutos. Enjuague con agua tibia y aplique la crema humectante habitual. Repita dos o tres veces por semana.

✤ ¡Tomen *Esto*, Arrugas!

Esta mascarilla antiarrugas intensiva es ideal para la piel seca. Para prepararla, hierva una papa mediana pelada en 1 taza de leche entera hasta que la papa esté blanda. Macháquela y mézclela con 1 cucharada de jugo de cebolla (consulte Jugo de Cebolla 101 en la página 118) y 1 cucharada de miel. Después de lavar el rostro como siempre, aplique sobre el cutis. Deje actuar unos 20 minutos, enjuague con abundante agua, seque cuidadosamente y continúe con la crema humectante habitual.

✤ Salve el Cabello

Uno creería que si las vacunas evitan infinidad de enfermedades mortales, algún genio inventará una píldora para evitar la pérdida de cabello. Por desgracia, hasta ahora, no hay una solución infalible. Sin embargo, existe una gran cantidad de remedios caseros. Según los usuarios, algunos de los remedios más eficaces contienen cebollas (sí, sí). Estas son tres opciones para evitar que el cabello abandone su morada:

■ Corte una cebolla cruda en dos y masajee el cuero cabelludo con la superficie cortada. Cubra la cabeza con una gorra de baño y deje actuar toda la noche. Por la mañana, lave con champú y enjuague con abundante agua. Repita el procedimiento tres veces por semana, al menos.

■ Mezcle ¼ taza de jugo de cebolla (consulte Jugo de Cebolla 101 en la página 118) con 1 cucharada de miel cruda y masajee cuidadosamente sobre el cuero cabelludo a diario. Luego, lave con champú y acondicionador como siempre.

■ Mezcle el jugo de una cebolla mediana con 1 cucharada de miel cruda y 1 chorro de vodka. Todas las noches, al acostarse, frote el cóctel sobre el cuero cabelludo y póngase una gorra de baño. Cuando se levante, continúe la rutina de champú y acondicionador.

Cualquiera sea el método que use, observará resultados entre dos semanas y dos meses.

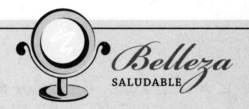

ACONDICIONADOR PARA EL CABELLO

*L*as mismas cáscaras de cebolla que brindan muchos beneficios saludables (consulte Aproveche la Cáscara de Cebolla en la página 123) también suavizan el cabello y mejoran el color. Para preparar este superacondicionador, en una olla, introduzca 2½ tazas de cáscaras de cebolla ligeramente compactadas y vierta 1 cuarto de galón de agua hirviendo. Tape y deje reposar durante 50 minutos. Cuele, pase a un recipiente limpio y deje enfriar a temperatura ambiente. Lave el cabello como siempre y seque ligeramente con toalla. Con la cabeza sobre un recipiente para que escurra el líquido, enjuague tres o cuatro veces con té de cáscara de cebolla. Enjuague con agua limpia. **Nota:** Cuando use este tratamiento todas las semanas, mantendrá el cabello sedoso y reducirá las canas.

Belleza
SALUDABLE

❖ Ron para Arraigar el Cabello

Una vez que haya recuperado el cabello, manténgalo en su lugar con esta rutina simple: corte una cebolla mediana y sumérjala durante la noche (con cáscara y todo) en 8 onzas de ron oscuro (no lo refrigere). Cuele y masajee la loción sobre el cuero cabelludo. Lave con champú y acondicionador, y peine el cabello como siempre. Repita el procedimiento todas las semanas.

❖ Mantenga la Calvicie a Raya

Probablemente no sea posible tratar la calvicie, pero se ha comprobado que los componentes de la cebolla eliminan las toxinas del cuerpo y estimulan la circulación de la sangre. Ambas funciones fortalecen los folículos pilosos, minimizan la caída y promueven un cabello hermosamente saludable. Y lo mejor es que aprovechar ese poder de crecimiento es superfácil. En una botella de su champú regular, agregue una cucharada de jugo de cebolla (consulte Jugo de Cebolla 101 en la página 118) y use como siempre. Agite bien la botella antes de verter la "dosis".

Lo Mejor del Resto

★ Deshágase del Dolor de Cabeza

Cuando la congestión por un resfriado o gripe le cause dolor de cabeza, el té de cebollinos lo aliviará de inmediato. Para prepararlo, en una jarra o tetera, agregue 1½ cucharada de cebollinos finamente picados, ½ cucharada de jengibre fresco finamente rallado y 1 taza de agua hirviendo. Tape y deje reposar durante 30 minutos. Cuele y beba el té tibio. La cabeza debería dejar de palpitar en unos 20 minutos. Repita con la frecuencia necesaria mientras esté enfermo.

★ Satisfaga los Antojos de Sal

Si sigue una dieta baja en sodio y extraña la sal, anímese: si come uno o dos cebollinos en cada comida, puede satisfacer sus ganas de comer alimentos salados. Corte y lave un manojo de cebollinos (también llamadas cebollas verdes), envuélvalos en una toallita de papel humedecida y guárdelos en el refrigerador, donde se conservarán por una semana. Cambie la toallita de papel humedecida cada dos días para mantener la máxima frescura.

★ Con un Puerro

Podrá realizar un par de hazañas de salud, por ejemplo:

CURE LAS HEMORROIDES. Un remedio clásico para los dolores en las asentaderas es comer un puerro hervido grande por día, como bocadillo o en la cena.

ESTIMULE LA ORINA. Los puerros cocidos son un diurético suave y delicioso en sopas, estofados o salteados con aceite de oliva. Si desea tomar medidas más fuertes y rápidas, cómalos crudos en ensaladas, sándwiches o salsas. Su sistema "fluirá" normalmente de inmediato. (Lo siento, ¡no puedo evitarlo!).

★ No Más Caspa

Los cebollinos lucen como una de las plantas más educadas del planeta, pero sus compuestos volátiles son mortales para la caspa. Para eliminar la caspa: en una taza, coloque 1 cucharada de cebollinos frescos y picados, y agregue 1 taza de agua recién hervida. Cubra la taza y deje reposar durante unos 20 minutos. Cuando se haya enfriado completamente, lave el cabello con champú como siempre y enjuague con té de cebollinos. Repita esta rutina diariamente y, después de unas semanas, no encontrará la caspa.

SOLUCIÓN EFICAZ

LINIMENTO DE PUERRO

Si se exige físicamente durante el fin de semana o pasa mucho tiempo arreglando el jardín, necesitará este linimento para tratar los dolores musculares, molestias y torceduras.

4 puerros picados
agua
4 cucharadas de mantequilla de coco*

Introduzca los puerros en una olla con agua para cubrirlos por completo. Procure que queden 2 pulgadas de agua por encima de ellos. Hierva hasta que estén blandos. Retire del fuego, baje el fuego a lento y agregue la mantequilla de coco. Mezcle hasta obtener una consistencia cremosa. Deje enfriar hasta que tenga una temperatura agradable y masajee sobre la zona afectada. Guarde el sobrante a temperatura ambiente en un recipiente con tapa hermética y úselo dentro de la semana de su preparación.

* La encontrará en tiendas de alimentos saludables y en línea (no se confunda con el *aceite* de coco).

RINDE: ¼ TAZA

★ Buen Viaje al Olor a Cebolla

No es un secreto que todos los miembros de la familia de la cebolla (conocida como *Allium*), que incluye al puerro, a la cebolla escalonia y a los cebollinos, deja un olor en las manos que varía de desagradable a asqueroso. Afortunadamente, su cocina está llena de ayudantes prácticos que eliminan estos olores, por ejemplo:

EL BICARBONATO DE SODIO. Mézclelo con un poco de agua para formar una crema y frote minuciosamente la piel. Pase entre los dedos y bajo las uñas. Cuando haya terminado, enjuague las manos con agua tibia y limpia.

CAFÉ. Tome algunos granos y frótelos entre las manos. Si no tiene granos de café, tome un puñado de café molido y frótelo sobre la piel. Cuando el olor a cebolla se haya ido, lave las manos con jabón y agua (salvo que prefiera el aroma a café).

JUGO DE LIMÓN. Exprima el jugo de medio limón en una palma y frote las manos con fuerza. **Nota:** Si no tiene limones frescos, el jugo artificial también será eficaz.

SAL. Masajee la sal de mesa común sobre la piel húmeda, enjuague y seque bien. Además de eliminar el olor, sus manos se sentirán más suaves y lisas.

Con cualquier producto para eliminar olores, si no obtiene satisfacción total en la primera vuelta, repita el proceso hasta obtener los resultados deseados. Una advertencia: si tiene cortes o raspones en las manos, evite los tratamientos con limón y sal, o prepárese para el ardor.

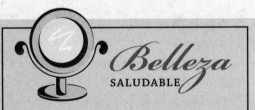

Belleza SALUDABLE

Destaque el Color del Cabello

Si tiene cabello castaño o rojizo y cultiva puerros en el jardín, tiene un tratamiento casi instantáneo para recuperar el brillo del cabello. Deje reposar una pizca de semillas de puerros en una taza de agua recién hervida durante 10 minutos. Cuele y deje enfriar el té a temperatura ambiente. Después de lavarse con champú, aplique el acondicionador. **Nota:** *Si no tiene jardín, busque semillas de puerro en su vivero local.*

10 Hamamelis

A diferencia de otros remedios caseros, el hamamelis (*Hamamelis virginiana*) es un verdadero estadounidense. Ha crecido en los bosques del este de América del Norte desde tiempos inmemoriales. Varias comunidades originarias destilaban las hojas, las raíces y la corteza para múltiples usos: desde aliviar músculos adoloridos hasta tratar las quemaduras, los resfriados, la tos y la disentería. Hacia 1846, se convirtió en el primer artículo masivo de belleza hecho en Estados Unidos. Primero se llamó *Golden Treasure* y luego *Pond's Extract*. Y sigue siendo una superestrella de la salud y la belleza en todo el mundo.

Consulte al Dr. Hamamelis

✔ Alivie las Hemorroides Externas

No se desanime por esta molesta afección. El hamamelis alivia significativamente el dolor y la picazón, y seca el sangrado. Para mejorar la adherencia, mezcle partes iguales de hamamelis con aloe en gel, glicerina o vaselina y frote suavemente en los puntos problemáticos. Se sentará mucho más cómodo.

✔ Alivie Rápidamente el Dolor de las Quemaduras

Humedezca un trozo de gasa o estopilla en hamamelis y envuelva con suavidad la zona afectada. En cuanto se seque la tela, repita el procedimiento hasta sentir el alivio, que será mucho antes de lo que se imagina. Continúe con una loción humectante. Si se ha quemado en una parte del cuerpo que no puede envolverse fácilmente, vierta un poco de hamamelis en una botella rociadora y rocíe la piel adolorida.

✔ Aleje las Escamas de la Psoriasis

El hamamelis alivia el dolor y la irritación de las antiestéticas escamas o placas. Es fácil: en un recipiente de boca ancha, mezcle partes iguales de hamamelis sin alcohol y glicerina USP (en farmacias). Después de la ducha o el baño, séquese suavemente y frote el remedio por las zonas afectadas; evite las lesiones abiertas. La poción desaparecerá por completo. Si su piel está grasosa, significa que ha aplicado demasiada. Repita el procedimiento a diario. En unas tres semanas, el enrojecimiento y las escamas se reducirán entre un 80% y un 90%. Luego, para prevenir brotes, use el tratamiento una vez por semana o con la frecuencia necesaria. **Nota:** Use un aplicador para las manchas de la espalda u otras zonas difíciles.

Para aliviar los brotes de psoriasis en la cabeza, lave el cabello con el champú habitual y masajee la poción sobre el cuero cabelludo hasta que se absorba por completo.

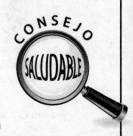

Lea las Etiquetas

El extracto de hamamelis se produce con las hojas, las raíces y la corteza de *Hamamelis virginiana*. Pero hay un par de métodos de elaboración diferentes. Por ello, cuando salga a comprar, lea las etiquetas con mucho cuidado. Algunos procesos usan alcohol isopropílico (algunas marcas contienen más alcohol que el hamamelis). Para uso en salud y belleza, busque la etiqueta "para consumo humano Guacamole Rápido y Delicioso" o "hidrosol de hamamelis 100% orgánico". Esto indica que se ha destilado lentamente a presión baja con agua pura, que preserva las propiedades beneficiosas de la planta. A diferencia de las versiones con alcohol, el hidrosol es bastante suave para las pieles más sensibles.

✔ Cuide la Boca

Los efectos antisépticos, antiinflamatorios y astringentes del hamamelis lo convierten en un remedio eficaz contra la gingivitis y otros problemas de encías. Mezcle ½ o 1 cucharadita de hamamelis para consumo humano y 2 o 3 gotas de aceite de clavo de olor en 1 taza de agua tibia. Use como enjuague bucal de tres a cuatro veces por día hasta observar la mejoría. **Nota:** Si realiza un tratamiento para la gingivitis, consulte al dentista antes de usar este remedio.

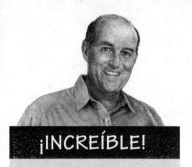

¡INCREÍBLE!

¿Se ha preguntado cómo esta planta norteamericana, el hamamelis, *(Hamamelis virginiana)* obtuvo su nombre en inglés *witch hazel* (avellano de bruja)? Nadie lo sabe con exactitud, pero no tiene nada que ver con las brujas ni con la brujería. Es más probable que la primera parte haya surgido de los padres peregrinos, quienes aprendieron las costumbres de las comunidades originarias y usaron las ramas ahorquilladas para buscar agua subterránea. En la lengua de ese momento, la palabra *wych* significaba pequeña y alegre, justo la descripción de la varilla cuando se meneaba hacia arriba y abajo en las manos del zahorí. Con el paso de los años, la palabra *wych* se transformó en *witch*. En cuanto a quién era Hazel, vaya uno a saber.

✔ Vaya Más Lejos

Para tratar la laringitis o el dolor de garganta, prepare la poción de hamamelis y aceite de clavo de olor, como se describe en Cuide la Boca en la página 132. Haga gárgaras tres o cuatro veces por día (no la trague). Se sentirá como nuevo de inmediato.

✔ Preparación Fácil para la Colonoscopia

Simplifique la preparación para una colonoscopia, porque la preparación suele ser más desagradable que el procedimiento en sí. Supone una limpieza del colon de 24 horas mediante la ingesta de fluidos claros y una "bebida" de gusto raro. Esta rutina puede llegar a ser dolorosa. Para aliviar las molestias, puede comprar almohadillas para hemorroides, pero esta es una idea mejor y más barata: la noche anterior a la preparación, mezcle unas gotas de aceite esencial de lavanda por onza de hamamelis. Humedezca una docena o más de almohadillas de algodón, introdúzcalas en una bolsa plástica para congelador y guárdelas en el congelador. Al día siguiente, úselas para aliviar sus sentaderas. **Nota:** Si tiene más almohadillas, guárdelas en el congelador para aliviar cortes, rasguños o picaduras de insectos y para aliviar hemorroides.

✔ Alivio Refrescante para Músculos Acalorados

Cuando trabaja o juega bajo el sol radiante, mime los músculos adoloridos con un tratamiento refrescante. En un frasco con tapa hermética, mezcle 2 tazas de hamamelis, 2 cucharaditas de jarabe de maíz claro, ½ cucharadita de aceite de castor y 3 o 4 gotas de aceite esencial. Agite bien y masajee sobre las partes adoloridas para obtener un alivio casi instantáneo. **Nota:** Los aceites de romero, menta, gaulteria y eucalipto son ideales para refrescar y aliviar los músculos y las articulaciones adoloridas y entumecidas.

✔ Eficaz Alivio para las Várices

Millones sufren este problema circulatorio. Si usted es uno más, sabe que es doloroso. Afortunadamente, el hamamelis ofrece un alivio eficaz. Es sencillo: refrigere un tazón de hamamelis durante una o dos horas y humedezca toallitas. Siéntese en una silla cómoda, eleve los pies y coloque las compresas frías sobre las zonas afectadas. Mantenga los pies en esa posición por unos 15 minutos hasta que el dolor desaparezca o disminuya significativamente. Repita el procedimiento con la frecuencia necesaria para mantener el nivel de comodidad. **Nota:** La cantidad necesaria de hamamelis depende del tamaño de la zona que necesite cubrir.

✔ Directo de la Botella

El hamamelis, por sí solo, realiza muchas hazañas para el cuidado de la salud. Este es un puñado de remedios cotidianos:

OJO MORADO. Humedezca un paño en hamamelis y sujételo sobre el ojo. Desaparecerá el dolor y la inflamación. Evite la zona de los ojos, porque le picará muchísimo.

MAGULLADURAS. Aplique hamamelis sobre la marca tres veces al día y desaparecerá enseguida.

CORTADAS Y RASPONES. Vierta abundante hamamelis en la herida, deje secar al aire y cubra con un vendaje.

PAÑALITIS. Aplique suavemente hamamelis sobre la colita del bebé con una bola o almohadilla de algodón. Notará una mejoría de inmediato.

OJOS IRRITADOS Y CANSADOS. Humedezca dos almohadillas de algodón en hamamelis y coloque una sobre cada ojo. Recuéstese y relájese por unos 10 minutos.

Refrescante para Pies y Piernas

CONSEJO SALUDABLE

Cuando ha estado parado todo el día o caminando más de lo habitual, un gel suave puede darle a los músculos un tratamiento refrescante. Es sencillo: en un recipiente apto para microondas, mezcle ½ taza de aloe vera en gel, 1 cucharada de hamamelis y 1½ cucharadita de maicena. Caliente al máximo de 1 a 2 minutos y revuelva cada 30 segundos hasta que la mezcla tenga la consistencia de la miel. Deje enfriar la preparación, agregue 3 o 4 gotas de extracto de menta y almacene el gel a temperatura ambiente en un recipiente hermético. Aplique en los pies y piernas cansados, deje actuar de 10 a 15 minutos y enjuague con agua tibia. Créalo o no, deseará correr una maratón. O, al menos, pasear en bicicleta.

✔ Niéguese al Sangrado de Nariz

A casi todos les sangra la nariz de vez en cuando. Esté preparado con este remedio clásico: en una botella, mezcle 6 gotas de aceite esencial de ciprés (en tiendas de alimentos saludables) con 2 cucharadas de hamamelis y guárdela en el botiquín. Luego, cada vez que la necesite, agite bien la botella, humedezca una bola de algodón e insértela suavemente en la fosa nasal que sangra. Siéntese derecho, con la cabeza ligeramente inclinada hacia adelante. En dos o tres minutos, la sangre debería dejar de fluir. **Nota:** Para acelerar el proceso, apriete el tejido blando de la nariz de manera suave y firme (con los dedos pulgar e índice).

✔ Repelente de Insectos

Este es un repelente de insectos que espantará a los más grandes (como los mosquitos) y a los que son tan pequeños que casi ni se ven. Además, no contiene ninguno de los productos químicos dañinos de los repelentes comerciales y huele mucho mejor. Es simple, siga estos cuatro pasos:

SOLUCIÓN EFICAZ

BREBAJE ESPANTABICHOS DE MENTA

A los insectos no les gusta el aroma de las plantas de la familia de la menta. Prepare este excelente elixir y rocíe sobre la piel y la ropa cada vez que salga.

1½ cucharada de hojas de menta piperita*

1½ cucharada de hojas de hierbabuena*

1 cucharada de lavanda fresca o deshidratada

1 taza de agua destilada, hirviendo

1 taza de hamamelis

Coloque las hierbas en un recipiente resistente al calor y vierta el agua hirviendo. Mezcle bien y tape. Deje reposar hasta que se haya enfriado a temperatura ambiente. Luego, cuele. Agregue el hamamelis y vierta en dos botellas rociadoras de 8 onzas, o tres o cuatro versiones de bolsillo. Guarde en el refrigerador y use todo el verano.

* Frescas o deshidratadas, picadas.

RINDE: UNAS 16 ONZAS

PASO 1. Consiga hamamelis, agua destilada o hervida, sus aceites esenciales preferidos (lea la lista en el Paso 4), glicerina vegetal (opcional) y una botella rociadora de 8 onzas.

PASO 2. Llene la mitad de la botella con agua y vierta suficiente hamamelis hasta llegar al tope.

PASO 3. Agregue ½ cucharadita de glicerina vegetal si lo desea. De esta manera, el rocío durará más en la piel.

PASO 4. Mezcle de 30 a 50 gotas de aceites esenciales. Cuanto más aceite use, más eficaz será el efecto repelente. Son opciones eficaces de insecticidas la citronela, el clavo de olor, el eucalipto, la lavanda y el romero (solas o combinadas a su gusto).

Una Belleza Norteamericana

✤ Aleje el Olor a Pie

¿Le molesta el mal olor de sus pies? Entonces, use esta simple poción desodorizante: en 1 taza de hamamelis, agregue 40 gotas de aceite esencial de geranio y 20 gotas de aceite esencial de menta. Vierta en una botella rociadora y agite antes de cada uso. Lo primero que hará cada mañana será rociar los pies y dejarlos secar por completo antes de colocar los calcetines y el calzado. Repita el procedimiento cuando regrese a su casa después del trabajo (o juego) y al acostarse. ¡Sus pies ya no tendrán mal olor!

✤ Refrésquese

Cuando el clima se vuelva caluroso, manténgase fresco con este rocío: en una botella rociadora de 8 onzas, mezcle 2 cucharaditas de hamamelis, 10 gotas de aceite esencial de menta y 12 gotas de aceite esencial de lavanda. Llene el resto de la botella con agua. Guarde en el refrigerador y use cada vez que sienta que hace demasiado calor.

✤ Adorable Clorofila Líquida

Cuando la usa sola, la clorofila líquida es un desodorante muy eficaz. También le dará mayor eficacia a cualquier fórmula casera. Para prepararla, llene (sin apretar) un frasco de vidrio grande con briznas de pasto lavadas y picadas, y vierta hamamelis hasta cubrirlas por completo. Cierre el frasco y déjelo en un lugar fresco y oscuro de 7 a 10 días; agite de vez en cuando. Cuele y vierta en una botella limpia con tapa hermética. Para usar la clorofila, aplique sobre las axilas con una bola de algodón o mida qué cantidad necesita para una receta de desodorante. **Nota:** Use solo briznas de pasto que no se hayan tratado con herbicidas, pesticidas o fertilizantes químicos.

✤ ¡Ahhh! Loción para Después de Afeitarse

Las lociones comerciales para después de afeitarse están repletas de alcohol y toda clase de productos químicos. Por ello, estas lociones pueden empeorar la irritación de la piel recién afeitada. Pruebe mi fórmula preferida, que lo hará sentir mejor. En un frasco de vidrio, mezcle ½ taza de agua destilada, ¼ taza de hamamelis sin alcohol, 1 cucharada de aceite de oliva, ¼ taza de cedro deshidratado y ¼ taza de salvia deshidratada. Tape y guarde en un lugar fresco

---

SOLUCIÓN EFICAZ

SUPERDESODORANTE EN AEROSOL

El aluminio de los antitranspirantes comerciales deja manchas difíciles de eliminar en la ropa, pero esta fórmula eliminará sus desafíos de lavado. Además, no contiene ninguno de los productos químicos impronunciables, que se encuentran tanto en los productos de marca como en los genéricos.

½ taza de hamamelis
¼ taza de aloe vera en gel o jugo
¼ cucharadita de bicarbonato de sodio
10 gotas de aceite esencial de salvia
   sclarea*

Mezcle todos los ingredientes en una botella rociadora. Agite antes de cada uso, y rocíe sobre las axilas.

* Si está embarazada o podría estarlo, reemplácelo por aceite de lavanda o clorofila líquida. Los encontrará en tiendas de alimentos saludables y en línea en sitios especializados en herboristería o aceites esenciales. O prepárelos con la fórmula simple anterior.

RINDE: 6 ONZAS

y oscuro de dos a tres semanas; agite una o dos veces al día. Cuele y vierta a una botella limpia con tapa hermética. Use como cualquier loción para después de afeitarse.

✤ Reafirmante para el Rostro

Esta delicia para el cutis se remonta al 1600, pero es más popular hoy que antes. No es extraño porque es barato, fácil de preparar y suaviza y reafirma cualquier tipo de cutis. Es sencillo: en un tazón, agregue 3 cucharadas de hamamelis sin alcohol y 1 cucharadita de vinagre de manzana crudo. Luego, incorpore y bata ligeramente una clara de huevo. Bata la preparación hasta que esté espumosa. Colóquela en el refrigerador por unos cinco minutos. Aplique sobre la piel húmeda y cálida con una almohadilla de algodón. Deje actuar, por lo menos, durante 30 minutos (cuanto más tiempo, mejor). Para obtener mejores resultados, repita el procedimiento una vez por semana.

✤ Acabe con los Problemas de Cutis

Cuando tiene acné y problemas similares de cutis, es lógico que use astringentes comerciales. Pero estos productos secan el cutis y producen más oleosidad. Cuanto más astringente use, comenzará un círculo

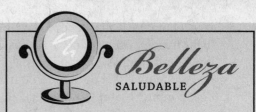

Belleza
SALUDABLE

No Más Cutis Brillante

Con el calor y la humedad del verano, cualquier tipo de cutis luce brillante y graso. En lugar de comprar productos que quiten el brillo (la mayoría seca el cutis aún más), mezcle ⅓ taza de hamamelis, 1 taza de agua de rosas y 1 taza de agua de manantial. Guarde en el refrigerador. Se mantendrá hasta dos semanas en un frasco de vidrio con tapa hermética. Todas las mañanas y noches, o en cualquier momento, aplique con suavidad sobre el rostro y el cuello con una almohadilla de algodón. Reducirá el brillo mientras mantiene el cutis saludable y humectado. **Nota:** *Puede comprar agua de rosas en tiendas de alimentos saludables, en herboristerías y en línea. Pero es fácil y más barato prepararla. Lea el procedimiento en La Abuela Sabía Qué Era lo Mejor en la página 159.*

vicioso que no le brindará ningún beneficio. Por suerte, hay una alternativa suave y natural contra las bacterias sin aumentar la oleosidad. En una botella con tapa hermética, mezcle 1 taza de hamamelis, ½ cucharadita de extracto del árbol de té y ½ taza de infusión concentrada de manzanilla (consulte Té por

Dos en la página 197) y guarde a temperatura ambiente hasta nueve meses. Use todas las mañanas y noches para mantener el cutis limpio y suave. **Nota:** Esta poción también sirve como loción tonificante eficaz para la piel grasa y puede usarse a diario.

✦ Dos Lociones Tonificantes Eficaces

Las lociones tonificantes que se compran en las tiendas contienen alcohol, y algunas incluso contienen acetona, el ingrediente principal de los removedores de esmaltes de uñas. ¿Desea usar este producto en el rostro? ¡Eso pensé! Según su tipo de cutis, opte por una de estas opciones naturales, que serán eficaces:

CUTIS NORMAL. Ingredientes: ½ taza de hamamelis, ½ taza de agua y ½ taza de infusión de menta (lea Té por Dos en la página 197).

CUTIS SECO Y MADURO. Ingredientes: ½ taza de hamamelis y ½ taza de agua con 4 cucharadas de aloe vera, 4 cucharadas de agua de rosas y 4 cucharadas de glicerina.

SOLUCIÓN EFICAZ

ACEITE ENERGIZANTE PARA BAÑO

Hay muchas combinaciones de aceites de baño que relajan los músculos o lo arrullan para que descanse bien. Esta es energizante.

Mezcle todos los ingredientes en una botella con tapa hermética. A la hora del baño, llene la bañera con agua tibia y agregue 1 cucharada de la mezcla. Revuelva el agua con fuerza con la mano para dispersar los aceites. Luego, acomódese y cargue la batería con energía saludable.

½ taza de hamamelis
20 gotas de aceite esencial de lavanda
8 gotas de aceite esencial de menta*
8 gotas de aceite esencial de romero*
4 gotas de aceite esencial de albahaca

* Si está embarazada o podría estarlo, reemplácelos por aceite de enebrina, lima, pachuli o palo de rosa.

RINDE: 8 BAÑOS

Para cualquier tipo de cutis, mezcle los ingredientes en una botella con tapa hermética. Almacene el recipiente a temperatura ambiente; agite ocasionalmente y antes de cada uso. Aplique la loción tonificante sobre el rostro y el cuello con una bola o almohadilla de algodón. Se conserva con plena eficacia de 8 a 10 meses.

Lo Mejor del Resto

★ Paquete de Hielo Reutilizable

Nunca se sabe cuándo podría necesitar usar hielo para calmar el dolor, la inflamación o la irritación. Esté preparado con un paquete de hielo reutilizable multiuso a mano. Es fácil: mezcle 1 parte de alcohol para frotar con 2 partes de agua. Luego, vierta a una bolsa de plástico para congelador (pero no la llene; deje espacio para que se expanda). Saque todo el aire, selle la bolsa y métala al congelador. El alcohol no se congela, por lo que el contenido se escarchará en lugar de ponerse duro como piedra, y esto permitirá que sea más agradable en la parte adolorida del cuerpo.

★ Enjuague Bucal Antiséptico

El enjuague bucal antiséptico refresca el aliento y mantiene la salud de las encías, entre otras cosas. Utilícelo cuando se presenten algunos de los siguientes problemas frecuentes:

AMPOLLAS. Humedezca una bola de algodón con enjuague bucal antiséptico y aplique sobre las encías tres veces al día hasta que se sequen.

CORTADAS Y RASPONES. Después de limpiar la herida, aplique un poco de enjuague bucal antiséptico. Mata los gérmenes de la piel y los de la boca.

PICADURAS DE MOSQUITOS. Humedezca una almohadilla de algodón con enjuague bucal antiséptico, aplique contra la picadura durante 15 segundos y despídase de la picazón.

IRRITACIÓN DEL CUERO CABELLUDO. Si le pica la cabeza y está irritada debido al eccema o la dermatitis por contacto, utilice el enjuague bucal antiséptico como enjuague después del champú. Masajee el cuero cabelludo y enjuague con abundante agua limpia.

★ Alcohol para los Oídos

¡Atención, nadadores frecuentes u ocasionales! La próxima vez que tenga las molestias (a veces, dolorosas) del "oído de nadador", mezcle partes iguales de alcohol para frotar y vinagre (blanco o de manzana). Vierta 2 o 3 gotas en el oído afectado. El alcohol secará el agua atrapada y el vinagre matará las bacterias.

Para evitar el problema, lleve un gotero y una pequeña botella de la mezcla cuando nade en un lago o en cualquier otro lugar con agua sin cloro. En cuanto termine de nadar, seque las orejas y coloque 2 gotas de este remedio natural en cada oreja. Detendrá las bacterias.

PRECAUCIÓN ⚠

Hace mucho tiempo, el peróxido de hidrógeno se consideraba lo máximo para limpiar heridas. Pero hoy, no. La medicina ahora nos informa que el peróxido de hidrógeno sobre los cortes, raspones e inflamaciones produce más daño, porque daña el tejido que rodea la herida y retrasa el proceso de curación. Lo mismo sucede con el alcohol para frotar. Es excelente para esterilizar instrumental (como tijeras o pinzas), pero manténgalo alejado de las heridas abiertas.

La mejor forma de limpiar una herida es lavar bien la zona con agua y jabón. Luego, aplique un ungüento antibiótico o alguno de los remedios caseros de este libro.

★ Limpie la Cera del Oído

El oído de nadador no es la única enfermedad molesta que puede afectar el aparato auditivo. Quienes tienen cierta edad tienden a acumular cera en las orejas. No solo interfiere con nuestra habilidad auditiva, también puede ser bastante dolorosa. Es fácil: aplique 3 o 4 gotas de peróxido de hidrógeno al 3% en cada oído. Deje actuar durante unos cuatro minutos, enjuague y la cera saldrá con el agua tibia. Si queda algo de cera, repita el proceso. **Nota:** Si la cera se ha endurecido tanto que bloquea el canal auditivo, debe limpiarla el médico.

★ Evite las Ampollas

En poco tiempo, un par de zapatos ajustados generan ampollas dolorosas. ¿Qué puede hacer si los zapatos que compró para ese evento imperdible son demasiado ajustados? Pruebe este remedio tradicional: sature una bola de algodón con alcohol para frotar y frote los puntos de presión desde el interior de cada zapato. Luego, vaya al gran evento. Para lograr un alivio permanente, lleve ese calzado a un zapatero para que lo estire.

★ Evite el Pie de Atleta

Y los hongos de las uñas de los pies, también. ¿Cómo? Después de cada ducha, humedezca una bola de algodón con enjuague bucal antiséptico y pásela por las plantas de los pies, entre los dedos y la piel alrededor de las uñas de los pies. Esto es especialmente importante cuando usa los vestidores del gimnasio, la piscina o el club deportivo. **Nota:** Este truco es eficaz con los enjuagues bucales tradicionales que tengan alto contenido de alcohol.

★ Enjuague Bucal para el Cabello

Este producto básico del cuidado bucal también es beneficioso para el cabello en un par de formas, por ejemplo:

PREVENGA LA CASPA. Para despedirse de los molestos copos blancos para siempre, lave el cabello con enjuague bucal antiséptico cada dos semanas.

HAGA BRILLAR EL CABELLO. En 1 taza de agua, mezcle ¼ taza de su enjuague bucal preferido (de cualquier tipo). Después de lavarse con champú como siempre, vierta la poción sobre el cabello. Masajee por un minuto o dos y enjuague con agua limpia. El resultado: un cabello brillante y con volumen.

★ Remedio contra el Mal Olor

Si busca un desodorante sin aluminio, pruebe este remedio refrescante: aplique en las axilas una bola de algodón embebida en enjuague bucal (con su aroma preferido). Deje secar antes de vestirse. Una advertencia: si se ha afeitado, espere, al menos, un día antes de usar este remedio.

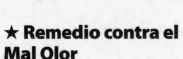

Olvídese de la Gripe

Esta protección contra la gripe y los resfriados puede parecer excéntrica, pero quienes la han probado afirman que permanecen saludables incluso en las temporadas con más casos de gripe. Es sencilla: en cuanto sienta los primeros síntomas, use un pequeño gotero para aplicar 4 o 5 gotas de peróxido de hidrógeno al 3% en cada oído. Puede picar un poco; es normal. Espere a que desaparezcan las molestias y la picazón, que pueden durar entre 3 y 10 minutos. Escurra la solución en un pañuelo y repita el procedimiento en el otro oído. La explicación: según descubrieron los médicos investigadores a finales de la década de 1920, los virus que causan los resfriados y la gripe pueden ingresar por el canal auditivo. Si actúa con rapidez, matará a los gérmenes antes de que se instalen. Recuerde que es importante lavarse las manos con frecuencia durante la temporada de gripe y alejarse de quienes tosen y estornudan.

★ Haga Brillar el Cabello

Por generaciones, las mujeres han usado el peróxido de hidrógeno para los reflejos del cabello por varios motivos. Principalmente, porque es muy eficaz. A diferencia de los productos comerciales, no contiene productos químicos dañinos que irriten el cuero cabelludo y dejen el cabello opaco, sin vida y con aspecto de lana de acero. Además, cuesta una fracción del precio que deberá pagar en los salones de belleza. Es simple: en una botella rociadora, mezcle partes iguales de peróxido de hidrógeno al 3% y agua y rocíe sobre el cabello húmedo. Peine y deje actuar de 10 a 15 minutos. Luego, lave el cabello con champú y acondicionador como siempre. **Nota:** El peróxido de hidrógeno superior al 3% puede aclarar el cabello. Por ello, lea la etiqueta con cuidado.

★ Acto de Desaparición

Si tiene problemas (y está avergonzada) debido al pelo oscuro sobre el labio superior, no se avergüence más. Pruebe este simple acto de desaparición: mezcle ¼ taza de peróxido de hidrógeno al 6% con 1 cucharadita de amoníaco

SOLUCIÓN EFICAZ

REFRESCANTE ROCÍO FACIAL

Un rocío facial lo refrescará cuando esté en actividad. Además, hidrata la piel y realza el color. ¡Compruébelo!

1 bolsita de té negro
2 tazas de agua
¼ taza de peróxido de hidrógeno*
1 cucharadita de extracto de lima

Deje reposar la bolsita de té en una taza de agua recién hervida durante 60 minutos.

Deje que el té se enfríe a temperatura ambiente, mezcle ¼ taza del brebaje con el peróxido de hidrógeno, el extracto de lima y 1 taza de agua. Vierta en botellas rociadoras de bolsillo. Es práctico para brindar al rostro un rápido rocío energizante, incluso sobre el maquillaje. Evite la zona de los ojos. Guarde las otras botellas en el refrigerador hasta una semana.

* Use al 2.5% o menos.

RINDE: 12 ONZAS

(¡nada más!). Humedezca una bola de algodón en la solución, y aplique sobre el vello. Deje actuar por 30 minutos y enjuague con agua fría. ¡Listo!

★ Blanquee las Uñas

Si usa esmalte de uñas durante mucho tiempo, sus uñas quedarán opacas, débiles y oscuras. Para iluminarlas, mezcle 1 cucharada de peróxido de hidrógeno y 2 cucharadas de bicarbonato de sodio. Frote generosamente sobre las uñas de las manos y de los pies, y deje actuar por unos cinco minutos. Enjuague con agua limpia y salga a lucir sus uñas superbrillantes.

★ Blanquee los Dientes, También

Olvídese de las tiras blanqueadoras, las bandejas incómodas y las costosas consultas al dentista. Solo utilice peróxido de hidrógeno al 3% en lugar de su actual enjuague bucal. No solo matará los gérmenes que causan el mal aliento, sino que sus dientes lucirán más blancos y brillantes. **Nota:** Nunca trague el peróxido. Cuando termine de enjuagarse, escúpalo y enjuáguese con abundante agua limpia.

★ ¡Basta de Acné!

A todos les ha sucedido, al menos, una vez: en la mañana de un evento importante, se despierta con una espinilla horrible. No se preocupe. Con un hisopo de algodón, aplique un poco de peróxido de hidrógeno. Cuando llegue el momento de irse, habrá desaparecido. Si no es así, por lo menos no se notará tanto.

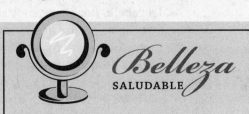

Belleza SALUDABLE

¡No Sude!

*Este rociador lo mantendrá fresco, limpio y seco aun cuando esté trabajando o jugando al aire libre en pleno verano. Es fácil: en 1 taza de agua, mezcle 1 cucharadita de peróxido de hidrógeno (al 2.5% o menos), 1 cucharadita de jugo de pepino y 1 cucharadita de extracto de limón. Vierta en botellas rociadoras de 8 o 4 onzas y agítelas durante unos 10 segundos. Rocíe periódicamente sobre el rostro y el cuerpo para mantenerse fresco. Evite la zona de los ojos. Guarde la poción en el refrigerador; se conservará bien por cuatro días. **Nota:** Para preparar jugo de pepinos, en una licuadora, licúe un pepino y cuele la pulpa con una estopilla durante 15 minutos.*

11

Lavanda

Si existe un club de aficionados a la lavanda en el cielo, las reuniones han de ser entretenidas. Durante siglos, un grupo variopinto de conocedores, que van desde Cleopatra y Plinio el Viejo hasta María Magdalena y la Reina Victoria, han utilizado y atesorado la lavanda por sus efectos curativos y embellecedores. En años recientes, la lavanda ha perdido popularidad con el grupo de moda, que la considera arcaica y anticuada. Pero el mundo da muchas vueltas. Ahora, con las investigaciones científicas modernas, esta superestrella aromática está nuevamente en el primer plano de la salud y la belleza.

Bella Flor Perfumada

✔ Repelente de Mosquitos

Cuando llega la temporada de mosquitos, manténgalos alejados con esta "armadura" aromática. En una botella plástica con rociador, agregue 2 partes de aceite de lavanda (en tiendas de alimentos saludables y en internet) y 1 parte de alcohol medicinal. Rocíe sobre la piel cuando disfrute el aire libre. A usted le encantará el aroma, pero los mosquitos no se acercarán a la fragancia (¡ni a usted!).

✔ Cuando Ya Tiene la Picadura de Mosquito

El aceite de lavanda reduce la picazón, la inflamación y el enrojecimiento de una picadura de mosquito. Aplique una gota o dos en la zona afectada y deje que penetre en la piel. Vuelva a aplicar, según sea necesario, cada seis u ocho horas hasta que sienta el alivio.

✔ *¡Sayonara*, Quemaduras de Sol!

Y despídase de las demás quemaduras, también. El aceite de lavanda cura quemaduras rápidamente y, con frecuencia, sin dejar cicatrices. Según la ubicación y gravedad de la quemadura, así como su preferencia, tiene tres opciones de tratamiento:

■ En una botella plástica con rociador, agregue agua fría y unas gotas de aceite de lavanda. Rocíe la zona afectada.

■ En 1 cuarto de galón de agua con 5 o 6 gotas de aceite de lavanda, humedezca un paño de algodón limpio. Aplique la compresa sobre la quemadura.

■ En el agua fría de una bañera, agregue de 10 a 12 gotas de aceite de lavanda y sumérjase por unos 20 minutos. **Nota:** Espero que no sea necesario aclarar que este consejo solo es útil para tratar quemaduras leves de primer grado. Si la piel está agrietada o ampollada, o si la quemadura está en el rostro o cubre una vasta superficie del cuerpo, corra a la sala de emergencias.

Fácil Alimento Curativo

BATIDO ABUNDANTE PARA EL DESAYUNO

Combine el poder curativo de la lavanda con la eficacia antioxidante de los arándanos, los bananos y las naranjas, y disfrute.

1 taza de hielo*
1 banano pelado en rodajas
1 lata (de 14.5 onzas) de mandarinas escurridas
1 taza de arándanos frescos o congelados
½ taza de yogur de vainilla
2 cucharadas de miel
1 cucharada de brotes de lavanda fresca picados
½ taza de leche

Coloque el hielo y la fruta en una licuadora o procesador de alimentos, y licúe hasta que todo quede finamente picado. Agregue el yogur, la miel, la lavanda y la leche, y licúe hasta obtener una mezcla homogénea. ¡A su salud!

* Consejo para prepararlo con anticipación: Siga las instrucciones, pero omita el hielo. Vierta en recipientes individuales y guarde en el congelador. Antes de acostarse, pase uno o más recipientes individuales al refrigerador para disfrutarlos a la mañana siguiente.

RINDE: 5 PORCIONES (DE 8 ONZAS)

SOLUCIÓN EFICAZ

POLVO DE LAVANDA PARA LAS AMPOLLAS

Nunca se sabe dónde estará cuando le salgan ampollas en las manos o los pies. Así que prepare este increíble remedio y guarde cada recipiente en un lugar a la mano, ya sea que esté cortando el césped, paseando por el bosque o preparando el tiro para el hoyo 15.

brotes picados de 1 ramita de lavanda seca*

4 cucharadas de maicena

4 gotas de aceite de lavanda

Mezcle todos los ingredientes, y guarde en un recipiente hermético, donde se conservará de manera indefinida. Luego, cuando surja la necesidad, humedezca una bola de algodón o un hisopo y aplique sobre las ampollas.

* Utilice un molinillo de café o un mortero.

RINDE: ¼ TAZA

✔ Cure las Quemaduras desde Adentro

Créase o no, comer lavanda inglesa (*Lavandula angustifolia*) reduce el dolor y acelera la cura de las quemaduras, gracias a sus abundantes compuestos analgésicos, antibacterianos y antiinflamatorios. Recomendación de los médicos naturópatas: mezcle las hojas, las flores o los pétalos frescos o deshidratados en ensaladas, aderezos, jaleas, mermeladas, sopas, guisos, vinagres y vinos o en bebidas como el Batido Abundante para el Desayuno (consulte la página 146). **Nota:** Para conservar los saludables aceites volátiles de la lavanda deshidratada, consérvela en un recipiente hermético en un lugar fresco y oscuro (no en el refrigerador).

✔ Alivie la Piel Inflamada

Ya sea que el "culpable" de haberle dejado las manos enrojecidas, en carne viva y adoloridas sea un producto fuerte de limpieza o los fríos vientos invernales, esta fabulosa loción de lavanda las aliviará en un santiamén. Para prepararla, en una olla, agregue 2 tazas de agua, ½ taza de flores de lavanda deshidratadas y ½ taza de salvia fresca picada. Deje hervir a fuego lento, con tapa, por 20 minutos. Cuele a un frasco de vidrio con tapa hermética, deje enfriar y añada 8 gotas de aceite de lavanda. Tape y agite vigorosamente para mezclar el aceite. Luego, aplique suavemente sobre la piel con una almohadilla o tela de algodón suave. Repita las veces que sea necesario hasta notar la mejoría.

✔ Deshágase de las Molestias de las Plantas Venenosas

Tarde o temprano, casi todas las personas tienen un encuentro con hiedra, roble o zumaque venenosos. Así que recuerde este útil consejo (o guarde una nota en el botiquín): mezcle 3 gotas de aceite de lavanda con 1 cucharada de vinagre de manzana, 1 cucharada de agua y ½ cucharadita de sal. Con una bola de algodón, aplique sobre la zona afectada. Aliviará la picazón, secará el sarpullido y evitará infecciones.

✔ Alivie los Dolores Corporales

Cuando se emocione demasiado en el gimnasio o arranque malezas de los canteros de flores, no tome pastillas para aliviar el dolor. Masajee aceite de lavanda en las articulaciones y músculos adoloridos. Los compuestos antiinflamatorios del aceite le brindarán un alivio profundo. Además, el aroma de la lavanda lo relajará y posiblemente le haga olvidar el dolor.

✔ Alivie los Dolores de Arriba a Abajo

Créase o no, un baño de lavanda para los pies elimina el dolor muscular de cualquier parte del cuerpo. Llene una palangana con agua caliente, pero no hirviendo, y por cada cuarto de galón de H_2O, agregue de 5 a 10 gotas de aceite de lavanda. Acomódese en una silla, sumerja los pies y disfrute por, al menos, 10 minutos. El baño de pies hará fluir la sangre por todo el sistema como una compresa caliente interna. Y eso es lo que los músculos necesitan para curarse rápido.

✔ Aplaque los Ataques de Tos

Nos ha ocurrido a todos: el pecho le duele por toser sin parar y sus vías respiratorias están tan congestionadas que parecen haberse solidificado. Entonces, necesita un ungüento para el pecho de lavanda y eucalipto. En ¼ taza de aceite de oliva, agregue 10 gotas de aceite de lavanda y 15 gotas de aceite de eucalipto. Masajee en la parte superior del pecho, póngase una camiseta o pijama vieja para proteger las sábanas y métase en la cama. La lavanda relaja los músculos y combate los gérmenes, mientras que el eucalipto abre las vías respiratorias obstruidas.

PRECAUCIÓN ⚠️

Para fines de salud y belleza, *siempre* use lavanda o aceite de lavanda orgánicos con la etiqueta "grado alimenticio". A menos que esté preparando popurrí o bolsitas aromáticas, evite la lavanda seca de las tiendas o sitios web de manualidades. Y nunca consuma las flores de lavanda (ni de ningún otro tipo) de un florista o de la sección de flores del supermercado. Seguramente fueron rociadas con insecticidas, fungicidas o fertilizantes químicos.

Si prefiere no meterse en la cama con el pecho aceitoso, añada 3 gotas de aceite de lavanda y 3 gotas de aceite de eucalipto en el agua tibia de una bañera. Acomódese y disfrute por 10 minutos. Obtendrá los mismos beneficios y mantendrá limpias las sábanas.

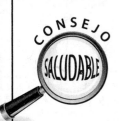

Inhale para Eliminar el Dolor de Oído

Hay muchas opciones que puede ponerse en el oído para aliviar un dolor o infección, pero el aceite de lavanda actúa en los conductos nasales. Compruébelo: en un tazón resistente al calor, vierta 1 taza de agua hirviendo y agregue de 3 a 5 gotas de aceite de lavanda. Forme una carpa con una toalla sobre la cabeza y el tazón, inclínese sobre el tazón (no se queme) e inhale de 5 a 10 minutos. Además de combatir la infección y mejorar el sistema inmunológico, la lavanda lo relajará, un factor clave para curarse.

✔ Reduzca al Mínimo las Náuseas Matutinas

Como todas las madres y futuras madres saben, el sentido del olfato se vuelve mucho más agudo durante el embarazo. Los olores que antes pasaban desapercibidos, como la cama del perro o la canasta de ropa sucia, pueden hacerla correr a buscar una cubeta. La solución: esté preparada con un antídoto aromático adonde quiera que vaya. Puede llenar una lata pequeña con lavanda deshidratada, o rociar aceite de lavanda en un pañuelo, que mantendrá en el bolsillo. Luego, cuando perciba un hedor que le revuelva el estómago, inspire su mecanismo de defensa aromático.

✔ Desinfecte las Manos

Un pequeño desinfectante de manos es muy útil, especialmente durante la temporada de gripes y resfriados. No es necesario que compre un producto, porque es superfácil preparar uno tan eficaz como las mejores marcas, pero sin químicos y con un aroma mucho mejor. En una botella plástica con rociador, mezcle 2½ cucharadas de hamamelis con aroma a limón, 1 cucharada de aceite del árbol de té y 25 gotas de aceite de lavanda. Guárdelo en el bolsillo, bolso o gaveta del escritorio. Cuando surja la necesidad, rocíe las manos y frótelas. **Nota:** Los ingredientes tienden a separarse. Por ello, agite la botella antes de cada uso.

✔ Inhale hasta Aplacar el Asma

Respirar vapor con lavanda ayuda a detener un ataque de asma. En este caso, la aplicación es un poco diferente que para el alivio del dolor de oído. Al primer síntoma, llene una olla con agua. Por cada cuarto de galón, agregue

2 cucharadas de flores de lavanda (frescas o secas). Hierva el agua e inhale el vapor. Esto abre las vías respiratorias y relaja los músculos faciales en un santiamén. ¡Y respire de nuevo! **Nota:** Si cree que tiene un ataque de asma y aún no está recibiendo atención médica, consulte al médico.

✔ Combata las Infecciones de los Dedos

Las astillas, las picaduras de insectos y las lesiones pueden ocasionar infecciones en los dedos. Independientemente del origen, estas infecciones son bastante parecidas al dolor de muelas: el dolor no guarda proporción con el tamaño de la zona afectada. El remedio es simple: en 1 cuarto de galón de agua, hierva 2 cucharadas de flores de lavanda frescas o 1 cucharada de flores de lavanda secas por 10 minutos. Cuele, deje enfriar a una temperatura agradable y sumerja el dedo con la infección de 5 a 10 minutos. Repita el procedimiento varias veces al día hasta que la infección desaparezca. **Nota:** Si no nota el progreso después de unos días, o si la infección se hace cada vez más profunda en la piel o en las articulaciones de los dedos, consulte al médico.

Descubra el Tesoro

En ningún botiquín debería faltar el aceite de lavanda: compre un frasco ahora mismo. Se preguntará cómo podía vivir sin este tesoro. ¿No me cree? Lea algunas hazañas curativas.

PROBLEMA DE SALUD	CÓMO RESOLVERLO
Ampollas	Aplique 2 gotas de aceite de lavanda a un vendaje y cubra la ampolla.
Dolores de cabeza	Ponga una gota de aceite de lavanda en la punta de cada dedo índice y masajee las sienes con las puntas de los dedos por un par de minutos.
Sarpullido por calor	Aplique una gota o 2 de aceite de lavanda sobre la zona con sarpullido tres o cuatro veces al día.
Nariz congestionada	Coloque una gota de aceite de lavanda debajo de la lengua.
Llagas supurantes	Aplique varias gotas de aceite de lavanda sobre la llaga a lo largo del día.*

* Si la llaga no se cura en una semana, consulte al médico.

✔ Té de Lavanda Reconfortante

El té de lavanda es un remedio clásico para resolver numerosos problemas de salud (consulte a continuación Beba Té para Comprobarlo). La fórmula básica es la misma que para cualquier té de hierbas: 1 o 2 cucharaditas de flores frescas o secas (o más, si prefiere una infusión más concentrada) por taza de agua recién hervida, con miel y limón al gusto. Cuando tome varias tazas a lo largo del día con fines medicinales, prepárelo (por cuartos de galón) con anticipación. Guárdelo en el refrigerador por tres o cuatro días, o congélelo en cubos de hielo o vasos plásticos. Cuando se acerque la hora del té, el efecto será el mismo, ya sea que lo caliente, lo beba frío o lo coma como helado de paleta. Recuerde: no deje que este té ni ningún otro té de hierbas permanezca a temperatura ambiente. En pocas horas, estará amargo.

✔ Beba Té para Comprobarlo

El té de lavanda es sumamente eficaz y sus efectos se perciben en instantes. Estos son algunos ejemplos:

ALIVIE LA ANSIEDAD. Beba 2 o 3 (o más) tazas al día, según sea necesario, para calmar los nervios.

CURE CORTADAS Y RASPONES. Limpie la herida, humedezca una bola o almohadilla de algodón en té de lavanda y aplique sobre la herida.

CALME LAS MIGRAÑAS Y LOS DOLORES DE CABEZA. Beba el té cada vez que sea necesario en el transcurso del día para calmar el dolor.

ALIVIE LA ACIDEZ Y LA INDIGESTIÓN. Tome 1 taza por la mañana y otra al acostarse.

FORTALEZCA LAS ENCÍAS. Haga buches con té a temperatura ambiente como lo haría con cualquier enjuague bucal. Si los hace a diario o cada dos días, se

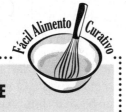

Fácil Alimento Curativo

LIMONADA DE LAVANDA

Con esta variante de la clásica bebida del verano, obtendrá los beneficios del té de lavanda.

1 taza de flores frescas de lavanda
2 tazas de agua hirviendo
2 tazas de agua fría
1 taza de jugo de limón recién exprimido
1 taza de azúcar
4 ramitas de lavanda fresca

En un recipiente resistente al calor, agregue las flores de lavanda y vierta el agua hirviendo. Cubra la parte superior con un envoltorio de plástico y deje reposar por 10 minutos. Cuele sobre una jarra y añada el agua fría, el jugo de limón y el azúcar. Revuelva hasta que el azúcar se haya disuelto. Refrigere, vierta en vasos con hielo y decore con una ramita de lavanda.

RINDE: 4 PORCIONES (DE 8 ONZAS)

fortalecerán las encías y endulzará el aliento.

SUPERE EL VÉRTIGO. Cuando sufra mareos, beba 3 o 4 tazas al día hasta sentirse bien. **Nota:** Si sufre vértigo con frecuencia sin un motivo, podría ser la señal de un problema grave de salud. Por ello, consulte al médico de inmediato.

✔ Listo para Dormir

Los estudios demuestran que dormir mal regularmente reduce la esperanza de vida en hasta 8 o 10 años (¡así es!). Todos sabemos que algunas noches de dar vueltas en la cama lo hacen sentir como un zombi (y actuar como tal). Independientemente de qué lo mantenga despierto por la noche, el aroma relajante de la lavanda lo hará dormir de inmediato. La forma en que utilice ese poder aromático es su decisión. Estas son algunas opciones sencillas:

¿Desea Aliviar el Estrés?

CONSEJO SALUDABLE

Encontrará el alivio en la gaveta de calcetines. Así: mezcle partes iguales de lavanda seca, romero seco y ramas de canela partidas (aromas para bajar la ansiedad). Rellene un calcetín limpio con un puñado de la mezcla hasta formar una bola del tamaño de una pelota de béisbol. Ate la parte superior con hilo o un listón. Luego, cuando sienta que está al borde del colapso, apriete la pelota varias veces para liberar una ráfaga de aroma relajante. Si mantiene este calmante en la gaveta de calcetines, recordará comenzar cada mañana con el pie derecho.

■ Mantenga un jarrón con lavanda fresca o seca en la mesa de noche.

■ Llene una bolsa de tela pequeña con lavanda seca y colóquela debajo de la almohada. Cámbiela cuando el aroma pierda intensidad.

■ Cuando lava la ropa, agregue un poco de lavanda seca en una funda de almohada con cierre o en una bolsa de estopilla bien cerrada y métala en la secadora con la ropa de cama. La ropa quedará con el aroma perfecto para dormir.

■ Vierta té de lavanda concentrado y enfriado en una botella plástica con rociador, y rocíe la funda de almohada y las sábanas. Deje secar antes de irse a dormir.

El Encanto de la Lavanda

✤ Deshágase de las Escamas Blancas

¿Tiene problemas de caspa? El aceite de lavanda lo soluciona en un dos por tres. Primero, mezcle 15 gotas de aceite de lavanda con 2 cucharadas de aceite de oliva y caliente en el microondas hasta que esté tibio (unos 10 segundos). Humedezca el cabello con agua tibia, séquelo con una toalla y masajee el aceite en el cuero cabelludo. Póngase una gorra para baño, deje actuar aproximadamente una hora y enjuague con el champú de costumbre. Repita dos o tres veces a la semana hasta que las escamas dejen de caer.

✤ Revitalizador para el Cabello

Revitalice el cabello y déjelo delicadamente perfumado. Para prepararlo, en una olla, vierta 4 tazas de agua destilada y lleve a ebullición. Agregue 3 gotas de aceite de lavanda, tape y retire del fuego. Deje enfriar el agua, vierta en una botella plástica con rociador y use cuando el cabello necesite un estímulo.

SOLUCIÓN EFICAZ

ROCÍO REFRESCANTE PARA LA PIEL

Esta poción antioxidante no solo es refrescante, también protege la piel de los estragos del calor y el aire lleno de contaminantes.

1 taza de flores frescas de lavanda

2 cucharadas de hojas frescas de menta, picadas

4 cucharaditas de hojas de té verde

2 tazas de agua destilada hervida

2 cucharaditas de aloe vera en gel

Deje reposar los primeros tres ingredientes en el agua recién hervida por 15 minutos. Cuele y agregue el gel de aloe vera. Vierta en una botella plástica con rociador y guarde en el refrigerador. Rocíe sobre el rostro y el cuello después de la limpieza o cuando sienta la necesidad de refrescarse.

RINDE: UNAS 16 ONZAS

❖ Cabello Más Grueso y Suave

El secreto de este sorprendente enjuague son los ingredientes superestrella: la lavanda regenera el folículo piloso, el romero fortalece el tallo del cabello y lo ayuda a crecer, el vinagre limpia los residuos de los productos para peinar y el bórax suaviza. Esta es la rutina que puede seguir:

PASO 1. Reúna los productos. Necesitará ½ taza de flores de lavanda secas, ½ taza de romero seco, 3 cucharadas de vinagre de manzana sin filtrar, 1 cucharadita de bórax, 4 tazas de agua, una olla grande y un frasco de vidrio de 1 cuarto de galón con tapa hermética.

PASO 2. Lleve el agua a ebullición, retire la olla del fuego y agregue el vinagre y el bórax.

PASO 3. Agregue la lavanda y el romero, y mezcle hasta humedecer por completo. Tape y deje reposar por, al menos, dos o cuatro horas. Mientras más tiempo repose, más concentrado quedará.

PASO 4. Cuando la preparación adquiera un color como el del caramelo, cuele, vierta en el frasco y lleve al refrigerador, donde se mantendrá hasta dos semanas.

Para usar este enjuague capilar, lávese con champú como de costumbre y vierta el enjuague sobre el cabello hasta saturarlo. Aclare con agua limpia y continúe con el procedimiento habitual de secado y peinado. **Nota:** Si lo desea, puede omitir el paso del agua limpia, pero tenga en cuenta que el color marrón puede manchar una toalla de color claro.

❖ Rejuvenezca la Piel Seca

Ya sea que tenga la piel naturalmente seca o que los vientos invernales la hayan dejado agrietada e irritada, existe una forma ultrasencilla de restaurar la humedad y aliviar la irritación. ¿Cuál? Agregue 5 o 6 gotas de aceite de lavanda en su crema humectante regular y aplique como siempre.

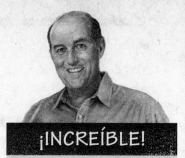

¡INCREÍBLE!

Para muchos o para la mayoría, el aroma de la lavanda trae recuerdos de épocas más sencillas e inocentes. De hecho, la lavanda tiene una historia un tanto romántica (por no decir subida de tono). Por ejemplo, Eva tentó a Adán con una manzana, pero la Primera Pareja llevó consigo un poco de lavanda cuando fueron desterrados del Jardín del Edén. Cleopatra usó perfume de lavanda para seducir a Julio César y a Marco Antonio. Y ahora, la evidencia científica respalda la relación entre la lavanda y el amor. En un estudio reciente desarrollado por la *Smell & Taste Treatment and Research Foundation*, la mayoría de los hombres respondió que la lavanda es uno de los aromas más afrodisíacos. El otro fue la tarta de calabaza (¡quién lo hubiera pensado!).

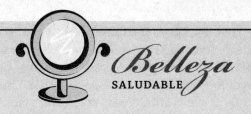

Mezcla para Baño Relajante y Suavizante

Belleza SALUDABLE

Combine la suavidad de la leche y la miel con las propiedades antiinflamatorias y relajantes de la lavanda. ¡Y disfrute! No podría ser más simple: en un procesador de alimentos o licuadora, agregue 3 cucharadas de flores secas de lavanda y licúe hasta obtener un polvo. En un tazón, mezcle el polvo con 1½ taza de leche entera y ⅓ taza de miel. Vierta en un frasco con tapa hermética. A la hora del baño, agite el frasco para mezclar los ingredientes, vierta la mitad en la tina y revuelva con la mano. Acomódese y relájese. Guarde el sobrante en el refrigerador, tapado, por hasta 1 semana.

✤ Evite las Cicatrices

Si actúa rápido, el aceite de lavanda reduce o previene las cicatrices. Inmediatamente después de una lesión, proceda de la forma que prefiera:

■ Aplique algunas gotas de aceite sin diluir en la herida.

■ Mezcle algunas gotas de aceite de lavanda con una cucharadita de gel de aloe vera, aplique sobre la zona afectada y cubra con un vendaje.

✤ La Mejor Loción para Después de Afeitarse

Amigo, este consejo es para usted. Si está cansado de que le arda el cutis recién rasurado por usar lociones con alcohol, prepare esta alternativa más suave y delicada: en un frasco con tapa hermética, mezcle 2 cucharadas de flores de lavanda secas y 2 cucharadas de salvia seca cada 2 tazas de hamamelis. Deje el recipiente en un área bastante cálida por siete días. Agite a diario, si es posible. Cuele y vierta en un frasco con tapa hermética. Aplique como cualquier otra loción para después de afeitarse. **Nota:** Además de sentirse bien y oler delicioso, la lavanda cura rápidamente las cortadas con la hoja de afeitar.

✣ Saludable para el Interior y el Exterior

El té de lavanda es tan beneficioso para el exterior del cuerpo como para el interior. Prepárelo según las instrucciones que encontrará en "Té de Lavanda Reconfortante" (consulte la página 151). Úselo como tratamiento o para preparar la piel antes de las mascarillas faciales que se explican en este libro. Cualquiera que sea la forma en la que usa el té, aplique sobre el rostro con una almohadilla de algodón y deje secar al aire. Para consentir al cuerpo completo, vierta la preparación en el agua de la tina. Este baño suaviza y limpia la piel, reduce la inflamación y es relajante.

✣ Gratificación Instantánea

Para esos días en los que necesita un baño relajante, pero hasta preparar una taza de té parece mucho trabajo, elija uno de estos métodos más directos:

■ Agregue de 5 a 10 gotas de aceite de lavanda en el agua de la tina. Usted decide la temperatura.

■ Rellene una bolsa de estopilla o el pie de una pantimedia vieja con flores de lavanda frescas o secas y métalo en el agua de la tina. **Nota:** No agregue partes de la planta de lavanda ni ninguna otra sustancia no soluble al agua de la tina o terminará con el drenaje tapado.

Lo Mejor del Resto

★ Aceite de Caléndula Reconfortante

Si en el jardín tiene una planta de caléndula (*Calendula officinalis*), llamada también botón de oro, posee un remedio delicado y versátil. Es eficaz para tratar cortadas leves, raspones, quemaduras y picaduras de mosquitos, y para masajear músculos cansados y adoloridos. Para mantener una dosis abundante en el botiquín, siga este procedimiento de tres pasos:

PASO 1. En una olla, agregue 5 tazas de flores de caléndula y vierta aceite de oliva en una cantidad suficiente para cubrir 2 pulgadas por arriba de las flores.

PASO 2. Caliente a fuego lento *casi* hasta el punto de ebullición. Siga calentando a fuego lento, sin tapar, de seis a ocho horas o hasta que el aceite se haya vuelto de un color anaranjado-dorado y tenga un fuerte aroma a hierbas. Cada hora, revise si está "listo" y asegúrese de que el aceite no empiece a hervir.

PASO 3. Retire la olla del fuego y deje que la infusión se enfríe a temperatura ambiente. Cuele con estopilla o colador y guarde en un frasco hermético en el refrigerador. Se conservará de seis meses a un año.

★ Equinácea contra las Aftas

La equinácea cura el resfriado y también combate las aftas al aumentar la protección inmunológica antiviral de las membranas mucosas. Compruébelo: mezcle ¼ cucharadita de extracto de equinácea (en tiendas de alimentos saludables) en agua o jugo de fruta, y beba tres veces al día por el tiempo que duren los síntomas. **Nota:** No use la equinácea si está embarazada o amamantando, o si tiene una enfermedad autoinmune, como lupus, artritis reumatoidea o esclerosis múltiple.

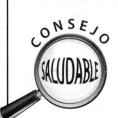

CONSEJO SALUDABLE

Más Matricaria = Menos Picaduras de Abeja

Mejor dicho, *ninguna* picadura de abeja. No importa si es alérgico al veneno de abeja o si desea evitar que esas zumbadoras arruinen la diversión al aire libre, este consejo hará de su jardín un lugar más seguro y agradable: cultive bastante matricaria (*Tanacetum parthenium*). Las abejas ni se acercarán. Y no crea que aumentar la seguridad significa afear el jardín. Por el contrario, esta tradicional planta perenne es bella. Llega a medir hasta 2 pies de altura; tiene hojas verde claro tipo encaje y delicadas flores blancas parecidas a las margaritas durante todo el verano. Es resistente en las zonas 5 a 9 y, al igual que muchas hierbas, requiere muy poco cuidado.

★ Matricaria contra las Migrañas

Varios estudios han comprobado su eficacia para reducir la duración, gravedad y frecuencia de las migrañas, así como los síntomas relacionados: mareos, náuseas y vómitos. Si es propenso a las migrañas, tome este remedio preventivo en una de dos formas:

■ Coma de una a cuatro hojas de matricaria fresca todos los días.

■ Deje reposar de dos a ocho hojas frescas por taza de agua recién hervida por unos cinco minutos, y beba 1 o 2 tazas de té todos los días.

Nota: Es probable que tenga que tomar matricaria por cuatro a seis semanas antes de notar los resultados.

★ Rosas al Rescate

Si piensa que las rosas son solo flores bellas, lea esto. Esos bellos pétalos combaten un trío de problemas de salud comunes. Más buenas noticias: el poder medicinal de los pétalos aumenta a medida que las flores se marchitan. Así que prepare el remedio con las flores que tiraría al depósito de compost. Esta es la primicia:

ALIVIE EL DOLOR DE ARTICULACIONES (INCLUSO DE ARTRITIS). Agregue los pétalos de tres o cuatro rosas marchitas al agua de la bañera y disfrute. Coloque un pedazo de estopilla o una pantimedia vieja sobre el drenaje para no taparlo.

ALIVIE EL DOLOR DE GARGANTA. Prepare un té concentrado con ¼ taza de pétalos por cuarto de galón de agua (consulte Té de Lavanda Reconfortante en la página 151), y beba 2 o 3 tazas al día hasta sentirse mejor.

FORTALEZCA LOS OJOS DÉBILES Y CANSADOS. En una olla, añada un puñado de pétalos marchitos, cúbralos con agua y lleve a ebullición a fuego medio. Retire del fuego, deje enfriar y cuele. Humedezca un paño y colóquelo sobre los ojos cerrados de 15 a 30 minutos.

★ Caléndula para el Mal Olor de los Pies

Perfume los pies con ¼ taza de flores de caléndula picadas finamente mezcladas con ¼ taza de polvo de arrurruz. Frote sobre la piel y rocíe entre los dedos de los pies.

SOLUCIÓN EFICAZ

UNGÜENTO MULTIUSO DE CALÉNDULA

Este remedio tradicional de campo alivia todo tipo de dolores y molestias, incluidos los moretones, las venas varicosas y los pies cansados y adoloridos.

1 taza de pétalos frescos de caléndula
½ taza de vaselina

En una olla, agregue los pétalos y la vaselina, y cocine a fuego lento por unos 30 minutos. Cuele con estopilla hasta que salga transparente y guarde en un frasco de vidrio con tapa hermética. Antes de acostarse, masajee sobre la zona afectada. Para no manchar las sábanas, póngase una pijama vieja de algodón o cubra la cama con una sábana o frazada vieja de franela.

RINDE: ½ TAZA

★ Equinácea contra las Arrugas

Estas bellas flores moradas protegen el colágeno que mantiene el cutis suave y lleno de vida, y reducen la presencia de arrugas. Para aprovechar el poder de la equinácea, en un tazón resistente al calor, agregue 1 cucharadita de flores secas de equinácea, vierta 2 tazas de agua recién hervida encima y cubra el tazón. Cuando el té se haya enfriado a temperatura ambiente, humedezca un paño suave y limpio, colóquelo sobre el rostro y deje actuar de 5 a 10 minutos.

★ Aceite Corporal Suavizante

Las rosas y el aceite de almendra suavizan la piel y reducen la irritación. Así que incluya al dúo dinámico en su equipo de belleza: en un frasco con tapa hermética, agregue 1 taza de pétalos de rosa, macháquelos con una cuchara de madera y vierta 1 taza de aceite de almendra. Tape, deje reposar por una semana, cuele y pase a un recipiente limpio. Aplique sobre todo el cuerpo cuando salga de la ducha. ¡Se sentirá más joven y perfumada!

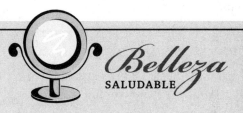

La Abuela Sabía Qué Era lo Mejor

*En la época de la abuela, el agua de rosas era un elemento básico del kit de belleza femenino: purifica y tonifica cualquier tipo de piel, elimina manchas, hidrata el cutis seco y reduce el enrojecimiento y la inflamación, entre otros beneficios. Puede comprar agua de rosas en tiendas de alimentos saludables y en internet, pero puede prepararla en un santiamén. En un tazón resistente al calor, agregue 1 taza de pétalos de rosa y vierta suficiente agua destilada hirviendo para cubrirlos (unas 2 tazas). Cubra el tazón, deje reposar de 30 a 60 minutos y cuele a una botella o frasco. Guarde en el refrigerador, donde se conservará de 7 a 10 días. **Nota:** Lave bien los pétalos antes de usarlos y evite las rosas rociadas con pesticidas o fertilizantes foliares.*

★ Brillo para el Cabello Claro

Un enjuague de caléndula hace brillar el cabello rubio o castaño claro. En un recipiente resistente al calor, agregue 3 cucharadas de flores de caléndula y vierta 8 tazas de agua recién hervida. Deje reposar, tapado, hasta que se enfríe a temperatura ambiente. Cuele con gasa o un colador superfino. Lave el cabello con champú y masajee el té sobre el cuero cabelludo como enjuague.

★ Con Aroma a Rosas

Cuando haya preparado el agua de rosas (consulte La Abuela Sabía Qué Era lo Mejor, a la izquierda), úsela de las siguientes formas:

■ Aplique sobre el rostro después de la limpieza.

■ Rocíe por todo el cuerpo para enfriar y refrescar.

■ Aplique sobre las piernas y axilas para aliviar la piel recién rasurada.

■ Vierta ½ taza en el agua de la tina para suavizar.

★ Encantador Perfume de Rosas

¿Por qué gastar una fortuna en perfume cuando puede prepararlo? En un frasco de vidrio con tapa hermética, apriete pétalos de rosas aromáticas y vierta tanta glicerina como quepa. Puede comprar la glicerina en tiendas de alimentos saludables y en la mayoría de las farmacias. Tape y deje reposar por unas tres semanas. Cuele y pase a un frasco limpio con tapa hermética.

SOLUCIÓN EFICAZ

LOCIÓN REFRESCANTE DE VINAGRE Y ROSAS

La clave para mantener una piel saludable y joven es hidratación y más hidratación. Además de beber H_2O, las lociones ligeramente astringentes como esta hidratarán el cutis y lo dejarán suave.

1 taza de pétalos de rosas

4 tazas de vinagre de vino blanco calentado casi hasta el punto de ebullición

1 taza de agua de rosas

En un frasco de vidrio esterilizado*, agregue las flores y el vinagre. Cubra con una tapa o envoltorio de plástico y guarde en un lugar oscuro a temperatura ambiente por 10 días. Agite ocasionalmente. Cuele a un frasco limpio y agregue el agua de rosas. Para usar la loción, vierta 1 cucharada en un tazón, añada 1 taza de agua tibia, rocíe sobre el rostro y seque cuidadosamente.

* Llene el frasco con agua hirviendo y deje reposar por 10 minutos.

RINDE: UNAS 5 TAZAS

12

Limón

El limón no es ninguna novedad en el terreno de la sanación. Durante miles de años, se ha utilizado para todo, desde aliviar el dolor de garganta hasta aclarar el cabello. Lo que *sí* es nuevo es que la ciencia médica ha descubierto la importancia del limón para nuestra salud y bienestar. Veamos, contiene abundantes *fitoquímicos*, que colaboran con la prevención y el tratamiento de, por lo menos, cuatro de las principales causas de muerte en los países occidentales: cáncer, enfermedad cardiovascular, diabetes e hipertensión. Y a pesar de que el limón es ácido, aumenta la alcalinidad de los fluidos corporales, clave para mantener la buena salud y el buen aspecto.

Fragancia Ácida

✔ Elimine el Dolor de Cabeza

¡Y rápido! ¿Cómo? Beba una taza de café con unas gotas de jugo de limón recién exprimido. Beba lentamente y su dolor de cabeza pasará a la historia. **Nota:** No use este remedio si tiene el estómago sensible.

✔ Desinfecte Cortadas

Si se corta en la cocina, la ayuda está a la mano. Corte un limón por la mitad, exprima un poco de jugo sobre la herida para desinfectarla y deje correr agua fresca sobre la zona afectada para aplacar el ardor. Finalmente, espolvoree clavo de olor en polvo sobre la herida para reducir el dolor y cerrar la herida más rápidamente. **Nota:** Este tratamiento también es eficaz con las cortadas por papel.

✔ Un Vaso al Día lo Mantiene Sano

Durante generaciones, los estadounidenses han recibido al verano con un vaso largo de limonada fría. Bueno, resulta que esta bebida agridulce es más que una bebida refrescante. Los médicos especialistas ahora nos confirman que tomar un vaso de limonada al día resuelve y previene numerosos problemas de salud. Lea esta lista (parcial) de proezas:

■ Mejora el sistema inmunológico.

■ Elimina las toxinas e impurezas del sistema.

■ Controla los antojos de cigarrillos, alcohol y comida chatarra.

■ Mejora el estado de ánimo.

■ Aumenta el nivel de energía.

■ Evita los cálculos renales.

■ Protege contra el asma del adulto y otros problemas respiratorios.

■ Reduce el reflujo ácido.

■ Acelera la pérdida de peso.

Para obtener mejores resultados, prepare limonada con jugo de limón recién exprimido y azúcar (consulte la receta Limonada Clásica, a la derecha).

Fácil Alimento Curativo

LIMONADA CLÁSICA

Esta es la mejor receta desde tiempos inmemoriales, ya sea que prepare la limonada con un fin medicinal específico o para deleitarse en el porche.

1 taza de agua (para un jarabe simple)
1 taza de azúcar (o menos, al gusto)
1 taza de jugo de limón recién exprimido (de 4 a 6 limones)
3 o 4 tazas de agua fría (para diluir)

Prepare un jarabe simple: caliente 1 taza de agua en una olla, agregue el azúcar y revuelva hasta integrar. En una jarra, mezcle el jarabe y el jugo de limón, y agregue suficiente agua fría para lograr la concentración deseada. Refrigere, cubierto, de 30 a 40 minutos. Luego, pruébela. Si la limonada está demasiado dulce, la próxima vez, agregue más jugo de limón y menos azúcar. Sirva en vasos llenos de hielo decorados con rodajas de limón. **Nota:** Multiplique las cantidades de los ingredientes si deleitará a una multitud, pero mantenga las proporciones.

RINDE: 6 PORCIONES

SOLUCIÓN EFICAZ

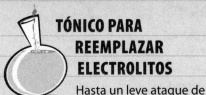

TÓNICO PARA REEMPLAZAR ELECTROLITOS

Hasta un leve ataque de vómitos o diarrea extrae los líquidos vitales y electrolitos del cuerpo de un niño. Esta poción mantendrá los niveles en equilibrio. Además, es saludable y más barata que otros remedios. Por cierto, también los adultos saldrán beneficiados.

1 taza de agua tibia
2 cucharaditas de azúcar
1 cucharadita de sal marina
4 tazas de jugo de limón*

Vierta el agua en un frasco o pichel, agregue el azúcar y la sal, y revuelva hasta integrar. Añada el jugo de limón y mezcle. Guarde el tónico, cubierto, en el refrigerador. Después de cada vómito o evento de diarrea, vierta 2 o 3 onzas del tónico en un vaso, y haga que el niño lo beba por sorbos.

* Es preferible el jugo recién exprimido, pero el jugo de limón congelado también es eficaz.

RINDE: UNAS 5 TAZAS

✔ Alivie la Indigestión

Los alimentos condimentados no son los únicos que causan indigestión ácida. Una sobredosis de dulces puede causar indigestión, también. Afortunadamente, hay una forma simple de aliviar las molestias. Mezcle el jugo de medio limón en 1 taza de agua tibia, agregue ½ cucharadita de sal y beba lentamente.

Para tratar la indigestión crónica, después de cada comida, tome el jugo de un limón recién exprimido en un vaso de agua tibia. El limón estimula la producción de jugos gástricos y la actividad de los músculos del estómago.

✔ Ron para el Resfriado

Si le gusta el ron, le encantará este remedio para el resfriado: cuando aparezcan los primeros síntomas, mezcle el jugo de 1 limón con 4 cucharaditas de ron (oscuro o claro) y 3 cucharaditas de miel. Vierta en un vaso de agua caliente, beba y métase en la cama. Amanecerá como nuevo.

✔ Dele la Espalda al Resfriado

Cuando sienta que se acerca un resfriado o una gripe, pruebe este remedio: llene la bañera con agua lo más caliente que pueda soportar. Mientras llena la bañera, vierta un poco de whisky escocés, ron, bourbon o whisky irlandés en un vaso de limonada caliente (de preferencia casera, según la receta de la página 162). Acomódese y disfrute el ponche caliente. Cuando salga, séquese y métase en la cama. Al día siguiente, se sentirá mucho mejor. **Nota:** Para evitar una cortada, beba el ponche caliente en un vaso plástico.

✔ Alivie la Irritación de Garganta

En 1 taza de agua tibia, agregue el jugo de medio limón y 1 cucharadita de jarabe de arce puro, y beba. Aliviará el dolor de inmediato. El mismo remedio afloja el moco de la garganta y los conductos nasales, y purifica la sangre.

✔ Acabe con la Bronquitis

Cuando el resfriado se convierte en bronquitis y la traquea se inflama e hincha tanto que es muy difícil respirar, busque un limón. Lávelo bien, ralle 1 cucharadita de la cáscara y agréguela a 1 taza de agua recién hervida. Deje reposar por cinco minutos y bébalo. Despeja el moco y las bacterias del sistema respiratorio. Repita según sea necesario a lo largo del día hasta que vuelva a respirar sin dificultad. **Nota:** Cuando use cáscaras de cítricos en un remedio oral o tópico, opte por los productos orgánicos siempre que sea posible. Sea orgánico o no, siempre lave muy bien la cáscara (consulte Despreocúpese de los Pesticidas en la página 94).

✔ Basta de Náuseas

La próxima vez que tenga ganas de vomitar, en un vaso de agua de 8 onzas, mezcle unas gotas de jugo de limón, ½ cucharadita de azúcar y una pizca de bicarbonato de sodio. Beba y cálmese, porque el contenido del estómago se quedará donde está.

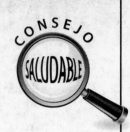

¡Bye, Calambre!

CONSEJO SALUDABLE

Hay pocas afecciones más molestas e inesperadas que el dolor intenso y la rigidez de un calambre. La próxima vez que sufra un calambre muscular, pruebe este remedio: pique tres limones pequeños, dos naranjas pequeñas y una toronja pequeña e introdúzcalas (con cáscara) en una licuadora. Convierta las frutas en una crema y mezcle 1 cucharadita de cremor tártaro. Vierta en un frasco de vidrio con tapa hermética y refrigere. Luego, tome 2 cucharadas del mejunje con 2 cucharadas de agua dos veces al día (en ayunas y antes de acostarse).

✔ Combata una Infección de Vejiga

Si alguna vez ha sufrido una infección de la vejiga o tiene una ahora, sabe cuán importante es tomar abundante agua para lavar las impurezas del sistema. Escuche este consejo: acelerará el flujo de salida y volverá a sentirse saludable con un par de cucharaditas de jugo de limón en cada vaso de agua.

✔ Purgue la Vesícula Biliar

La función de la vesícula biliar es almacenar la bilis producida por el hígado, principalmente para digerir las grasas. Pero no siempre funciona sin problemas, especialmente si come muchos alimentos con grasa. Si se despierta con cansancio y náuseas, probablemente su vesícula biliar esté obstruida con bilis descompuesta y otros contaminantes. El remedio es simple: durante una semana, tome 3 cucharadas de jugo de limón entre 15 y 30 minutos antes del desayuno.

PRECAUCIÓN ⚠

Tanto el limón como las demás frutas cítricas están clasificados entre los alimentos más beneficiosos del planeta. Pero recuerde lo siguiente cuando los utilice con fines de salud o belleza:

■ El alto contenido de ácido cítrico del limón produce una reacción intensa con la luz, llamada fotosensibilidad. Entonces, para evitar una quemadura intensa, manténgase lejos del sol, por lo menos, una hora después de aplicar jugo de limón o cualquier producto con limón sobre la piel.

■ "Más" no siempre es "mejor". Si tiene dientes sensibles, no consuma tantas frutas cítricas (o su jugo), porque pueden agravar su afección.

✔ Remedio para las Hemorroides

Entre los remedios tradicionales para las hemorroides, muchos prefieren este: mezcle el jugo de medio limón en 1 taza de agua tibia y agregue ¼ cucharadita de nuez moscada molida. Beba dos veces al día. Encoge los vasos sanguíneos hinchados que causan el dolor y la picazón, por lo que pronto se sentará de manera elegante.

✔ Rápido y Fácil

Cuando esgrime un arma tan eficaz como el limón, no toma mucho tiempo notar los resultados. Observe algunos problemas molestos que un trozo de limón o unas gotas de jugo de limón recién exprimido resolverán *rápidamente*.

PICADURAS DE ABEJA. Primero, extraiga el aguijón y, luego, exprima unas gotas de limón sobre la picadura. Si actúa lo suficientemente rápido, evitará el dolor y la inflamación.

HERPES LABIAL. Aplique un poco de limón. Al principio sentirá ardor, pero las molestias durarán unos segundos y pronto desaparecerán las ampollas.

HIPO. Coloque una rodaja delgada de limón debajo de la lengua. Chupe una vez, retenga el jugo unos 10 segundos y trague (el jugo, no el limón). ¡Desaparecerá el hipo!

MAREOS. Cuando salga de viaje en automóvil o en barco, lleve rodajas de limón. Al primer síntoma de náuseas, saque una rodaja y chupe por uno o dos minutos. ¡Las mariposas que siente se irán volando!

Aumente el Consumo de Hierro

CONSEJO SALUDABLE

Todos sabemos que es importante que las mujeres en edad fértil mantengan un consumo constante de hierro. Pero las adolescentes tienen un riesgo muy alto de tener anemia por deficiencia de hierro, especialmente las vegetarianas o las que deciden que deben perder unas libras para entrar en jeans talla 1. Si tiene una hija o nieta en esta categoría, esta es una buena forma de satisfacer su cuota de hierro: sirva abundantes vegetales de hojas verdes (contienen mucho hierro) con bastante jugo de limón. Además de resaltar el sabor, el limón liberará los minerales; por lo tanto, el cuerpo absorberá mejor el hierro.

SANGRADOS NASALES.
Sature una bola de algodón con jugo de limón e insértela suavemente en la fosa nasal que sangra. Detendrá el flujo de inmediato.

OJOS CANSADOS, TENSOS O IRRITADOS. En un lavaojos, mezcle 1 gota de jugo de limón y 4 cucharadas de agua destilada (no agua del grifo). Lave los ojos y pronto verá perfectamente.

✔ ¡Adiós, Callos!

Estas protuberancias molestas y, a menudo, dolorosas no resisten el poder del limón. Puede aplicarlo de dos maneras:

■ Antes de acostarse, coloque un trozo de cáscara fresca de limón (el lado blanco hacia abajo) sobre la piel endurecida y sujétela con un vendaje. Deje actuar toda la noche y retire por la mañana.

■ Aplique jugo de limón sobre el callo varias veces al día.

En cada caso, repita el tratamiento hasta que desaparezcan las protuberancias (no deberían tardar demasiado).

SOLUCIÓN EFICAZ

POLVO DENTAL CÍTRICO

Esta fórmula tradicional mantendrá las encías y los dientes limpios, saludables y muy blancos.

¼ taza de bicarbonato de sodio

2 cucharadas de ralladura de cáscara de limón o naranja seca*

2 cucharadas de sal marina o kosher

Agregue todos los ingredientes en un procesador de alimentos y procese hasta obtener un polvo fino. Conserve a temperatura ambiente en una lata o frasco hermético. Para usarlo, vierta un poco en la palma de la mano, pase el cepillo de dientes y aplique.

* Ralle solo la parte de color de la parte superior de la cáscara; evite la parte blanca que está debajo. Pase la ralladura a un plato y deje secar toda la noche o hasta que esté bien deshidratada. Prepare un sobrante y guárdelo en un frasco con tapa hermética en un lugar fresco y oscuro. Así lo tendrá listo para otros tratamientos de salud y belleza.

RINDE: ½ TAZA

✔ Reduzca el Riesgo de Cáncer de Piel

Un estudio del Centro de Cáncer de Arizona determinó que beber regularmente té negro con rodajas de limón reduce el riesgo de desarrollar cáncer de las células escamosas de la piel hasta en un 70% (¡así es!). Los científicos especulan que el secreto está en el d-limoneno, un antioxidante que contienen las cáscaras de limón, que mata las células cancerosas. Entonces, imite a nuestros primos ingleses, tómese un té. Recuerde que esto *no* sustituye el filtro solar.

✔ Espante el Asma por la Nariz

Se ha demostrado que el limoneno de la cáscara de los cítricos neutralizaría el ozono inhalado, que suele iniciar los ataques de asma. Entonces, si tiene problemas con esta horrible afección, tome una fruta cítrica (de cualquier clase), pele la colorida cáscara, e inhale temprano y con frecuencia.

✔ Encías Saludables

La cáscara de limón contiene compuestos que combaten la gingivitis y blanquean los dientes. Es sencillo: corte la cáscara y frote el lado interno sobre dientes y encías. **Nota:** Las limas y naranjas también cumplen la misma función.

Apariencia Fresca con Limón

✤ Aleje las Verrugas

Entre los millones de remedios populares para deshacerse de las verrugas, uno de los más populares es el clásico jugo de limón. Aplique sobre la zona afectada hasta que el ácido del jugo disuelva las horribles protuberancias.

✤ Elimine los Puntos Negros

Jugo de limón fue la indicación del médico para eliminar los puntos negros y las espinillas. Antes de acostarse, frote jugo de limón sobre la piel afectada. Por la mañana, lave la cara con agua fría y aplique una crema humectante. Repita el procedimiento por tres o cuatro noches seguidas y notará la mejoría.

✤ Erradique el Acné

Puede eliminar el acné si aplica jugo de limón sobre los puntos. Si la afección cubre un área grande o usted o sus adolescentes tienen problemas recurrentes, opte por este método más suave: mezcle partes iguales de jugo de limón recién exprimido y agua de rosas. Aplique sobre la piel, deje actuar, por lo menos 30 minutos y lave con agua tibia. Repita esta rutina por la mañana y por la noche. **Nota:** Puede comprar agua de rosas en tiendas de alimentos saludables y herboristerías, pero es fácil prepararla (consulte La Abuela Sabía Qué Era lo Mejor en la página 159).

✤ Haga Desaparecer las Pecas y Manchas de la Edad

Para deshacerse de estas marcas más planas pero igual de molestas, disuelva una pizca de azúcar en 2 cucharadas de jugo de limón y frote sobre cada mancha con una bolita de algodón o hisopo. Repita el procedimiento cada día hasta aclarar las manchas.

✤ Se Necesita una Pareja para Bailar

Mejor dicho, se necesitan estos dos auxiliares naturales de belleza para tonificar y suavizar la piel. Bata la clara de un huevo grande hasta que forme picos y agregue el jugo de medio limón. Esparza el mejunje sobre el rostro y el cuello. Deje actuar 20 minutos y enjuague con agua fresca. Seque cuidadosamente, luego aplique un poco de hamamelis con una almohadilla de algodón.

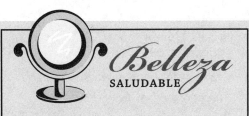

Belleza SALUDABLE

FÁCIL ASTRINGENTE DIARIO

El jugo de limón es uno de los astringentes más eficaces de la Madre Naturaleza y se usa para el tratamiento del acné o los puntos negros. Pero es demasiado fuerte para usarlo por un período prolongado. Este es el gran aporte de la receta a continuación. Vigorizará y equilibrará la piel, eliminará las impurezas y limpiará los poros. Además, es lo suficientemente suave para uso diario. Para prepararlo, en una botella limpia con tapa hermética, mezcle ½ taza de jugo de limón, 1 taza de agua destilada y ⅔ taza de hamamelis. Antes de cada uso, agite bien y aplique sobre el rostro recién lavado con una bola o una almohadilla de algodón.

✤ Elimine las Arrugas

No necesita una crema antiarrugas para "planchar" los signos de la experiencia. Necesita un trío de básicos de la cocina: 1 taza de leche, 2 cucharadas de jugo de limón y 1 cucharada de brandy. Mezcle en una olla, lleve a ebullición y retire del fuego. Cuando se haya enfriado a temperatura ambiente, aplique suavemente sobre las líneas de expresión. Deje secar, luego lave suavemente con agua tibia. Repita el proceso cada semana para mantener la piel joven y vibrante.

✤ Crema de Limpieza Facial Ultrasencilla

Los tratamientos de belleza y las mascarillas caseras con varios ingredientes son excelentes pero, ¿quién tiene tiempo para prepararlas todos los días? No muchas mujeres que yo conozca. Por otro lado, esta receta toma solo unos minutos y no tiene que dejarla actuar por mucho tiempo. Mezcle 1 cucharada de cáscara de limón o naranja seca y molida con suficiente yogur natural para formar una crema. Si tiene piel seca, reemplace el yogur por aceite de oliva o aceite vegetal. Lave el rostro con la mezcla, enjuague con agua fría y seque cuidadosamente. ¡Eso es todo! **Nota:** Para saber más sobre ralladura de cáscaras y cáscaras molidas, consulte Polvo Dental Cítrico en la página 167.

✤ Tratamiento para los Problemas del Cutis

Si tiene un cutis áspero y con manchas, esta mascarilla es para usted. En una licuadora o molinillo de café, muela ½ taza de avena sin cocción. Mézclala con 3 o 4 cucharadas de jugo de limón recién exprimido. Agregue unas gotas de jugo de limón a la vez hasta obtener una crema homogénea. Aplique sobre el rostro y evite la zona de los ojos. Deje secar, enjuague con agua tibia y aplique su crema humectante habitual. La avena seca desprenderá las células muertas. El jugo de limón reducirá la apariencia de las manchas oscuras, limpiará y purificará la piel.

✤ Humectante Corporal

Esta rutina humectará la piel desde la nariz hasta los pies. Primero, mezcle 1 cucharada de jugo de limón recién exprimido con ½ taza de aceite de bebé y reserve. Luego, sumérjase en una bañera con agua tibia de 10 a 15 minutos para abrir los poros. Salga de la bañera y masajee delicadamente el aceite cítrico reservado sobre la piel húmeda; comience por el rostro y continúe hacia los pies. Sentirá que toda la piel queda suave y lisa.

SOLUCIÓN EFICAZ

VARIANTES DE BELLEZA

Esta mascarilla facial es eficaz para cualquier tipo de piel, con una variante.

jugo de 1 limón
1 huevo*
¼ taza de leche en polvo descremada
1 cucharada de whisky escocés, irlandés, bourbon o whisky de centeno

Mezcle todos los ingredientes en un recipiente con tapa hermética. Aplique sobre el rostro; evite la zona alrededor de los ojos. Deje secar y retire con un paño tibio y húmedo. Use una vez por semana para mantener la piel suave, elástica y nutrida.

* Esta es la variante: para cutis normal, use el huevo entero; para cutis seco, use solo la yema; y para cutis graso, use solo la clara.

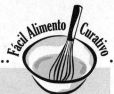

Fácil Alimento Curativo

BATIDO DE LIMÓN FRESCO

Además de la vitamina C para la piel, el limón contiene fitoquímicos (incluidos algunos que no se encuentran en otras frutas), que previenen el daño celular. Por esta razón, muchos nutricionistas recomiendan agregar medio limón a cada batido, para resaltar los sabores de los otros ingredientes y para aportar beneficios de belleza y salud. Esta es una de mis recetas preferidas.

2 tazas de espinaca en miniatura fresca*
1 taza melón de la variedad *honeydew* picado
1 pera en rodajas
½ limón pelado y en rodajas
1 o 2 cucharadas de menta picada (al gusto)
½ taza de agua

Coloque todos los ingredientes en una licuadora, procese hasta lograr una consistencia uniforme y beba a su buena salud y buen aspecto.

* O reemplácela por otros vegetales de hojas verdes de su preferencia.

❧ Suavice los Pies

Trate los pies agrietados y secos con esta fórmula humectante enriquecida: mezcle 1 cucharada de jugo de limón con 1 banano maduro hecho puré, 2 cucharadas de miel y 2 cucharadas de margarina suave. Integre los ingredientes hasta lograr una textura cremosa. Luego, masajee sobre los pies limpios y secos. Póngase un par de calcetines de algodón y acuéstese. Por la mañana, enjuague. Repita las veces que sea necesario hasta que los pies estén suaves y hermosos para las sandalias.

❧ Pedicuría Casera

¿Por qué gastar dinero en el salón de belleza? Consiéntase con un baño refrescante de pies antes de la exfoliación. Este es el procedimiento: llene una olla o palangana con 10 tazas de agua caliente, el jugo de dos limones recién exprimidos, 1 taza de vinagre de manzana y ½ taza de sal marina. Sumerja los pies por unos 15 minutos, seque cuidadosamente y elimine las escamas y células muertas con piedra pómez. Luego, dúchese para lavar el aroma a aderezo de ensalada o siga con Exfoliación Dulce, a continuación.

❧ Exfoliación Dulce

Las manos, los pies, los codos y las rodillas trabajan a diario para usted. Es razonable que se cansen y se vuelvan ásperos. Mímelos con esta exfoliación suavizante y refrescante. En un tazón, mezcle el jugo de medio limón, ½ taza de azúcar morena o sin procesar y 2 cucharadas de aceite de almendra. Si lo desea, agregue unas gotas de aceite esencial. Masajee sobre las zonas afectadas. Enjuague con agua tibia y aplique una loción corporal para sellar la humedad.

✤ Deshágase de la Caspa

¿Tiene problemas de caspa? Use jugo de limón. Aplique 1 cucharada sobre el cabello, lave con el champú habitual y enjuague con agua limpia. Enjuague otra vez con una mezcla de 2 cucharadas de jugo de limón y 2 tazas de agua. Repita cada dos días hasta que las escamas blancas vuelen para siempre.

✤ Solución Rápida para el Cabello Graso

Más fácil, imposible: mezcle 2 partes de jugo de limón con 1 parte de agua. Humedezca el peine y péinese. Eliminará el exceso de grasa sin resecar el cuero cabelludo.

✤ Champú para el Verano

En el verano, el sol radiante, las altas temperaturas, el aire húmedo, el agua salada y el cloro de la piscina dejan su cabello con necesidad de más cariño y

---

SOLUCIÓN EFICAZ

FIJADOR CÍTRICO PARA EL CABELLO

¿Está cansada de comprar fijadores para el cabello que acumulan un residuo pegajoso? Pruebe esta alternativa natural y sencilla.

1 limón o naranja (con cáscara) picada*

2 tazas de agua destilada

¼ taza de ginebra o vodka

6 u 8 gotas de su aceite esencial
preferido (opcional)

En una olla pequeña, agregue la fruta con el agua. Lleve a ebullición a fuego medio-alto y continúe hirviendo hasta que el líquido se reduzca a la mitad. Cuele y pase a una taza medidora. Si es necesario, agregue suficiente agua hasta llegar a 1 taza. Deje enfriar a temperatura ambiente. Agregue la ginebra o el vodka y el aceite, si lo desea. Vierta en una botella rociadora, conserve a temperatura ambiente y use como cualquier otro fijador para el cabello.

* El limón aclara el cabello si se expone a la luz del sol. Entonces, si su cabello es oscuro y desea que siga así, reemplace el limón por naranja.

RINDE: UNAS 10 ONZAS

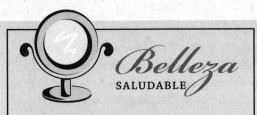

Belleza
SALUDABLE

COMBATA EL AMARILLO CON AMARILLO

Las uñas pueden quedar amarillentas por la exposición prolongada a la luz solar, el uso prolongado de esmalte de uñas y el tabaco. Afortunadamente, hay una solución eficaz con limón. Llene un tazón poco profundo con suficiente jugo de limón para cubrir las uñas y sumérjalas por cinco o seis minutos. Lave las manos, enjuáguelas y aplique su crema humectante preferida. Repita el tratamiento una vez al día (o lo más que se lo permita su agenda). Notará los resultados en cinco o siete días. **Nota:** *En esta solución, puede usar jugo de limón embotellado o congelado si no tiene limones frescos a la mano. Antes de comenzar, asegúrese de que los dedos no tengan cortadas ni raspones, o le arderá.*

cuidados. Pero eso no significa gastar dinero en el salón de belleza. En su casa, agregue 1 cucharada de jugo de limón y 1 cucharadita de aloe vera en gel a su champú regular, y use de la manera acostumbrada. El cabello estará limpio, brillante y con cuerpo durante toda la temporada.

✤ Libérese del Olor Corporal

No hay nada mas vergonzoso que tener mal olor en el cuerpo. Afortunadamente hay una forma superfácil de eliminar las toxinas que causan el mal olor: tome, por lo menos, ocho vasos de agua al día. Y para que su rutina sea aún más eficaz, cada noche, agregue al vaso de agua 1 cucharadita de jugo de limón fresco y 1 cucharadita de clorofila (en tiendas de alimentos saludables). Esto ajustará el desequilibrio de pH de su sangre, que intensifica el olor corporal, y eliminará las bacterias intestinales "malas" que causan el olor.

✤ Libérese del Mal Aliento, También

La salivación insuficiente o el consumo constante de sustancias, como alcohol, cigarrillos y ciertas especias pueden ocasionar un mal aliento crónico. Si su estilo de vida le ha ocasionado este problema, enjuague la boca varias veces con el jugo recién exprimido de un limón en un vaso de agua tibia. ¡Y evite los malos hábitos!

✤ Fortalecedor de Uñas

Muchos factores, desde los productos de limpieza hasta el aire frío, extraen la humedad de las uñas y las dejan débiles y quebradizas. Huméctelas y fortalézcalas: en un tazón, mezcle 1 cucharada de jugo de limón recién exprimido y 3 cucharadas de aceite de oliva, y caliente la mezcla hasta que esté tibia. A la hora de acostarse, con un hisopo de algodón, aplique sobre cada uña (incluya la parte de abajo y alrededor de la cutícula). Póngase un par de guantes de algodón limpios y descanse. Repita el procedimiento todas las noches hasta reforzar sus "garras". **Nota:** Para evitar la contaminación por las bacterias de las manos y los dedos, prepare un nuevo fortalecedor cada noche. Si no nota la mejoría en un par de semanas, consulte al médico. Muchas veces, los problemas de las uñas indican un problema de salud subyacente.

✤ Lávese las Manos

El limón resolverá ese problema en un abrir y cerrar de ojos, ya sea que sus "garras" estén manchadas por cortar bayas o que estén aromáticas por picar cebolla o ajo. ¿Cómo? Frote jugo de limón sin diluir sobre la piel. Deje actuar por unos minutos y lave las manos con agua jabonosa tibia. Repita el proceso, según sea necesario, hasta que desaparezca el color o el olor no deseado.

Lo Mejor del Resto

★ Elimine el Dolor de Cabeza Intenso

¡Ya! ¿Cómo? Corte una lima por la mitad y frote una de las superficies cortadas sobre la frente adolorida. ¡Fin del dolor! **Nota:** Si no funciona y el dolor persiste por dos días o más, consulte al médico.

★ Jugo de Lima contra la Diarrea

Cuando tenga que correr al baño, exprima dos o tres limas y vierta el jugo en un vaso de 8 onzas. Agregue suficiente agua para llenarlo y unas 3 cucharaditas de maicena (o más si el problema es grave). Añada azúcar al gusto y beba. Repita una o dos veces si es necesario (probablemente no).

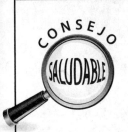

Cítrico contra el Resfriado

¡Este sí es un remedio sabroso! Este destructor de gérmenes es tan delicioso que fingirá un resfriado para tener la ocasión de tomarlo. Para prepararlo, en una olla a fuego medio, caliente el jugo de una toronja, un limón y una naranja. Agregue 1 cucharada de miel cruda, lleve a ebullición y retire del fuego. Deje enfriar un poco, vierta en un vaso y agregue un chorrito de su licor preferido. Deléitese y vaya a descansar. Cuando despierte, el refriado habrá desaparecido. **Nota:** Si toma medicamentos de cualquier tipo, consulte al médico antes de tomar este remedio. El jugo de toronja interactúa con muchos medicamentos recetados y de venta libre.

★ Alivie la Irritación de Garganta

Hay múltiples remedios, pero este es más sabroso: en un vaso de agua, mezcle el jugo de 1 lima recién exprimida con 1 cucharada de jugo de piña y 1 cucharadita de miel, y beba.

★ Cóctel del Día Siguiente

Si ha salido de copas y no se siente muy bien a la mañana siguiente, diríjase a la encimera de la cocina y exprima un vaso de jugo de naranja. Agregue 1 cucharadita de jugo de lima recién exprimida y una pizca de comino, y beba. Volverá a su rutina diaria en muy poco tiempo.

★ Naranja para los Problemas Estomacales

Si tiene náuseas o gripe estomacal, en ½ taza de agua, mezcle ½ taza de jugo de naranja recién exprimido, 2 cucharadas de jarabe de maíz claro y una pizca de sal. Guarde en un frasco tapado en el refrigerador y tome 1 cucharada cada media hora hasta que desaparezcan las náuseas.

★ Tome Té de Mandarina

Desaparecerán los dolores corporales. Para casi todos, lo peor de la gripe no es la tos ni la congestión, es el dolor constante de cada célula del cuerpo. Este eficaz remedio lo ayudará. En 1 litro de agua, agregue las cáscaras de tres mandarinas picadas o ralladas y lleve a ebullición. Retire del fuego, deje reposar una hora y cuele. Vierta el té en un recipiente con tapa hermética y conserve en el refrigerador. Tome una taza de té caliente con miel al gusto cada cinco horas hasta que desaparezca el dolor.

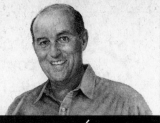

★ Mandarinas contra las Emisiones de Gas

Si su sistema expele el exceso de gas en forma de eructos en lugar de mandarlos al otro extremo del cuerpo, el té de mandarina solucionará el problema. Prepárelo como se describe a la izquierda (Tome Té de Mandarina) y beba según sea necesario. Si le gusta coleccionar remedios tradicionales, este debe estar en su archivo: proviene de los taoístas del siglo VI a. C.

★ Vendaje Anticelulitis

¿Tiene problemas de celulitis? Pruebe esta versión con hierbas que usan muchos spas elegantes: mezcle ½ taza de jugo de toronja, 2 cucharaditas de tomillo seco y 1 taza de aceite de maíz. Masajee sobre los muslos, caderas y glúteos. Cubra con una lámina de plástico y apoye una almohadilla de calor sobre cada parte del cuerpo por cinco minutos. Repita una vez a la semana. Después de varios tratamientos, notará los resultados.

★ Descanse con la Lima

La lima y la leche se combinan a la perfección para lograr una crema humectante corporal de uso nocturno. Antes de acostarse, hierva 1 taza de leche y mezcle 1 cucharadita de glicerina y el jugo recién exprimido de 1 lima. Deje enfriar a temperatura ambiente. Luego, masajee el rostro, las manos y los pies, y descanse. Guarde el sobrante en un frasco bien tapado en el refrigerador; se conservará por una semana.

¡INCREÍBLE!

Probablemente sepa que el color anaranjado se llama así por la fruta y no al revés. Pero, ¿cómo adquirió el nombre la fruta? Según una leyenda milenaria, relatada en *Historia Natural y Moral de los Alimentos* de Maguelonne Toussaint-Samat, todo empezó en la antigüedad cuando un elefante hambriento encontró un árbol cargado de la tentadora fruta anaranjada. Comió tantas que explotó. Siglos más tarde, un viajero encontró los restos fosilizados del pobre paquidermo. En lo que había sido el estómago del elefante, habían crecido naranjos. El viajero exclamó: "¡Qué *naga ranga*!" (que en sánscrito significa "indigestión fatal para elefantes"). Los árboles adquirieron el nombre de *naga ranga*, que en latín se transformó en *aurantium*, de donde deriva *orange* en inglés.

★ Tres en Uno

Bata una crema para el rostro de triple acción, que eliminará el maquillaje, limpiará y suavizará. Mezcle el jugo de 1 lima con ½ taza de mayonesa (con el contenido graso normal, preparada con huevos y aceite) y 1 cucharada de mantequilla derretida (no margarina). Guarde la crema en el refrigerador, en un frasco de vidrio con tapa hermética. Use como cualquier crema de limpieza facial, lave con agua fría y continúe con la crema humectante habitual.

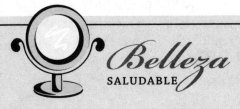

Belleza
SALUDABLE

SOLUCIÓN TRADICIONAL PARA ACLARAR EL CABELLO

Si desea que su cabello luzca unos cuantos tonos más claro, no corra al salón de belleza a gastar dinero. Vaya a la cocina y prepare un mejunje que las mujeres conscientes de la belleza (y del ahorro) han usado por miles de años. Mezcle el jugo recién exprimido de 2 limas y 1 limón con 2 cucharadas de champú suave. Vierta sobre el cabello, masajee y siéntese bajo el sol de 15 a 20 minutos. ¡Recuerde usar filtro solar! Luego, enjuague con abundante agua y aplique un buen acondicionador. Repita el proceso con la frecuencia necesaria hasta que considere que está lo suficientemente rubia para la diversión.

★ Crema Exfoliante de Naranja y Harina de Maíz

La naranja aporta un efecto suavizante, antiarrugas y antioxidante, y la harina de maíz deja la piel lisa y sin células muertas. Es fácil: mezcle el jugo recién exprimido de media naranja con suficiente harina de maíz para lograr una crema (¼ taza es suficiente). Masajee el rostro y el cuello por tres minutos, y lave con agua tibia. Continúe con la crema humectante de costumbre.

★ Refrésquese y Despierte

¿Le gustaría tener una mascarilla facial que nutra la piel, la refresque y la revigorice? Es muy simple. Mezcle el jugo de ¼ naranja (2 cucharadas) con 1 cucharadita de yogur natural. Aplique sobre la piel con los dedos, deje actuar cinco minutos y enjuague. ¡Eso es todo!

★ Antiestrés

Si el estrés es el problema, esta es la solución: envuelva unas cuantas bolsitas de té de manzanilla en el pie de una pantimedia vieja o en un trozo de gasa, y corte una naranja en rodajas delgadas. Coloque el paquete de té debajo del chorro de agua tibia del grifo de la bañera. Agregue las rodajas de naranja al agua de la bañera, acomódese y relájese. **Nota:** Cubra el drenaje con gasa o un trozo de pantimedia para que las rodajas de naranja no obstruyan la tubería.

★ Crema Exfoliante Corporal

No hay duda: las cremas exfoliantes corporales a base de azúcar son eficaces, pero si no tiene tiempo de prepararla o no tiene ganas de aplicarse un mejunje granulado, busque una naranja. Pélela y envuelva la cáscara en un trozo grande de gasa o estopilla. Luego, dúchese y frote la crema exfoliante por todo el cuerpo. El ácido y la vitamina C de la cáscara afirmarán y tonificarán la piel.

SOLUCIÓN EFICAZ

CREMA FACIAL DE NARANJA

Esta dulce combinación de beneficios suaviza, nutre y desintoxica la piel. Además, es tan segura que podría comérsela. ¡Pruébela!

2 gajos de naranja navelina pelada y picada

2 onzas de queso crema entero suavizado

1 cucharadita de miel

½ cucharadita de jugo de limón recién exprimido

Introduzca todos los ingredientes en un procesador de alimentos, procese hasta que el mejunje adquiera una textura suave y fácil de untar, y pase a un tazón. Aplique sobre el rostro y el cuello y deje actuar hasta que se endurezca (unos 15 minutos). Enjuague con agua tibia, salpique con H_2O fría para cerrar los poros y seque cuidadosamente. Si queda algo en el tazón, ¡úntelo en un panecillo tostado!

13

Manzana

Cuando Eva le entregó a Adán la manzana más famosa, le ofrecía mucho más que el plato principal para disfrutar de una vida de felicidad matrimonial. En ese momento, ella ignoraba que esa delicia era la superestrella de las comidas saludables. Y lo sigue siendo. Gracias a la investigación sobre nutrición, ahora sabemos por qué esta fruta común realiza proezas en nuestra buena salud y belleza física.

Una Manzana Diaria

✔ Doble Fibra

A cada momento, aparece algún gurú de la nutrición para explicar la importancia de la fibra dietética para la buena salud. Pues bien, esa fibra esencial viene en dos tipos: soluble e insoluble, y las manzanas contienen ambos tipos en abundancia. Pero, ¿cuál es la diferencia entre ambas? Le explico:

La **FIBRA SOLUBLE** se disuelve en agua y se combina con otras sustancias para formar una suerte de gelatina, que evita que las grasas y los azúcares sean absorbidos por el cuerpo: así controla la diabetes y disminuye el colesterol LDL (malo). (En las siguientes páginas, encontrará más detalles).

La **FIBRA INSOLUBLE** no se disuelve en agua (¡qué revelación!). Absorbe la bilis y el colesterol de los intestinos, y los elimina del cuerpo. La fibra insoluble también evita el estreñimiento.

✔ Centro Energizante Popular y Portátil

Según los expertos en consumo de alimentos, el estadounidense promedio come cerca de 45 libras de manzanas al año, lo que transforma a la oferta de Eva en la fruta más consumida. En parte, esto se debe a que, además de ser deliciosa, la manzana está a la venta prácticamente todo el año en los supermercados de todo el país. Pero hay muchos otros motivos para su popularidad, por ejemplo:

■ Es resistente y fácil de llevar: ideal para meter en la lonchera, la mochila o el bolsillo.

■ Satisface el hambre con pocas calorías (unas 80 calorías en una manzana mediana).

■ Su contenido es entre un 85% y un 95% agua, por lo que elimina la sed y llena el estómago.

■ Es versátil. La manzana aporta los mismos beneficios nutritivos fresca, deshidratada, congelada, asada, en jugo o sidra de manzana 100% natural.

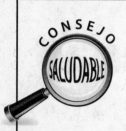

C O N S E J O
SALUDABLE

Guía para Comprar Manzanas

Con estos consejos, comprará las manzanas con el mejor sabor y la más larga duración en el supermercado o en un puesto de granja.

FIRME. Sostenga la fruta en la mano, y apriétela suavemente con los dedos. Si los dedos producen abolladuras, eso significa que la manzana ya pasó el momento de máxima frescura.

PEQUEÑA. Algunas variedades de manzanas son más grandes que otras pero, dentro de cada categoría, mientras más pequeña sea, mejor.

BELLEZA. Elija manzanas que tengan un lindo color para su tipo, cáscaras firmes, sin cortes ni magulladuras.

GUÁRDELAS CORRECTAMENTE. Guárdelas de inmediato en el refrigerador, donde se conservarán por hasta seis semanas. Si las deja a temperatura ambiente, se arruinarán rápido.

✔ Pectina para su Dieta

Cada vez que come una manzana, consume la fuente más rica de pectina, una fibra natural que controla la diarrea, reduce la probabilidad de padecer cáncer de colon, reduce la hipertensión y previene o disuelve los cálculos de la vesícula. Además, reduce la velocidad de absorción de los nutrientes en el torrente sanguíneo: así controla el nivel de azúcar en sangre. (Diabéticos, ¡tomen nota!)

✔ Pero espere, ¡hay más!

Además de la pectina, las manzanas son ricas en otros nutrientes, enzimas y compuestos bioquímicos que son esenciales para la buena salud. Numerosos estudios han constatado que comer manzanas regularmente ayuda a la mayoría de las personas a aliviar o prevenir muchos problemas frecuentes de salud, por ejemplo:

- Asma
- Enfermedad cardiovascular
- Resfriados
- Enfermedad de la arteria coronaria
- Alergias estacionales
- Ataque al corazón

✔ Deshágase del Colesterol Malo

Si tiene niveles altos de colesterol LDL (malo), un aumento en el consumo de manzanas es justo lo que el médico indica. Los estudios demuestran que comer dos manzanas grandes por día reduce los niveles de colesterol LDL hasta en un 23%. Y si desea comer más, ¡adelante! Después de todo, sin importar la cantidad de manzanas que coma, nunca serán demasiadas.

✔ Cure la Conjuntivitis

Muchas cosas provocan que sus ojos estén rojos, llorosos o que piquen. Pero si sus ojos están muy irritados, eso podría indicar una conjuntivitis, también llamada enrojecimiento del ojo. Si actúa rápido, una cataplasma de manzana podría detener la infección. Para prepararla, humedezca una tela suave de algodón de unas 12 pulgadas cuadradas. Luego ralle una manzana grande ya pelada. Coloque la pulpa de manzana en el centro de la tela, y doble los lados para formar una máscara rectangular. Luego recuéstese, coloque la cataplasma sobre los

Fácil Alimento Curativo

REMEDIO TRADICIONAL PARA LA GRIPE

Antes de que hubiera vacunas contra la gripe, se aplicaban remedios caseros como este. ¿Y sabe una cosa? Todavía es eficaz para repeler los virus que causan los resfriados y la gripe. Así que, aun cuando reciba la vacuna anual contra la gripe, mantenga esta receta a la mano y úsela con el primer síntoma.

1 manzana grande ácida y jugosa
1 cuarto de galón de agua
2 medidas de whisky
½ cucharadita de jugo de limón
miel (opcional)

Corte la manzana en cuartos y póngala a hervir en el agua hasta que se deshaga en pedazos. Cuele la preparación y agregue el whisky y el jugo de limón a lo que queda de líquido. Endulce al gusto con miel si lo desea. Luego métase en la cama y beba el ponche. Si actuó a tiempo, por la mañana, esos gérmenes habrán pasado a la historia.

ojos cerrados, y relájese por media hora. En un par de días, el problema de los ojos debería desaparecer. Si no desaparece, consulte a un médico.

✔ Adiós a la Placa Arterial

La arterioesclerosis (taponamiento de arterias) es causada por placa: una combinación de colesterol LDL (malo), calcio, alimentos grasos y otras sustancias. A lo largo de los años, la placa se acumula por fumar, la falta de ejercicio y una dieta deficiente. Si su estilo de vida encaja dentro de esa descripción (pero no le han diagnosticado arterioesclerosis), mantenga alejadas las obstrucciones con este antiguo remedio eslavo: una vez al día, beba un vaso de sidra de manzana hervida con un diente de ajo. Y, claro está, ¡haga cambios en su estilo de vida!

✔ Aumente la Resistencia

Además de aliviar el goteo de la nariz y los ojos llorosos, la quercetina de la manzana aumenta la resistencia física, porque proporciona más oxígeno a los pulmones. Con una manzana antes de subirse a la caminadora del gimnasio, de

Una Manzana para cada Propósito

Aunque todas las variedades de manzana ofrecen muchos beneficios de salud y belleza, *no* son todas iguales. Esta práctica guía le ayudará a elegir los tipos con mejor sabor y textura para su propósito.

PROPÓSITO	MEJORES VARIEDADES
Sin cocción	Braeburn, Empire, Granny Smith, Jonagold, Jonathan, Macoun, Mutsu/Crispin, Raritan, Winesap, York Imperial
En ensaladas	Braeburn, Cortland, Golden Delicious, Granny Smith, Jonagold, Winesap
Puré de manzana	Braeburn, Gala, Golden Delicious, Granny Smith, Melrose, Mutsu/Crispin, Newtown Pippin, Winesap
Al horno (enteras o en recetas aparte de postres)	Braeburn, Granny Smith, Ida Red, Jonathan, Melrose, Mutsu/Crispin, Northern Spy, York Imperial
Tartas y pasteles	Braeburn, Granny Smith, Ida Red, Jonathan, Melrose, Newtown Pippin, Northern Spy, York Imperial

salir a pasear en bicicleta o de practicar senderismo, tendrá mucho más aguante.

✔ Aumente la Capacidad Mental

Independientemente de su edad y las enfermedades, las células grises le agradecerán que agregue más manzanas a su dieta. ¡Es simple! Estas maravillosas frutas son ricas en boro, un potente mineral que estimula las células del cerebro para mantenerse activo, alerta y con un estado mental extraordinario.

✔ Alivie el Dolor de las Articulaciones

La próxima vez que sienta dolor en las rodillas, codos y otras articulaciones o, mejor aún, *antes* de que el dolor comience, coma unas cuantas manzanas. El boro de las manzanas, el mismo oligoelemento que es bueno para las células del cerebro, alivia el dolor y la rigidez de las articulaciones y aparentemente protege contra la artritis.

✔ Reduzca la Presión Arterial

El exceso de fluido en las arterias eleva la presión arterial... ¡rápido! Las manzanas mantienen su equilibrio, porque contienen abundante potasio, que trabaja en equipo con el sodio para regular los fluidos corporales.

✔ Tranquilidad para un Estómago Intranquilo

La próxima vez que se sienta mal del estómago, sírvase un vaso grande de jugo 100% de manzana y tómeselo todo. Las manzanas combaten las infecciones gastrointestinales y otros virus, para despedirse rápidamente de esos bichos.

Fácil Alimento Curativo

CONSERVAS CONTRA LA GOTA

La gota es una forma de artritis por la acumulación de ácido úrico en la sangre. Como ya sabe, si usted es propenso a esta molesta enfermedad, los síntomas pueden presentarse a la velocidad de la luz. Esta receta ultrasencilla aliviará el dolor y la inflamación al neutralizar el ácido.

4 manzanas (de cualquier tipo) agua

Pele las manzanas, retire el centro y córtelas en rodajas. Colóquelas en una olla y agregue agua solo para cubrir las rodajas. Hierva a fuego lento por tres horas o más, hasta que se convierta en una mezcla espesa, de color oscuro y dulce. Agregue más agua, según sea necesario. Guarde la preparación en el refrigerador. Úntela sobre pan tostado o panecillos, úsela como condimento con pollo o jamón, o disfrútela con una cuchara en un tazón.

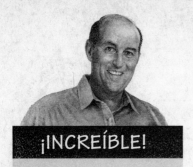

✔ Combata el Alzheimer

Podríamos decir que, para la mayoría de las personas, la enfermedad más temida es el Alzheimer. Bien, le traigo buenas noticias: comer, al menos, dos manzanas al día reduce el riesgo de contraer esta forma tan frecuente de demencia. Las investigaciones demuestran que la quercetina de la manzana protege las células del cerebro contra la oxidación causada por los radicales libres, que puede ser el inicio del Alzheimer. Si esto no le incentiva a aumentar el consumo de manzanas, ¡no sé qué lo hará!

✔ Prepare un Tesoro de Salud

Una de las mejores maneras de aprovechar el poder curador de las manzanas es convertirlas en vinagre de sidra de manzana. Puede comprar este vinagre en cualquier supermercado, pero para solucionar problemas de salud y belleza, nada se compara con el que prepara usted mismo. Sí toma un tiempo prepararlo, pero este proceso de seis pasos no podría ser más sencillo:

PASO 1. Consiga una docena de manzanas maduras (preferiblemente orgánicas), un paquete de levadura activa seca y un cuarto de galón de agua mineral.

PASO 2. Pele las manzanas, córtelas en cubos, y agréguelas (con el centro, pero sin la cáscara) a una olla de cerámica o a un tazón hondo de vidrio o cerámica.

PASO 3. Añada la levadura y vierta agua mineral hasta cubrir las manzanas.

PASO 4. Cubra el tazón con un pedazo de estopilla y sosténgala con una banda elástica. Coloque el recipiente en un lugar caliente (idealmente con una temperatura constante de unos 80 °F) y déjelo en reposo de tres a cuatro meses o hasta que los azúcares naturales se hayan convertido en alcohol. (Por el sabor, sabrá que ahora tiene sidra alcohólica).

PASO 5. Cuele las manzanas y vierta el líquido en un tazón u olla de cerámica limpios. Cubra con un trozo de estopilla u otra tela de algodón. Luego regrese el recipiente a un lugar caliente y déjelo otros tres o cuatro meses.

PASO 6. Vierta el vinagre en una botella o frasco de vidrio. Guárdelo a temperatura ambiente para cualquiera de los maravillosos consejos, trucos y tónicos de salud que encontrará en el Capítulo 23.

Fácil Alimento Curativo

WRAPS DE ATÚN Y MANZANA

Un wrap es un almuerzo fácil y rápido de preparar, y una buena forma de disfrutar las manzanas en casa o en el trabajo.

2 tortillas de harina de 8 pulgadas de diámetro
2 cucharadas de queso crema para untar con hierbas
1 manzana grande lavada, sin el centro y en rodajas finas
1 lata (6½ onzas) de atún blanco en agua, escurrido*
½ o 1 cucharada de mayonesa al gusto
pimienta negra recién molida
curry suave en polvo (opcional)
2 cebollinos con hojas, picados

Coloque las tortillas sobre platos y úntelas con la mitad del queso crema para untar. Coloque las rodajas de manzana en el centro de cada tortilla, dejando los bordes libres. En un tazón pequeño, mezcle el atún con la mayonesa y la pimienta, y añada la mezcla sobre las rodajas de manzana. Condimente con curry si lo desea, agregue los cebollinos y enrolle los wraps. Sirva de inmediato, o prepárelos para la lonchera con una bolsa de hielo para mantenerlos fríos.

* O sustituya por el salmón, pollo o pavo que haya sobrado de otro platillo.

PORCIONES: 2

✔ Refrésquese de los Sofocos

¡Atención, mujeres de cierta edad! Las manzanas también pueden ser de ayuda cuando su horno interior comienza a funcionar. Es porque contienen esteroles vegetales naturales denominados fitoestrógenos. Aun cuando no sean tan potentes como los estrógenos humanos, tienen un efecto similar, por lo que refrescan los sofocos por los niveles fluctuantes de hormonas.

✔ Detenga la Diarrea

Cuando su problema es lo opuesto al estreñimiento, el remedio es una combinación de bananos, arroz, puré de manzana y pan tostado. Con esta dieta durante un día más o menos, la diarrea debería desaparecer. Un ataque de diarrea podría deshidratarlo: recuerde beber suficiente agua.

Mientras más agua beba, mejor. Como mínimo, trate de tomar, por lo menos, ocho vasos al día.

✔ En Movimiento

Es sabido que las manzanas son uno de los laxantes más efectivos de la Madre Naturaleza. La manera en que use ese delicado poder para acelerar los procesos depende de usted. Este es un trío de opciones clásicas:

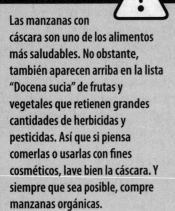

PRECAUCIÓN ⚠

Las manzanas con cáscara son uno de los alimentos más saludables. No obstante, también aparecen arriba en la lista "Docena sucia" de frutas y vegetales que retienen grandes cantidades de herbicidas y pesticidas. Así que si piensa comerlas o usarlas con fines cosméticos, lave bien la cáscara. Y siempre que sea posible, compre manzanas orgánicas.

CÓMALAS. Coma algunas manzanas con cáscara. Esa fibra insoluble debería activar los procesos en un santiamén.

BÉBALAS. Disfrute un vaso o dos de jugo de manzana o sidra de manzana 100% natural. Para muchas personas, esto funciona de maravilla.

PREPARE UN CÓCTEL. Pruebe el remedio clásico de hospital: mezcle entre cuatro y seis ciruelas pasas picadas y 1 cucharada de salvado con ½ taza de puré de manzana. Coma este remedio justo antes de acostarse. A la mañana, sus intestinos deberían trabajar con normalidad.

✔ Manténgase Fresco

En un caluroso día de verano, no hay mejor manera de combatir el calor que una cerveza bien fría, ¿cierto? ¡Incorrecto! Una cerveza o cualquier otra delicia fría (como un helado cremoso o un helado de paleta) le brindará alivio temporal, pero, a largo plazo, las sustancias frías pueden inhibir el sistema de enfriamiento natural del cuerpo al interferir con la digestión y la sudoración. Los resultados serán más duraderos si come una deliciosa manzana jugosa. Además del alto contenido de agua que apaga la sed, las manzanas contienen compuestos para liberar el calor del cuerpo y regular los niveles de hidratación.

✔ Coma para Bajar de Peso

Aunque no lo crea, comer manzanas podría restar calorías. Eso ocurre porque las calorías que su cuerpo consume para descomponer la fibra de la manzana exceden las calorías de la fruta. En conclusión: cuantas más manzanas coma, más peso pierde. Pero no se emocione demasiado, porque el hombre (o la mujer) no puede vivir solo de manzanas.

✔ Beba para Adelgazar

Ejércitos completos han logrado perder el exceso de peso sin ningún dolor con este sabroso (y saludable) cóctel de manzana: mezcle 64 onzas de jugo de manzana 100% orgánico, ½ taza de vinagre de manzana sin filtrar y ½ cucharadita de stevia líquida (natural o de su sabor preferido) en una jarra con tapa hermética. Guárdelo en el refrigerador y beba un vaso de 8 onzas de esta bebida agridulce antes de cada comida.

Manzana para los Ojos

✤ Dientes Brillantes

Seguramente esos lujosos tratamientos de blanqueamiento de los dientes también son eficaces. Pero comer una manzana limpia las manchas de los ojos de manera segura y por mucho menos dinero del que cobra el dentista.

✤ Aliento Fresco

Cuando la abundancia de cebolla o ajo le produzcan aliento de dragón, hinque los dientes en una fresca manzana crujiente. Eso diluirá el olor penetrante en un abrir y cerrar de ojos.

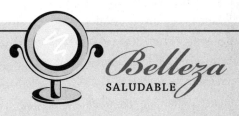

Puré de Manzana Cosmético

El puré de manzana con deliciosas especias es un manjar pero, para fines cosméticos, usted desea una crema suave, no una salsa emperifollada. Para prepararla, pele y retire el centro de dos manzanas medianas, colóquelas en una bandeja pequeña para hornear y vierta ⅛ taza de agua. Lleve al horno a 350 °F por 15 minutos o hasta que estén ligeramente blandas. Hágalas puré en una licuadora o en un procesador de alimentos. Use esta crema natural para lavarse el cabello o para preparar cualquier mascarilla facial con puré de manzana. Guarde el sobrante en el refrigerador.

Belleza SALUDABLE

SOLUCIÓN EFICAZ

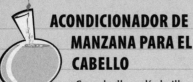

ACONDICIONADOR DE MANZANA PARA EL CABELLO

¿Su cabello solía brillar mucho y ahora está perdiendo ese brillo? Si es así, es hora de aplicar una dosis de este acondicionador. Restaurará el pH normal del cuero cabelludo y eliminará los residuos de aerosoles y geles para el cabello.

1 manzana grande pelada, sin el centro y en cubos

2 cucharadas de vinagre de sidra de manzana*

2 tazas de agua

Coloque todos los ingredientes en una licuadora o en un procesador de alimentos y licúelos. Cuele la mezcla sobre un recipiente limpio. Después de lavarse con champú, aplique el acondicionador sobre el cabello. Masajee bien el cabello y enjuague con abundante agua fría.

* Si tiene cabello muy seco o cuero cabelludo sensible, use solo 1 cucharada de vinagre.

✤ Deshágase del Sabor a Café

Hasta para los amantes del café, el sabor del café en la boca puede ser desagradable. Pero, ¿cómo eliminarlo? Coma una manzana, ¡por supuesto!

✤ Rostro Más Lozano

Mascarilla facial para una piel más firme extrafácil: mezcle 1 cucharada de puré de manzana 100% natural (¡sin aditivos!) con 1 cucharada de germen de trigo. Aplique la mezcla sobre su piel y déjela actuar por 15 minutos. Enjuague con agua tibia y aplique su crema humectante habitual.

✤ Rostro Más Lozano, Toma 2

Para un efecto reafirmante más suave y humectante, pele una manzana, retire el centro, haga puré con la pulpa y agregue una cucharadita de miel. Aplique el mejunje sobre su rostro, espere 15 minutos y enjuague con agua tibia.

✤ Prepare una Ingeniosa Crema para la Noche

Una crema para la noche de alta calidad logra maravillas en la salud y elasticidad en la piel. Pero las comerciales, especialmente las que son para piel sensible, pueden ser muy caras. Entonces, en lugar de pagar una fortuna, diríjase a la cocina y siga este procedimiento de cinco pasos:

PASO 1. Reúna los suministros. Necesitará una manzana (cualquier tipo), 1 taza de aceite de oliva y 1 taza de agua de rosas*, junto con una licuadora o un procesador de alimentos y una olla para baño María.

PASO 2. Lave y seque bien la manzana (no la pele), córtela a la mitad y retire el centro, las semillas y el tallo. Corte en pedazos pequeños y póngalos en la licuadora o procesador de alimentos.

PASO 3. Encienda la licuadora y agregue lentamente el aceite de oliva hasta formar una pasta.

PASO 4. Agregue agua del grifo en la parte inferior de la olla para baño María y coloque la mezcla de manzana y aceite en la parte superior. Caliente hasta que esté tibia. (Si no tiene una olla para baño María, utilice una olla y un tazón resistente al calor). No deje que la manzana se cocine demasiado. Si se cocina, se disipará el ingrediente clave (ácido málico).

PASO 5. Deje enfriar la mezcla a temperatura ambiente, agregue el agua de rosas y revuelva hasta integrar.

Guarde la crema en el refrigerador en un envase plástico (se conservará por seis días). Úsela todas las noches antes de acostarse. En una semana, debería notar una piel más suave y tersa.

* Puede comprar agua de rosas en las tiendas de alimentos saludables, en las herboristerías y, por supuesto, en internet.

✤ Lávese el Cabello

Cuando se acabe el champú (o desee un cabello brillante, saludable y superlimpio), aplique puré de manzana natural. Tome una cantidad abundante del frasco y frótela por el cabello y el cuero cabelludo. Deje actuar por 10 minutos y enjuague con abundante agua. No es necesario usar acondicionador. **Nota:** podría tomar varios minutos retirar el puré de manzana del cabello, pero los resultados compensarán el tiempo y el esfuerzo.

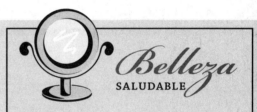

Belleza SALUDABLE

EFECTO REJUVENECEDOR

Una poción de manzana y limón aclara las manchas de la edad de manera suave y natural. Para prepararla, mezcle una manzana grande rallada con 2 cucharaditas de jugo de limón y ¼ taza de agua de flores de naranja (en herboristerías y tiendas de alimentos saludables). Una vez al día, aplique la mezcla sobre el rostro, déjela actuar por 10 minutos y enjuague con agua fría.

189

✤ Borre Arrugas

Antes de que gaste una fortuna en otro tratamiento antiarrugas, pruebe con este truco: todas las mañanas, retire el centro de una manzana, córtela a la mitad y frote el rostro con el lado cortado. Las enzimas de la fruta permiten que la piel retenga la humedad y tienen un efecto suavizante y reafirmante. Debería notar la diferencia en 1 semana, aproximadamente.

✤ Loción Tonificante de Triple Efecto

Los suaves pero eficaces ácidos y enzimas de las manzanas mantienen los poros limpios y sin bacterias, protegen la piel de las toxinas ambientales y remueven las células muertas y la suciedad superficial. Para lograr este triple efecto, en un frasco limpio, mezcle ¼ taza de jugo de manzana 100% natural (casero o de una marca orgánica) con 4 cucharadas de hamamelis. Utilice una almohadilla de algodón para aplicar la fórmula en el rostro recién lavado (evite el área de los ojos). Realice esta rutina todas las mañanas y noches si tiene piel grasa. Si tiene piel seca, hágalo solo una vez al día.

Lo Mejor del Resto

★ Alivie los Dolores Menstruales con Albaricoques

La mayoría de las mujeres en edad fértil sufre molestias menstruales. Pero si los períodos mensuales no le causan problemas, es importante que reponga el hierro que pierde mediante el sangrado. Una excelente forma de hacerlo es comer albaricoques deshidratados. Los albaricoques están entre los alimentos más ricos en hierro y más fáciles de llevar.

★ No Esté Triste

Nadie sabe con seguridad por qué a algunas personas les afecta el trastorno afectivo estacional mientras que a otras, no. Lo que sí sabemos es lo que lo desencadena: la ausencia de luz durante los días grises y las largas noches de invierno hace que la glándula pineal convierta la hormona serotonina en melatonina. La ausencia de serotonina altera los patrones normales de sueño y causa depresión y un antojo por dulces y almidones. Una de las mejores formas de aliviar esos síntomas debilitantes es comer abundantes albaricoques, peras, ciruelas y manzanas. Todas estas frutas aumentan gradualmente los niveles de serotonina y los mantienen altos, por lo que ya no tendrá el deseo de meterse a la cama a hibernar.

★ Combata la Gota con Cerezas

Limpian las toxinas de su cuerpo y riñones. Por ello, son el principal producto para aliviar la gota. Coma de 10 a 12 cerezas frescas o congeladas al día, o un puñado de cerezas deshidratadas. Tome también jugo de cereza 100% natural para aliviar el dolor de la gota.

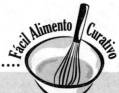

CLAFOUTIS LIVIANO DE CEREZA

Clafoutis es una palabra elegante para un postre simple, económico y saludable. Pruébelo, a usted y a su familia les encantará. **Nota:** Utilice una bandeja para hornear redonda de 9 o 10 pulgadas, o una cuadrada de 8 o 9 pulgadas.

⅔ **taza de harina**
pizca de sal
3 huevos grandes
⅓ **taza de azúcar**
1 taza de leche con un 1% de grasas
1 cucharada de extracto de vainilla puro
2 cucharadas de mantequilla derretida
1 libra de cerezas frescas lavadas, sin carozo y secas*
¼ **taza de azúcar impalpable (opcional)**

En un tazón grande, mezcle la harina y la sal. Añada los huevos de a uno por vez mientras bate. Luego añada el azúcar y siga batiendo. Añada gradualmente la leche y la vainilla hasta lograr una pasta homogénea. Vierta la mantequilla en la bandeja y cubra la superficie. Agregue ¼ pulgada de la preparación y lleve al horno a 350 °F hasta que esté ligeramente cocida. Retire del horno, añada las cerezas de manera uniforme y cúbralas con el resto de la preparación. Regrese la bandeja al horno. Cocine durante 50 minutos o hasta que el clafoutis quede inflado y dorado. Bajará, pero eso es lo que debe suceder. Sirva caliente o a temperatura ambiente. Puede espolvorear azúcar impalpable antes de servir.

* O sustituya por cerezas descongeladas sin carozo y escurridas, o use otra fruta como rodajas de manzana, melocotón o pera.

PORCIONES: 8

★ Combata los Forúnculos con Higos

Los conocedores de la Biblia recordarán el pasaje del Segundo Libro de los Reyes, donde Isaías recomienda aliviar los forúnculos con un "trozo de higo". Funcionaba en esa época y todavía funciona para deshacerse del pus y la inflamación. Tueste un higo fresco, pártalo en dos y coloque una mitad con el lado suave sobre el forúnculo. Sujételo con un vendaje o una tira de tela y déjelo actuar un par de horas. Retire el higo, caliente la otra mitad y repita el procedimiento. **Nota:** Si el dolor del forúnculo se agrava, o si observa una mancha roja, consulte al médico de inmediato. Es probable que haya que drenar quirúrgicamente el bulto con pus.

★ Cure la Dermatitis por el Viento con Melocotones

En un día soleado de invierno, el viento frío y seco puede producir quemaduras bastante desagradables rápidamente. Para aliviar el dolor, corte un melocotón a la mitad y frote la superficie jugosa sobre la piel afectada. ¡Se sentirá mejor de inmediato!

★ Peras para el Síndrome de Colon Irritable

El síndrome de colon irritable, junto con el resfriado común, son las principales causas por las que las personas faltan a la escuela o al trabajo. Afortunadamente, el síndrome de colon irritable no es una enfermedad en sí, no ocasiona otras afecciones intestinales más graves y hay varios remedios suaves y delicados para aliviar los dolorosos espasmos. Uno de los mejores es la pera. Comer fruta fresca y madura o beber jugo de pera 100% natural alivia las molestias.

★ Ciruelas contra la Úlcera

Hace tan solo 10 años, todas las personas (incluso la comunidad médica) pensaban que las úlceras eran causadas por el estrés o un intenso estilo de vida Tipo A. Pues bien, la investigación científica ha demostrado que ese no es el caso. Casi todas las úlceras se producen por la infección del estómago o el duodeno por la bacteria *Helicobacter pylori*. Ya sea que le hayan

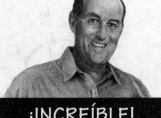

¡INCREÍBLE!

La mayoría tira a la basura los carozos de las cerezas. Pero, en 1974, el agricultor de cerezas de Michigan Herb Teichman tuvo una idea mejor: realizó una competencia para averiguar quién podía escupir el carozo más lejos. Lo que alguna vez fue una reunión de vecindario, ahora es el Campeonato Internacional para Escupir Carozos de Cerezas, que atrae a personas de todos los Estados Unidos y del mundo. Cada año, en julio, se compite en la Granja de Frutas Tree-Mendus de la familia Teichman en Eau Claire, Michigan. El actual ganador, Ron Matt de Chicago, escupió su carozo a una distancia de 69 pies en 2012.

diagnosticado una úlcera o que desee evitarla, comer muchas ciruelas es una excelente opción. Al igual que otros alimentos de color rojo y morado, inhibe el crecimiento de *H. pylori*.

★ Más Ciruelas Pasas para Mayor Inmunidad

Seguramente piensa que las ciruelas deshidratadas o pasas son útiles solo para que su "tubería" interna funcione sin problemas. Pero no es así. Las ciruelas pasas son una de las mejores fuentes de antioxidantes, una de las principales armas del cuerpo contra las enfermedades.

★ Piel Más Clara con Jugo de Cereza

¿Sabía usted que las cerezas tienen increíbles propiedades de aclaramiento de la piel? ¡Es verdad! Y aquí le presentamos una forma sencilla para aprovechar su capacidad. En un tazón, mezcle 2 cucharaditas de miel en ¼ taza de jugo de cereza 100% natural y añada ½ taza de azúcar (para deshacerse de las células muertas). Con un pincel suave, aplique la mezcla sobre la parte manchada de la piel. Deje actuar por 20 minutos y luego retire con agua tibia.

SOLUCIÓN EFICAZ

CREMA FACIAL CON MELOCOTÓN

Esta es una mascarilla que le dejará el cutis suave y liso, ¡si no la come antes de aplicársela!

1 melocotón grande pelado
1 cucharada de miel
2 cucharadas de yogur natural

Prepare un puré con el melocotón y la miel. Agregue el yogur hasta obtener una pasta. Aplique de manera uniforme sobre el rostro, incluso en la zona de los ojos. Déjela actuar unos 10 minutos. Enjuague con agua tibia, seque suavemente y aplique la loción tonificante y la crema humectante de siempre.

★ Suavice la Piel con Melocotones

Para cualquier tipo de piel, los melocotones lograrán hacerla resplandecer y se sentirá mejor. En una licuadora, licúe un melocotón maduro (pelado y sin carozo) con la clara de un huevo. Aplique suavemente la mezcla sobre el rostro, déjela actuar por media hora y enjuague con agua fría.

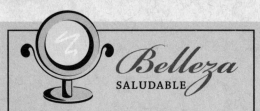

BRINDE POR UN CUTIS LIMPIO

*No me malentienda, no estoy sugiriendo que tomar cerveza o un martini seco solucionará sus problemas de piel. Me refiero a los batidos de frutas: una delicia cosmética y saludable. Para prepararlo, en una licuadora, licúe 1½ o 2 tazas de fruta fresca en cubos con 1 taza de yogur congelado y ½ taza de jugo de fruta 100% natural, néctar puro de frutas o leche. Disfrute el brindis con sus sabores preferidos. **Nota:** Si utiliza fruta congelada para el batido, puede usar yogur no congelado.*

★ Higos para Combatir las Ojeras

Si tiene ojeras *y* no le gusta verse así, consiéntase con esta rutina rejuvenecedora. Corte un higo a la mitad, acuéstese y coloque una mitad de higo sobre cada ojo por unos 10 minutos.

★ Melocotones para Tonificar la Piel

Esta fórmula está pensada para piel seca y escamosa. Pele dos melocotones, retire el carozo y machaque la fruta en un tazón con una cucharadita de crema espesa. Añada aceite de oliva hasta lograr una pasta suave. Luego aplique la mezcla sobre el rostro, espere 10 minutos y enjuague con agua tibia. Los resultados: una piel suave, fresca y sin manchas.

★ Las Peras Promueven un Cutis Bello

Si una manzana al día lo mantiene sano, ¿qué beneficios aporta una pera diaria? Corrige los problemas del cutis. Las peras contienen abundantes nutrientes esenciales para mantener el cutis bello y saludable. ¡Así que cómalas con confianza!

★ Deshágase del Acné

En la lucha constante contra el acné (en adolescentes y adultos), hay cuatro frutas que son verdaderos superhéroes. ¿Cuáles son? Los albaricoques, las cerezas, las peras y, la estrella de este capítulo, las manzanas. Todas contienen vitaminas y minerales que eliminan las toxinas de su sistema y destierran las bacterias que causan el acné. Así que nuevamente: una manzana al día... ¡elimina el acné!

14 Manzanilla

Probablemente la manzanilla sea la primera hierba que la mayoría de nosotros conoció, cuando nuestras mamás nos leían el *Cuento del Conejo Pedro* de Beatrix Potter antes de dormir. Pero la señora Conejo no fue la primera madre amorosa que curaba los males de su pequeño con té de manzanilla. El primer uso registrado de la hierba data del antiguo Egipto y por siglos se ha utilizado para cada propósito de salud y belleza habido y por haber. Como dicen los alemanes, la manzanilla es *alles zutraut*, "capaz de cualquier cosa".

Un Clásico en el Cuidado de la Salud

✔ Alivie los Ojos Irritados

La eficacia antiinflamatoria de la manzanilla la convierte en la opción perfecta para reducir el enrojecimiento, la inflamación y la irritación alrededor de los ojos. En 1 taza de agua recién hervida, introduzca dos bolsitas de té de manzanilla y deje reposar 3 minutos. Retírelas del agua y refrigérelas unos cinco minutos. Recuéstese y coloque una bolsa sobre cada ojo. Relájese unos 15 minutos y quedará como nuevo.

✔ Cuando Entre en Contacto con Veneno

Cuando el veneno le ocasione una reacción por hiedra venenosa, roble venenoso o zumaque venenoso, la manzanilla aliviará la picazón y el ardor de la erupción. En 2 tazas de agua hirviendo, agregue 2 cucharadas de manzanilla deshidratada y deje actuar 10 minutos. Deje enfriar el té a una temperatura agradable y humedezca una toallita limpia. Coloque la toallita sobre la piel afectada y deje actuar unos 15 minutos. Repita el procedimiento, según sea necesario, hasta que haya sanado la erupción cutánea.

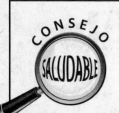

C O N S E J O SALUDABLE

Clásico Té de Manzanilla

Más allá del uso, la receta básica del té de manzanilla es la misma: para cada taza de té, vierta 1 taza de agua recién hervida sobre una bolsita de té de manzanilla o sobre 1 o 2 cucharaditas de manzanilla en hebras (o más, si prefiere una infusión concentrada). Tape la tetera o cubra la taza para evitar que se disipen los aceites volátiles de la hierba y deje reposar de tres a cinco minutos. Retire la bolsita de té o cuele las hebras. Agregue miel o limón si lo desea.

✔ La Mamá del Conejo Pedro Sabía lo que Hacía

El té de manzanilla es lo que el médico recomienda para curar el dolor de estómago. La dosis recomendada para los humanos es de 3 a 4 tazas diarias hasta que se sienta animado para salir a disfrutar del jardín. Pero esta bebida versátil realiza otras hazañas para promover la salud, por ejemplo:

ALIVIE LOS CALAMBRES MENSTRUALES. Al primer indicio de las molestias mensuales, beba té de manzanilla a lo largo del día hasta que desaparezca el malestar.

ELIMINE LA URTICARIA POR ESTRÉS. Si el enrojecimiento que le causa picazón aparece durante un período de ansiedad o angustia emocional, es muy probable que el estrés sea la causa. Antes de tomar cualquier antihistamínico de venta libre, relájese a diario con unas tazas de té de manzanilla. Y la urticaria desaparecerá por arte de magia.

ATAQUE EL SÍNDROME DEL TÚNEL METACARPIANO. Beba a diario varias tazas de té de manzanilla hasta aliviar la muñeca y reduzca el tiempo que usa el teclado tanto como sea posible.

ANIME A LOS COMENSALES QUISQUILLOSOS. Si tiene un joven que a menudo rechaza lo que está en el plato, evite las batallas a la hora de la comida. Prepare una taza de té de manzanilla y agregue una pizca de jengibre molido. Media hora antes de cada comida, dé al pequeño 1 cucharadita de té tibio. Esto estimula el apetito del niño lo suficiente para apreciar cualquier platillo.

ALIVIE LA INDIGESTIÓN. Después de cada comida, beba 1 taza de té de manzanilla hasta sentirse mejor. Si tiene un sistema digestivo crónicamente sensible y no tiene ninguna afección médica, después de la comida, adquiera el hábito de tomar una taza de té.

ALEJE LOS SÍNTOMAS DE TRISTEZA. Las personas con trastorno afectivo estacional, además de sentirse tristes y cansadas, tienen antojos por los carbohidratos. Un antídoto eficaz: cuando le ataquen los antojos de carbohidratos, beba una taza de té de manzanilla. Desviará la atención de la comida y aumentará la energía.

✔ Hip, Hip, No Más Hipo

El hipo no representa una amenaza para la salud, ¡pero es molesto! Para cortar el hipo: en una bolsa de papel, vierta una gota de aceite esencial de manzanilla, acérquela a la nariz y la boca, y respire profundamente. ¡Adiós, problema!

✔ Manzanilla para los Oídos

Cuando tenga dolor de oído, en un tazón, agregue una cucharada de manzanilla deshidratada. Vierta la cantidad suficiente de agua caliente (no

SOLUCIÓN EFICAZ

TÉ POR DOS

Una infusión herbal es un té muy concentrado, ideal para uso tópico. También se puede beber si las hierbas son comestibles y usted prefiere el té fuerte. Esta receta trae las cantidades para 1 taza de infusión. Puede duplicar, triplicar o cuadriplicar las cantidades de la receta si necesita más para un uso específico (como remojar los pies) o si desea preparar un suministro.

2 cucharadas colmadas de manzanilla en hebras
8 onzas de agua de manantial

Agregue las hebras en un tazón o jarra de cerámica o vidrio, y vierta el agua de manantial recién hervida. Cubra y deje reposar de 10 a 15 minutos. Cuele y vierta en un recipiente limpio. Deje enfriar antes de aplicar sobre la piel o de beber a la temperatura que desee. Use la infusión de inmediato o guárdela en el refrigerador, en donde se mantendrá unos cinco días.

hirviendo) para humedecer las hierbas. Espárzalas en la mitad de un paño de estopilla u otra tela suave, limpia y húmeda, del doble de tamaño de su oreja. Doble los lados de la tela para formar un sobre. Coloque la cataplasma sobre la oreja adolorida unos 15 minutos. **Nota:** Si no tiene manzanilla deshidratada, sustitúyala por un par de bolsitas de té de manzanilla.

PRECAUCIÓN ⚠

La manzanilla es una de nuestras hierbas saludables y de belleza más eficaces, pero hay un par de cosas que debe saber. Primero, contiene cumarina, que reacciona con los medicamentos anticoagulantes de la sangre. Entonces, si toma estos medicamentos, consulte al médico antes de consumir manzanilla en cualquier forma oral. Segundo, debido a que la manzanilla pertenece a la familia de la ambrosía, use esta hierba con precaución si es alérgico al polen. No le causará daños de largo plazo, pero puede provocar estornudos, sibilancias e incluso dermatitis de contacto.

✔ Alivie la Irritación de Garganta con una Toalla

Al parecer, todos tienen una cura preferida para la irritación de garganta. Bueno, esta es una de las mías: prepare un cuarto de galón de infusión concentrada de manzanilla (cuadruplique la receta del Té por Dos de la página 197) y cuélela en otro recipiente. Deje enfriar la infusión lo suficiente para manipularla, luego humedezca una toalla limpia. Retuerza y ajuste alrededor del cuello. Cuando se enfríe la toalla, caliente el té, vuelva a humedecer la toalla y vuelva a colocarla en la garganta. La manzanilla aliviará el dolor y el calor liberará la tensión acumulada en los músculos de la garganta. Repita el procedimiento, según sea necesario, hasta sentirse mejor. No debería realizar más de otros dos procedimientos.

✔ Prevenga la Gingivitis

Si el dentista le ha advertido sobre la gingivitis, o si ya recibió el tratamiento y desea mantener las encías saludables, aplique esta poción preventiva: en 1 taza de agua hirviendo, agregue 2 cucharaditas de manzanilla deshidratada y deje reposar unos 10 minutos. Después de cada comida, beba una taza de té. La hierba matará los gérmenes y reducirá el riesgo de desarrollar (o volver a desarrollar) la temible enfermedad de las encías.

✔ Extraiga el Dolor de Muelas

La compresa de manzanilla caliente, que alivia la irritación de garganta, elimina el dolor de muelas. En este caso, humedezca una toallita limpia con una infusión concentrada de manzanilla, retuerza y presione sobre la parte del rostro que está sobre la muela adolorida. Cuando se enfríe la toallita, vuelva a humedecerla y presione de nuevo. El dolor debería desaparecer antes de que sea necesario volver a calentar la infusión.

✔ Enjuague Bucal contra el Dolor de Muelas

Esta es una forma rápida (y sabrosa) de aliviar el dolor de muelas: en 1 taza de agua caliente, agregue 1 cucharadita de manzanilla deshidratada, y deje reposar de 10 a 20 minutos. Cuele y, cuando se haya enfriado el té, haga buches durante unos 30 segundos y escupa. Repita el procedimiento hasta agotar la infusión.

✔ Refresque las Quemaduras de Sol con una Esponja

Prepare un té de manzanilla suave con una bolsita de té o 1 cucharadita de manzanilla en hebras en 1 taza de agua recién hervida. Deje enfriar la infusión. Luego, aplique suavemente con una esponja en la zona afectada.

✔ Combata el Pie de Atleta

Existen muchos remedios antimicóticos para el pie de atleta, pero algunos pican. Si prefiere un remedio más gentil, enjuague los pies con una infusión de manzanilla por la mañana, por la noche y después de

Fácil Alimento Curativo

MANZANILLA HELADA

Esta granita (como la llaman nuestros amigos italianos) deliciosa y saludable para cualquier momento es útil para relajarse usted y sus pequeños en una cálida noche de verano, cuando no es posible dormir.

2½ tazas de agua
4 bolsitas de té de manzanilla o
¼ taza de manzanilla en hebras
¼ taza de jugo de limón recién
exprimido (o al gusto)
¼ taza de miel (o al gusto)

Hierva el agua en una olla, retírela del fuego y agregue las bolsitas de té o las hebras. Deje reposar de 5 a 10 minutos. Cuele el té en un tazón, agregue el jugo de limón y la miel y revuelva hasta integrar. Vierta la mezcla en un plato resistente al congelador de 2 pulgadas de profundidad o en una asadera, y congele de seis a ocho horas. Revuelva de vez en cuando con un tenedor. Antes de servir, refrigere por cinco minutos. Luego, vuelva a mezclar con una cuchara o tenedor para formar cristales de hielo. Con una cuchara, sirva el hielo en tazas y decore con una rodaja de limón y una galleta delgada y crujiente.

RINDE: DE 4 A 6 PORCIONES

SOLUCIÓN EFICAZ

BAÑO PARA ALIVIAR LA GRIPE

Además de despejar la congestión y aliviar las molestias y dolores, un buen baño con estas hierbas le permitirá dormir por la noche. Y eso es exactamente lo que necesita para la gripe.

1 cucharadita de manzanilla en hebras

1 cucharadita de lavanda en hebras

1 cucharadita de romero en hebras

1 cucharadita de canela en molida

1 cucharadita de jengibre molido

Introduzca los ingredientes en un frasco con tapa hermética y agite para mezclar bien. Agregue 1 cucharadita de la mezcla a un filtro para café o a una punta de pantimedia y cierre bien con una tira de alambre plastificado. Tire la bolsita en el agua caliente de la bañera y deje actuar unos 10 minutos. Luego, sumérjase en la infusión aromática, inspire y disfrute.

ducharse en el gimnasio. Séquese bien los pies, especialmente entre los dedos.

✔ Suavice Callos y Asperezas

El baño de pies con manzanilla es la indicación del médico para suavizar estas molestias de los pies, a menudo dolorosas. Llene una tina o palangana con suficiente infusión de manzanilla para cubrir los pies (consulte Té por Dos en la página 197). Recuéstese en una silla cómoda y remoje los pies. Repita el procedimiento, según sea necesario, hasta que desaparezcan los callos o asperezas.

✔ Tranquilice el Corazón

Casi todos tienen palpitaciones del corazón (*arritmia*) en uno u otro momento. Esto se debe a que, sin importar cuán saludable sea, los impulsos eléctricos que accionan el corazón no son totalmente perfectos. Si el médico determinó que tiene buena salud, pero su corazón late fuerte o parece que se salta uno o dos latidos, pruebe este truco tradicional: prepare 2 tazas de té de manzanilla concentrado y, mientras hierve el agua, agregue tres o cuatro hojas de repollo. En un tazón, mezcle el té con las hojas y tome la sopa. No es delicioso, pero sintoniza el corazón en un momento. **Nota:** Si continúan las palpitaciones o si también tiene dolor de pecho, mareos o desmayos, consulte al médico de inmediato.

✔ Masaje Abdominal para Aliviar el Estrés

¿Se siente tan estresado que podría caminar por las paredes? Un masaje abdominal alivia el estrés emocional y la tensión nerviosa que, a menudo, se acumula en la barriga (especialmente en las mujeres). Agregue de 4 a 6 gotas de aceite esencial de manzanilla (en tiendas de alimentos saludables) en 1 cucharada de aceite para masajes. Luego, aplique el aceite sobre el abdomen presionando suavemente. Empiece en el ombligo y realice movimientos circulares de los dedos hacia la derecha. Agrande gradualmente los círculos.

✔ Alivie los Brotes de Rosácea

Como sabe, si tiene rosácea, no existe cura para esta afección crónica similar al acné. Pero con el tratamiento regular de un dermatólogo y su respuesta inmediata ante el enrojecimiento del rostro, controlará el mecanismo desencadenante del ataque. Para lograr una pronta respuesta, agregue un puñado de manzanilla en hebras en 3 tazas de agua hirviendo, retire del fuego y deje reposar durante 10 minutos. Cuele la infusión en un recipiente de tapa hermética y guárdelo en el refrigerador. Luego, cuando lo necesite, humedezca un paño suave de algodón en la solución fría y aplique sobre la zona afectada hasta sentir alivio.

✔ Consejo de los Teutones para Aliviar Hemorroides

Un tradicional remedio alemán propone un baño con manzanilla para aliviar el dolor y la picazón de las hemorroides. Agregue un puñado de manzanilla en hebras en 2 cuartos de galón de agua recién hervida y deje reposar hasta que la infusión esté tibia al tacto. Vierta en una tina lo suficientemente amplia para sentarse y remoje esa parte durante 15 minutos. Repita esta rutina dos o tres veces al día (según sus horarios) hasta sentirse mejor. Si no es posible realizar los baños de asiento a diario, aplique el té con una bolita de algodón después de defecar.

Fácil Alimento Curativo

PANACEA PARA EL DOLOR DE ESPALDA

No es una afección grave, pero el dolor de espalda puede incapacitarlo hasta arruinar el día. Alivie la agonía con este té personalizado para los momentos en que debe continuar trabajando.

1 parte de flores de manzanilla deshidratadas
1 parte de hojas deshidratadas de menta piperita
1 parte de jengibre fresco rallado
1 taza de agua

Mezcle todos los ingredientes. En 1 taza de agua recién hervida, agregue 1 cucharadita de la mezcla. Cubra y deje reposar por 10 minutos. Guarde el resto en un recipiente con tapa hermética. Beba 1 taza de té tres o cuatro veces al día para aliviar el dolor y mantener la actividad.

Hermosura por la Manzanilla

❖ Té Facial

Una infusión de té (consulte Té por Dos en la página 197) hará maravillas en la piel y en el interior del cuerpo. Puede usarla como tratamiento independiente o para preparar la piel antes de las mascarillas faciales que se detallan en este libro. En cualquier caso, aplique suavemente sobre el rostro con una almohadilla de algodón y deje secar. Reducirá la inflamación, además de aliviar y limpiar el cutis. **Nota:** Cuando prepare té o infusión para más de un tratamiento, guarde el sobrante en el refrigerador, en donde se conservará por unos cinco días.

❖ Más Claro y Brillante

Esta es una forma sencilla y suave de lucir reflejos brillantes en el cabello rubio o castaño claro: agregue 4 cucharadas de manzanilla en hebras en 2 tazas de agua recién hervida, deje reposar dos horas y cuele. Lávese el cabello con champú y acondicionador como siempre. Luego, masajee la poción por todo el cabello. **Nota:** Si realiza este procedimiento sobre un recipiente plástico, guarde la poción para usarla un par de veces más.

Champú de Manzanilla

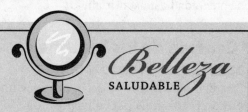

Belleza
SALUDABLE

Este atractivo champú casero es tan suave con el presupuesto como con el cabello. Para prepararlo, deje reposar cuatro bolsitas de té de manzanilla en 1½ taza de agua hervida (no hirviendo) durante 10 minutos. Retire las bolsitas de té. Agregue 4 cucharadas de escamas de jabón puro y deje actuar hasta suavizar el jabón. Revuelva de vez en cuando.

Vierta 1½ cucharada de glicerina y revuelva para mezclar. Vierta en una botella plástica con boquilla, por ejemplo, una botella limpia de champú o acondicionador. Mantenga en un lugar fresco como cualquier otro champú.

SOLUCIÓN EFICAZ

CREMA DE LIMPIEZA FACIAL AROMÁTICA

Suavice, nutra y lave el rostro con estas bolsitas desechables, que dejarán el rostro suave y perfumado.

3 barras de jabón suave sin aroma para uso facial, ralladas

1½ taza de flores de manzanilla deshidratadas

1 taza de avena sin cocción

½ taza de hojas de salvia deshidratadas

En un tazón, revuelva todos los ingredientes hasta integrar. Coloque 1 cucharada de la mezcla en el centro de una estopilla doble cuadrada de 4 pulgadas. Levante las esquinas para formar una bolsita, gírelas y sujételas con un cordel. Humedezca la bolsita y el rostro. Con movimientos circulares, frote la bolsita sobre el rostro. Enjuague con agua tibia, seque cuidadosamente y aplique la crema humectante habitual. **Nota:** Guarde el resto en un frasco con tapa hermética (lejos de la luz y el calor) o prepare un suministro de bolsitas y consérvelas en un recipiente hermético.

RINDE: 13 BOLSITAS DE LIMPIEZA

♣ Resalte los Reflejos

Para destacar los reflejos rubios del cabello, mezcle 3 tazas de infusión de té de manzanilla (frío) con 1 taza de jugo de limón. Vierta sobre el cabello húmedo y salga al exterior. Siéntese bajo el sol durante una hora, enjuague con abundante agua y termine con un buen acondicionador. Repita el procedimiento hasta que el cabello adquiera el tono deseado.

♣ Mascarilla de Mayonesa

Esta es una mascarilla facial simple y eficaz. Agregue 5 gotas de aceite esencial de manzanilla en ½ taza de mayonesa con el contenido completo de materia grasa. Aplique sobre el rostro y el cuello, y deje actuar de 15 a 20 minutos. Enjuague con agua tibia y aplique la crema tonificante y humectante habitual. **Nota:** Ni piense en usar mayonesa con bajo contenido de grasa o light. Los ingredientes que alivian, suavizan y acondicionan el cutis son los huevos y el aceite con el contenido completo de materia grasa.

✤ ¡Vapor a la Vista!

Un tratamiento de vapor con hierbas abre los poros faciales, limpia la suciedad que contienen y enriquece la sangre con oxígeno para renovar el cutis. Muchas hierbas, combos de hierbas e incluso las frutas y los vegetales pueden ser los acompañantes de un eficaz sauna facial. Las propiedades tranquilizantes, antibacterianas y antiinflamatorias de la manzanilla la convierten en una de las mejores opciones para todo tipo de piel. Sin importar qué ingredientes use, la rutina del vapor es un proceso sencillo de cinco pasos:

PASO 1. Ate el cabello hacia atrás para despejar el rostro, luego limpie el rostro y enjuague con abundante agua.

PASO 2. Hierva una olla grande de agua y agregue ⅓ taza de manzanilla fresca o en hebras, o unas gotas de aceite esencial de manzanilla. Deje hervir uno o dos minutos. Luego retire la olla del fuego, tape y deje reposar unos cinco minutos para que se concentre la infusión.

PASO 3. Coloque la olla sobre la mesa o mesada (con una toalla o mantelito individual para proteger la superficie) y levante la tapa. Coloque el rostro sobre el agua y cubra la cabeza con una toalla grande limpia. Deje que los lados de la toalla caigan a los lados de la olla formando una carpa de vapor.

PASO 4. Con los ojos cerrados, mantenga la cabeza, por lo menos, entre 10 y 12 pulgadas de distancia del agua. Relájese y disfrute del aromático vapor de cinco a siete minutos solamente. Si, en algún momento, siente mareos o sobrecalentamiento, aléjese del foco de vapor de inmediato.

PASO 5. Al terminar, lave el rostro con agua fría, seque cuidadosamente y aplique la crema humectante habitual.

Un tratamiento semanal con vapor es bueno para pieles normales, grasas o mixtas. Solo debe realizarse una vez al mes si el cutis es seco o maduro.

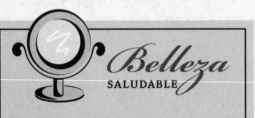

Belleza
SALUDABLE

Baño con Leche y Manzanilla

Cuando tenga ganas de un baño ultrasuavizante, en un tazón de agua recién hervida, deje reposar cinco bolsitas de té de manzanilla de 20 a 30 minutos. Retire las bolsitas de té y exprímalas en el tazón. Disuelva 2 cucharadas de miel en la infusión, agregue 1 taza de leche deshidratada y mezcle bien. Agregue al agua de la bañera, acomódese y relájese. ¡Que lo disfrute!

❖ Variante del Tratamiento con Vapor

Si no le agrada inclinarse sobre una olla de agua caliente, humedezca varias toallitas limpias en la infusión de manzanilla caliente y retuerza. Siéntese, apoye la cabeza contra el respaldo de la silla u otro apoyo y coloque las toallitas sobre el rostro. Relájese unos cinco minutos y vuelva a humedecer las toallitas para mantenerlas calientes. Para finalizar, lave el rostro con agua fría, séquelo cuidadosamente y aplique la crema humectante habitual.

❖ Tratamiento Facial de Té y Avena

En esta crema facial supersencilla, la manzanilla se combina con las proteínas y los minerales de la avena para obtener un cutis suave, bello, lozano y saludable. Para preparar la mascarilla, mezcle ½ taza de infusión concentrada de manzanilla con ¼ taza de avena cruda y deje que espese la mezcla durante unos minutos. Aplique sobre el rostro y el cuello, relájese de 15 a 20 minutos y, luego, lave, tonifique y humecte la piel de la manera acostumbrada. Coloque un recipiente plástico o una olla poco profunda en el lavabo antes de enjuagar a fin de no obstruir el drenaje. **Nota:** Tanto esta mascarilla como la de manzanilla con mayonesa (consulte "Mascarilla de Mayonesa" a la izquierda) son lo suficientemente suaves para la delicada zona de los ojos, pero tenga cuidado de que no entre *en* los ojos.

Fácil Alimento Curativo

BATIDO DE MANZANILLA PARA LA PIEL

Suavice y elimine las toxinas de la piel desde el interior con esta delicia saludable.

½ taza de leche
1 manzana pelada, sin el centro y en cubos
¼ melón pelado y cortado en cubos
2 cucharadas de yogur natural
1 cucharada de flores de manzanilla frescas o 1 cucharadita de flores de manzanilla deshidratadas

En una licuadora o procesador de alimentos, prepare un puré uniforme con todos los ingredientes. Vierta en vasos largos y disfrute el tratamiento.

❖ Delicias en la Bañera

Al final de un día largo y difícil (o corto y fácil), no hay mejor manera de relajarse que acomodarse en la tina y darse un baño tranquilizante con manzanilla. Puede verter una taza de infusión de manzanilla en el agua caliente o mejorar la rutina con alguno de estos tesoros caseros:

ACEITE PARA BAÑO. Mezcle 3 partes de aceite de ricino con 1 parte de aceite esencial de manzanilla y vierta 1 cucharadita de la mezcla en el agua.

BURBUJAS PARA BAÑO. Mezcle 1 taza de líquido lavaplatos sin aroma con ¼ taza de glicerina, 1 cucharadita de azúcar y ⅜ cucharadita de aceite esencial de manzanilla. Agregue 2 o 3 cucharadas en cada baño.

SALES EFERVESCENTES PARA BAÑO. Mezcle ½ taza de bicarbonato de sodio, ¼ taza de ácido cítrico (en tiendas de alimentos saludables) y ¼ taza de maicena con ¾ cucharadita de aceite esencial de manzanilla. Mezcle hasta integrar el aceite en los ingredientes secos. Antes de meterse al agua, espolvoree 2 cucharadas de sales.

Independientemente del placer de relajación que prefiera, guarde el sobrante en un recipiente con tapa hermética.

Lo Mejor del Resto

★ Angélica Conquista el Estreñimiento

Cuando la "tubería" interna se tapone, no tome un laxante de venta libre. En la tienda de alimentos saludables o herboristería local, compre un frasco de tintura de angélica. También puede comprarla en un sitio web confiable que realice entregas de un día para otro. Agregue entre 20 y 30 gotas en 1 taza de agua tres veces al día hasta que todo vuelva a la normalidad.

★ Un Remedio Angelical para el Dolor de Cabeza

Cuando empiece la conocida molestia, mezcle ½ cucharadita de tintura de angélica en ¾ taza de agua caliente y bébala. No solo aliviará el dolor de cabeza, también le levantará el ánimo.

★ El Gatito Sabe Más

El té de menta de gato brinda numerosos beneficios: bajar la fiebre, aliviar náuseas y síntomas de alergias nasales, relajarse y dormir toda la noche. La menta de gato brinda esos beneficios en formas deliciosas. Corte las hojas frescas e incorpórelas en ensaladas, o agregue las hojas deshidratadas en sopas o guisos. También puede espolvorearlas en carnes.

★ Un Suave Auxiliar Dental

Las hojas de menta de gato, recién cortadas, alivian rápidamente el dolor de encías o muelas. Métase una hoja en la boca y sujétela contra la zona adolorida hasta que el dolor desaparezca, lo cual casi siempre sucede antes de que termine de decir: "¡Gatito, gatito!".

Fácil Alimento Curativo

AGUA DEL CARMEN

El *Eau de Carmes* fue preparada por primera vez en París, a principios del siglo XVII, por las monjas carmelitas. La usaban para tratar la ansiedad y los dolores de cabeza, así como para "reconfortar el corazón y alejar la melancolía y la tristeza". Hoy en día, es tan útil como en la época de 1600.

3 cucharadas de hojas, raíces y/o tallos de angélica*
3 cucharadas de hojas de melisa*
2 tazas de vodka natural

Introduzca las hierbas en un frasco grande con tapa, vierta el vodka y ajuste la tapa. Agite para mezclar los ingredientes. Deje el frasco en un lugar cálido durante tres semanas. Agite una vez al día. Cuele y vierta en una botella esterilizada con tapa hermética. Guárdela en un lugar fresco, en donde se conservará indefinidamente. Cada vez que tenga dolor de cabeza o que desee disfrutar una bebida relajante después de la cena, sírvase una copa y brinde por la buena salud.

* frescas o deshidratadas

RINDE: 16 USOS (DE 1 ONZA)

★ La Consuelda Mejora los Esguinces

Los esguinces no son ningún lecho de rosas. Pero pasear (o cojear) por un jardín de hierbas o por la sección de productos vegetales de la tienda de alimentos saludables acelera la recuperación. Blanquee de dos a cuatro hojas de consuelda y colóquelas sobre la zona del esguince. Cubra las hojas con una venda elástica y continúe con las actividades rutinarias habituales. Cambie el vendaje todos los días y pronto correrá de nuevo.

★ ¡Menta, Por Favor!

Sin importar de dónde sea usted, el dolor de cabeza es un verdadero martirio. En dos regiones, los remedios caseros tradicionales utilizan menta para el dolor de cabeza:

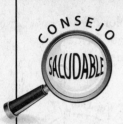

Despiértese con el Aroma de la Menta Piperita

¿Por qué? Inspirar menta en cualquier forma, ya sean hojas frescas o deshidratadas, en extracto, aceite esencial, dulces o goma de mascar brinda múltiples beneficios:

AUMENTE EL NIVEL DE ENERGÍA. El aroma de la menta actúa sobre los nervios sensoriales para aumentar la agudeza y la energía.

PIERDA PESO. En un estudio de la *Smell & Taste Treatment and Research Foundation*, 3,193 voluntarios que olieron regularmente el aroma de menta, manzanas verdes o banano perdieron un promedio de 30 libras en seis meses.

■ En México, se pega o, actualmente, se adhiere con cinta una hoja fresca de menta en la parte de la cabeza en donde el dolor es más intenso, y se deja actuar hasta que desaparezca el dolor.

■ Nuestros amigos ingleses extraen el jugo de las hojas de menta y usan el líquido como gotas para el oído (leyó bien). En una licuadora o procesador de alimentos, licúe unas cuantas hojas de menta y mezcle con suficiente agua para que el líquido fluya fácilmente por el gotero. Aplique unas gotas en cada oído y el dolor de cabeza será historia.

★ Beba a la Salud del Resfriado

Cúrese con esta sabrosa bebida: agregue ¼ cucharadita de extracto de menta piperita y 2 cucharaditas de azúcar en ½ taza de agua caliente. Beba según sea necesario durante el día para calmar la tos y aliviar la congestión y el malestar general.

★ Aliento de Ángel

¿Desea endulzar el aliento sin usar los enjuagues bucales comerciales con gran contenido de alcohol y sustancias químicas? No busque más. Agregue 3 cucharadas de semillas de angélica en una tetera u otro recipiente resistente al calor, y vierta 2 tazas de agua hirviendo. Tape y deje reposar hasta que la infusión se enfríe a temperatura ambiente. Filtre y vierta en una botella de vidrio con tapa hermética. Use como cualquier enjuague bucal.

★ Reconfortante Rocío de Consuelda

Para la nutrición del rostro, pruebe este tratamiento con tres tés: prepare 1 taza de infusión de consuelda, otra taza de infusión de manzanilla y otra taza más de pétalos de rosa, y deje reposar durante una hora (consulte Té por Dos en la página 197). Mezcle el trío de tazas en una botella rociadora y refrigere la solución, por lo menos, 10 minutos. Antes de la limpieza, rocíe ligeramente el rostro y deje secar al aire. Guarde en el refrigerador entre un uso y otro; se conservará fresca unos cinco días.

★ Mascarilla Facial con Menta

Si tiene el cutis graso, la arcilla y la menta logran el equilibrio perfecto. Mezcle 1 cucharada de hojas de menta finamente picadas con 2 cucharadas de arcilla para uso cosmético (en tiendas de alimentos saludables) en suficiente agua para formar una crema uniforme y espesa. Aplique delicadamente sobre el rostro y el cuello limpios, y evite la zona de los ojos. Recuéstese y relájese unos 20 minutos. Lave el rostro con agua tibia, salpique la cara con agua fría para cerrar los poros y seque cuidadosamente. Luego, aplique crema humectante.

★ Combata la Caspa

Cuando las escamas blancas sobre los hombros lo hagan sentir en la escena final de *Blanca Navidad*, hierva 1 taza de vinagre de manzana, 1 taza de agua y ¼ taza de hojas frescas de menta durante unos tres minutos. Cuele y vierta a un recipiente hermético. Deje enfriar, masajee suavemente el cuero cabelludo y deje secar al aire. No lave ni enjuague el cabello, por lo menos, durante 12 horas. Repita las veces que sea necesario.

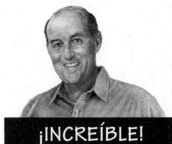

¡INCREÍBLE!

Por generaciones, los estadounidenses han cultivado la menta como ingrediente sabroso para remedios digestivos, pasta dental, otros productos de higiene dental, goma de mascar, dulces y helados cremosos. Para los antiguos romanos, la menta era mucho más que un sabor saludable y refrescante. Creían que comer menta aumentaba la inteligencia de las personas. Además, se decía que el aroma de la menta evitaba que las personas perdieran los estribos. Por esa razón, cuando los embajadores romanos iban a cualquier lugar en su labor oficial, siempre llevaban ramitas de menta en el bolsillo, por si acaso.

CAPÍTULO

15

Miel

Hablemos de los remedios clásicos. Las pinturas rupestres sugieren que la gente ha criado abejas desde el año 13,000 a. C. (¡así es!). Los antiguos griegos y romanos eran habilidosos apicultores que utilizaban el "néctar de los dioses" con fines medicinales y cosméticos. Cuando los primeros colonos ingleses llegaron a nuestras costas en el siglo XVII, trajeron sus colmenas. El resto, como dicen, es historia. Pero todos los días los expertos en salud y belleza descubren más formas de usar la miel para hacernos sentir y lucir mejor.

El Placer de la Dulzura

✔ Alivie la Acidez de la Indigestión

Cuando coma demasiado en la mesa, tome de 1 a 3 cucharaditas de miel para aliviar la indigestión de inmediato. Para remediar un problema crónico, tome 1 cucharada antes de acostarse, con el estómago vacío, hasta sentirse mejor. **Nota:** Si las molestias continúan más de una semana o si presenta otros síntomas, consulte al médico.

✔ *¡Arrivederci*, Artritis!

Despídase del dolor de la artritis con este eficaz tratamiento clásico: por la mañana y por la noche, tome 1 cucharadita de miel mezclada con 1 cucharadita de vinagre de manzana. ¡Eso es todo!

✔ Extraiga el Aguijón

Siempre me resultó un tanto irónico que un insecto que nos provoca un dolor tan intenso también produzca uno de los mejores antídotos para su picadura. ¿Cuál es la solución? Aplique un poco de miel sobre la picadura después de extraer el aguijón, por supuesto.

✔ Cure Cortadas y Raspones

Después de lavar la herida, aplique miel. Debido a que la miel es higroscópica (absorbe agua), elimina la humedad que necesitan los microorganismos que causan la infección. También forma un vendaje natural para que la "herida" sane más rápido. Y no picará como un antiséptico, dato importante si la víctima de la picadura es un niño.

✔ Tratamiento para Quemaduras Leves

Las quemaduras graves requieren atención médica inmediata. Pero con las quemaduras de cocina comunes, como los breves encuentros con sartenes y café muy caliente, la miel es excelente para brindar los primeros auxilios. Así obtendrá el alivio:

PIEL QUEMADA. Enjuague la zona afectada con agua fría o aplique una compresa fría durante un minuto. Seque cuidadosamente y aplique miel sobre la quemadura. Aliviará el dolor y acelerará el proceso de curación.

IRRITACIÓN DE GARGANTA. Trague una cucharada de miel. Recubrirá y refrescará el tejido sensible. Si el dolor de garganta persiste, repita la dosis una o dos veces más en unas horas, y pronto tragará sin problemas.

SOLUCIÓN EFICAZ

BAÑO REFRESCANTE CONTRA QUEMADURAS DE SOL

Cuando el exceso de sol lo deja a usted o a los más jóvenes como langostas hervidas, alivie la quemadura con este baño suavizante.

1 taza de aceite vegetal
½ taza de miel
½ taza de jabón líquido suave
1 cucharada de extracto de vainilla puro (no artificial)

Mezcle los ingredientes y vierta en una botella con tapón hermético. Guarde a temperatura ambiente. A la hora del baño, agite la botella, vierta ¼ taza bajo el chorro de agua, sumérjase y refrésquese. ¡Ahhh!

RINDE: 2 TAZAS

✔ Evite la Resaca

Si va a una fiesta o a la *happy hour* después del trabajo con los compañeros, siga el consejo de los especialistas de la Fundación Nacional de la Cefalea: antes de empezar a beber, coma un poco de pan tostado o unas galletas saladas con abundante miel. Descompone los derivados del alcohol que circulan por el torrente sanguíneo que lo hacen sentir tan mal. **Nota:** Si se olvida de tomar el "remedio" preventivo antes de empezar a beber, tómelo lo antes posible después de finalizar la fiesta. Evitará la mayoría o todas las típicas molestias matutinas.

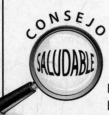

CONSEJO SALUDABLE

Elija el Producto Correcto

Para obtener los beneficios de salud y belleza de la miel, compre miel pura y cruda (sin procesar), no las marcas que encuentra al lado de la mantequilla de maní y la jalea en la mayoría de los supermercados. La miel comercial ha pasado por un proceso de calentamiento y filtrado que mata las enzimas y nutrientes saludables. Estas tentaciones dulces son sabrosas, pero no sirven para tratar afecciones o mejorar su apariencia. Afortunadamente, los productos saludables son fáciles de encontrar en tiendas especializadas, en mercados agrícolas, en las secciones de alimentos orgánicos/naturales de los supermercados más importantes y en muchísimos sitios web. **Nota:** Los estudios han demostrado que la miel oscura, como la elaborada con trigo sarraceno y polen de arándanos, contiene más oxidantes que los tipos más livianos. Por ello, ofrece una mayor protección contra enfermedades debilitantes.

✔ Cure la Resaca

Cuando una noche en la ciudad lo deje deprimido a la mañana siguiente, no recurra a otros remedios caseros: mejor tome la dulce miel. Tome 1 cucharadita de miel por hora hasta que se sienta mejor, que será antes de lo esperado. La forma de tomarla depende de usted: lo hará sentirse mejor ya sea que la tome con cuchara, la agregue en leche o té, la unte en pan tostado o pastelillos ingleses, o la mezcle con yogur.

✔ Aleje la Migraña

Una acción rápida puede frenar una migraña en camino. En cuanto sienta las señales de advertencia, coma una cucharada de miel. Si el dolor de cabeza no se va en 30 minutos, tome otra cucharada de miel y bájela con tres vasos de agua. ¡Eso es todo!

✔ Duerma Tranquilo

Las noches en vela no son divertidas, ni tampoco son buenas para la salud. Si se mueve y da vueltas en lugar de dormir profundamente, pruebe este remedio eficaz: antes de acostarse, mezcle

1 cucharadita de miel en leche o agua tibia y bébala. En pocos minutos, descansará plácidamente.

✔ Combata el Cansancio

La miel le permite disfrutar un descanso profundo (consulte Duerma Tranquilo, arriba), pero también le brinda la energía necesaria para su rutina de ejercicios físicos u otra actividad extenuante. Para ello, tome 1 cucharada de miel con 8 onzas de agua. Los estudios han demostrado que brinda un sacudón de energía (a buen precio) como la glucosa de las barritas energizantes y los geles deportivos.

✔ Recuperación Rápida

Después de la rutina de ejercicios físicos, tome otra cucharada de miel. Contribuirá a que los músculos se recuperen rápidamente mediante el reemplazo de los carbohidratos que el cuerpo quema durante la rutina de ejercicios.

✔ Pierda Peso

¿Está tratando de bajar un poco de peso? Olvídese de las dietas elaboradas o los productos caros. Es fácil: media hora antes de

Fácil Alimento Curativo

BARRITAS DE MIEL

La próxima vez que salga a caminar, esquiar o en un largo día de oficina, lleve algunas de estas barritas energéticas en la mochila o portafolios. También son sabrosos bocadillos para después de la escuela.

⅓ **taza de miel**

¼ **taza de mantequilla derretida**

3 **claras de huevo**

1 **cucharadita de canela**

½ **cucharadita de extracto de almendras**

3 **tazas de granola reducida en grasas**

¾ **taza de cerezas deshidratadas**

½ **taza de almendras picadas en trozos grandes**

Mezcle los cinco primeros ingredientes. Agregue la granola, las cerezas y las almendras. Con una cuchara, vierta en una bandeja para hornear engrasada de 9 x 9 pulgadas. Con un trozo de papel encerado, presione con firmeza la mantequilla. Lleve al horno a 350 ºF de 20 a 25 minutos o hasta que se haya dorado ligeramente. Retire del horno, deje enfriar por completo y corte en barras. Guarde en un recipiente cubierto a temperatura ambiente.

RINDE: 12 BARRITAS

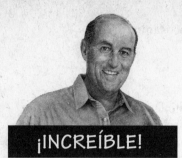

cada comida, mezcle 2 cucharaditas de miel en un vaso de agua y bébalo. Naturalmente le quitará el apetito para que no se tiente ni coma demasiado.

✔ Recupere la Voz

A todos nos ha ocurrido: abre la boca para hablar y no salen las palabras. Bueno, no fuerce la situación. Hasta un murmullo pone tensión excesiva en las cuerdas vocales y podría provocar más complicaciones. Dele unas vacaciones a su voz por unos días. Mientras tanto, durante el día, beba este remedio para eximios cantantes: en un vaso de agua caliente, mezcle 2 cucharaditas de miel y 1 cucharadita de jugo de limón recién exprimido. **Nota:** Si no recupera la voz en tres días o si aparecen otros síntomas, consulte al médico.

✔ Evite la Boca Seca

También nos ha ocurrido a todos: está listo para dar un discurso importante, para lucirse en una entrevista de trabajo o quizás está por pedir matrimonio y... su boca se seca y casi ni puede murmurar. Por instinto, puede intentar tomar algo frío. ¡No lo haga! Humedecerá la boca, pero tensará aún más los músculos de la garganta ya tensos. Mezcle 1 cucharada de miel en ½ taza de agua tibia. Haga gárgaras y buches de tres a cinco minutos. Luego enjuague la boca con agua limpia. La miel aumentará la secreción de saliva para pronunciar palabras importantes.

✔ ¡Basta de Tos!

Para aliviar la tos, mezcle una taza llena de miel con ½ taza de aceite de oliva y 4 cucharadas de jugo de limón recién exprimido. Caliente a fuego lento durante 5 minutos. Luego, revuelva enérgicamente durante 2 minutos. Vierta en un frasco con tapa hermética y deje reposar a temperatura ambiente. Tome 1 cucharadita cada dos horas, según sea necesario. Cuando menos lo espere, la tos será historia. **Nota:** Otra variante es beber 1 cucharadita de miel al acostarse y dejar que recorra la garganta.

✔ Detenga la Tos Bronquial

Si tiene tendencia a las bronquitis durante el invierno (como quienes viven en climas fríos y húmedos), este jarabe está recomendado por el médico. Prepare un jarabe o dos y téngalos a la mano. En una botella limpia con tapa hermética, agregue 6 cucharadas de miel, 3 gotas de aceite de anís y 3 gotas de aceite de hinojo (en tiendas de alimentos saludables y en sitios web). Guárdelo a temperatura ambiente y tome 1 cucharadita del jarabe cuando empiece a sentir las sibilancias.

✔ Las Alergias Son Locales

Bueno, no *todas*, ¡pero sí lo es la fiebre del heno! Cuando las alergias estacionales lo hagan estornudar sin parar, corra hasta el mercado agrícola, el puesto de granja o la tienda de alimentos saludables más cercana. Compre un frasco de miel cruda local y tome 1 cucharada diaria de la forma que prefiera. Su sistema inmunológico se acostumbrará al polen del vecindario que se encuentra en la miel y su cuerpo dejará de armar tanto alboroto. Quizás no se recupere totalmente, pero es muy probable que se sienta mucho más cómodo.

✔ Planifique Días Sin Estornudos

El año que viene, dos o tres meses antes de que comience la estación de las alergias, tome de 1 a 3 cucharaditas diarias de miel local. Cuando empiece a volar el polen, su sistema inmunológico habrá creado resistencia y los síntomas se reducirán o desaparecerán totalmente.

Fácil Alimento Curativo

CÓCTEL CALIENTE DE MIEL

Cuando se acerque la temporada de resfriados y gripes, tenga a la mano esta receta.

1 cucharada de miel
½ taza de agua caliente
3 cucharadas de brandy*
cáscara de limón de 3 pulgadas x ½ pulgada
1 rama de canela

En un vaso de cóctel, agregue la miel y el agua hasta que la miel se disuelva, y vierta el brandy. Retuerza la cáscara de limón sobre el borde del vaso, luego, agréguelo a la bebida. Añada la rama de canela y disfrute.

* O reemplácelo por bourbon o whisky escocés.

✔ Cure el Herpes

La causa del herpes (o ampollas de fiebre) es un virus. No tienen relación directa con los resfriados y la fiebre, pero duelen bastante. No hay problema: la miel alivia el dolor. Mezcle 3 cucharadas de miel con 1 cucharada de vinagre de manzana sin filtrar y conserve en un frasco con tapa hermética. Luego, aplique sobre las ampollas por la mañana, por la tarde y antes de acostarse.

✔ Repare la Tubería Interna

Cuando el tránsito se embotelle, póngalo nuevamente en movimiento con el frasco de miel. O detenga el aluvión de tránsito con miel, también. Haremos lo siguiente:

ESTREÑIMIENTO. En un vaso de agua tibia, mezcle una cucharada o dos de miel, y bébalo. Debería haber movimiento en unas 24 horas. Si no es así, tome otra dosis.

DIARREA. Beba 10 onzas de agua con 3 cucharaditas de miel. Matará las bacterias que causan la diarrea, calmará el estómago y aliviará la sensación de calambres que generalmente acompaña a la diarrea.

Nota: En cualquier caso, si persiste por más de unos días, o si aparecen otros síntomas, consulte al médico.

✔ Elimine el Dolor de la Bursitis

Ya sea que la zona afectada sea la rodilla, el codo o la cadera, un caso de bursitis es un verdadero dolor en cualquier parte del cuerpo. Hay muchos remedios tópicos que alivian las molestias. Esta es una rutina simple desde el interior para reducir la inflamación de la bursa, fortalecer las articulaciones y estimular el sistema inmunológico. Una hora antes del desayuno, beba 12 onzas de agua con 2 cucharadas de miel, ½ taza de vinagre de manzana y 1 cucharada de pimienta de cayena. Repita todas las mañanas hasta que esté saltando de nuevo.

PRECAUCIÓN ⚠

La miel aporta numerosos beneficios de salud, pero *no* debe dársela a los bebés menores de un año. Eso se debe a que la miel contiene esporas de *Clostridium botulinum*, que provocan botulismo infantil. Los adultos y los niños digieren las esporas sin daño alguno, pero el tracto gastrointestinal no funciona en su totalidad hasta los 12 meses de edad. Y para estar aún más seguro, consulte al médico antes de dar miel a un niño de menos de dos años.

Suave y Dulce

✤ Dientes Brillantes

Para que los dientes estén más blancos sin ir al dentista, cepíllelos con una pasta preparada con 1 cucharada de miel y 1 cucharada de carbón activado (en farmacias y tiendas de alimentos saludables). **Nota:** No confunda el carbón activado con el que se usa en las barbacoas.

✤ Aclare las Manchas de la Piel

Los profesionales de la belleza natural tienen más remedios para eliminar las manchas que las pecas de la marioneta Howdy Doody, pero una de las más simples y suaves es: una vez al día, mezcle 1 cucharadita de miel con 1 cucharadita de yogur natural. Aplique sobre la zona afectada y deje secar. Deje actuar otros 30 minutos y enjuague. Además de aclarar las marcas, suavizará la piel.

✤ Adiós, Puntos Negros

Elimine los puntos negros con dulzura: caliente ⅛ taza de miel hasta que se entibie y aplique sobre las imperfecciones. Deje actuar un par de minutos, lave con agua tibia y enjuague con agua fresca. Seque cuidadosamente con una toalla suave y continúe con la crema humectante habitual.

✤ Haga Brillar el Cabello

Con un poco de miel, su acondicionador normal se convertirá en un generador de suavidad, brillo y limpieza para el cabello. Mezcle ¾ taza de su acondicionador en ¼ taza de miel y aplique por todo el cabello. Deje actuar de 10 a 15 minutos y lave con champú.

SOLUCIÓN EFICAZ

CREMA EXFOLIANTE DE HIERBAS Y MIEL

Puede visitar un spa campestre para recibir este tratamiento exfoliante dulce y suave en el rostro y el cuerpo por tres dígitos de dinero. O puede prepararlo en la cocina fácilmente.

2 cucharadas de miel

1 cucharada de aceite de oliva extravirgen

3 cucharadas de azúcar

2 cucharaditas de albahaca fresca finamente picada

2 cucharaditas de menta fresca finamente picada

3 o 4 gotas de aceite esencial de lavanda*

Caliente la miel y agregue el aceite de oliva. Agregue el resto de los ingredientes y mezcle hasta integrar. En la ducha o en la bañera, masajee por todo el cuerpo y el rostro. Enjuague con agua tibia y seque cuidadosamente. Luego, consiéntase con alguna delicia o cene con el dinero que ahorró.

* O reemplácelo por su aroma preferido.

✤ Mande a Volar las Patas de Gallo

Las patas de gallo son el resultado natural de años de sonreír y entrecerrar los ojos. Puede verlas como recuerdos de una buena vida o hacerlas desaparecer con tratamientos caros (y dolorosos) de Botox®. O inspírese en las mujeres conscientes de la belleza del antiguo Egipto: aplique miel sobre el rostro y deje actuar unos 20 minutos. Enjuague con agua tibia y seque cuidadosamente. Disimulará las arrugas, humectará el cutis y dejará el rostro hidratado y suave.

✤ Fue Eficaz con Cleopatra

Y será eficaz con usted. La cautivante reina egipcia afirmaba que su belleza se debía, en gran parte, a los baños de leche y miel. ¡Compruébelo! Vierta 1 o 2 tazas de leche entera y ½ taza de miel en el chorro de agua tibia del grifo. Revuelva el agua con la mano para mezclar los ingredientes y relájese. Cierre los ojos y piense en cosas agradables durante unos 20 minutos. Cuando salga, séquese cuidadosamente y aplique la crema humectante habitual. **Nota:** Para obtener el máximo efecto suavizante y exfoliante, antes de entrar a la bañera, cepille la piel suavemente con movimientos circulares con un cepillo seco o esponja vegetal.

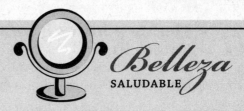

Mascarilla Antiedad

Aceptémoslo: nada logrará que parezca de 25 (o de 40) para siempre. Pero esta mascarilla deja el cutis con una apariencia sedosa, lisa y firme aun en la madurez. La fórmula mágica: mezcle 1 cucharada de miel, 2 cucharadas de crema espesa y el contenido de una cápsula de vitamina E hasta formar una crema suave. Aplique sobre el rostro y el cuello, y deje actuar entre 15 y 20 minutos. Enjuague con agua tibia y seque cuidadosamente. Repita una vez a la semana. En poco tiempo, sus amigos le preguntarán dónde encontró la Fuente de la Juventud.

Belleza SALUDABLE

✤ Suavice los Cumpleaños

El clima frío, los baños frecuentes, demasiada exposición solar o los productos químicos pueden secar la piel, porque desprenden sus aceites naturales. Cualquiera sea la causa de la sequedad, un masaje de leche y miel humectará con rapidez. Mezcle partes iguales de leche entera y miel. Masajee los pies y continúe con el resto del cuerpo sediento. Vaya a la ducha y enjuáguese. **Nota:** No use leche semidescremada en esta ni en ninguna otra crema para el cutis. Se requiere toda la fuerza del "jugo de vaca".

Lo Mejor del Resto

★ Combata el Cáncer con Chocolate

Los estudios demuestran que los polifenoles reducen el crecimiento de las células cancerosas. Una onza de chocolate oscuro contiene casi la misma cantidad de polifenoles que una taza de té verde, y duplica la cantidad de un vaso de vino tinto (dos fuentes de polifenoles muy reconocidas). Recuerde: la palabra clave es *oscuro*. Compre chocolate con más del 70% de cacao.

★ Melaza para los Bebés

Se desconoce la causa de los cólicos en los bebés pero, afortunadamente para los padres y para los niños que sufren, el problema generalmente disminuye en algunos meses. Mientras tanto, la melaza calma la turbulencia. En un biberón, mezcle 2 cucharaditas de melaza con ¼ taza de agua tibia y déselo al bebé. Aliviará el estómago del pequeño en un segundo y traerá alegría para la casa. **Nota:** A diferencia de la miel, la melaza es segura para los bebés de cualquier edad.

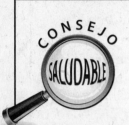

Ayuda para Futuros Padres

Caballeros, estudios recientes han demostrado que comer 1 o 2 onzas de chocolate oscuro por día duplica el volumen del semen y el recuento de espermatozoides. Compre una marca con los niveles más bajos de azúcar, conservantes y otros aditivos y, al menos, entre un 60% y un 70% de concentración de cacao puro. Así obtendrá una dosis potente del ingrediente mágico para el esperma: la L-arginina HCL. **Nota:** Pero no exagere. Si el consumo de chocolate lo hace aumentar de peso, podría desequilibrar los niveles de testosterona y estrógeno del cuerpo, y comprometer el recuento de esperma, que regresará al punto inicial.

★ Gelatina contra la Diarrea

Este consejo es eficaz para todos, pero es especialmente útil para tratar la diarrea de un niño. Mezcle 3 onzas de gelatina de fruta según las instrucciones del paquete, déjela reposar hasta que esté blanda y désela al pequeño. Esto detendrá la diarrea. **Nota:** Si el problema persiste o si aparecen otros síntomas, consulte al médico.

★ Disimule las Várices

¿Tiene várices dolorosas? Elimínelas con 2 o 3 cucharaditas diarias de melaza residual. Mejorará la circulación, abrirá los canales y aclarará la decoloración. **Nota:** Si aún no tiene várices, pero tiene antecedentes familiares, prevenga el problema al incorporar la melaza a la dieta regular.

★ Azúcar contra el Hipo

Pare en seco al hipo. Con una cucharadita de azúcar, los nervios que controlan los músculos del diafragma reciben una señal para frenar los espasmos.

★ Chocolate Espanta-arrugas

La ciencia moderna ha desterrado el mito de que el chocolate causa acné. No solo el chocolate no daña el cutis, sino que es uno de los mejores amigos de la tez, porque combate el daño celular provocado por los radicales libres. Créase o no, media onza de chocolate oscuro contiene más antioxidantes (antiarrugas) que un vaso de jugo de naranja. **Nota:** Compre una marca con, al menos, entre un 60% y un 70% de cacao.

★ Combata el "Frizz"

¿El cabello suelto lo vuelve loco? En 1 cucharada de agua, disuelva 1 cucharadita de polvo de gelatina de limón. Humedezca el peine, páselo por el cabello, sección por sección, y coloque cada sección en un tubo para cabello. Deje que el cabello se seque al aire y péinelo. ¡Fin del "frizz"!

★ Perfume el Olor a Pie

Cuando los pies, digamos, hagan sentir su presencia, compre una caja de gelatina de limón o lima. Mezcle el contenido en dos tazas de agua caliente y revuelva hasta integrar. Agregue suficiente agua fría para tomar un baño de pies agradablemente tibio y sumerja los pies hasta que la gelatina empiece a formarse. Cuando haya terminado, lave los pies con agua jabonosa y tibia, enjuague y séquelos completamente. Finalmente, salga corriendo a comprar un nuevo par de sandalias.

Belleza
SALUDABLE

MASCARILLA TIPO *PEEL-OFF* SUPERSIMPLE

No hay nada como una mascarilla facial tipo peel-off para eliminar las toxinas ambientales y la suciedad incrustada en los poros. Prepare esta mascarilla supersimple: en un tazón para microondas, mezcle 1½ cucharada de gelatina sin sabor y ½ taza de jugo de fruta 100% natural. Caliente en el microondas hasta que la gelatina se disuelva. Refrigere hasta que el contenido esté casi firme pero con la consistencia para aplicarlo (unos 25 minutos). Aplique la mascarilla sobre el rostro; evite la zona de los ojos. Deje secar, retire la mascarilla y aplique la crema humectante habitual. El tipo de jugo de fruta depende del tipo de piel.

Piel grasa. *Toronja, limón o tomate.*

Piel normal, seca o madura. *Manzana, pera y frambuesa.*

★ Azúcar para el Rostro

Probablemente el azúcar blanco granulado no sea saludable para el interior del cuerpo, pero sí lo es para el rostro. Utilícelo la próxima vez que desee realizar alguna de las siguientes tareas:

CURE LAS ESPINILLAS. Mezcle una cucharada de azúcar con unas gotas de agua y aplique sobre las espinillas.

RECARGUE LA CREMA DE LIMPIEZA FACIAL. Cuando lave el rostro, agregue 1 cucharadita de azúcar hasta hacer espuma.

★ Revierta el Cabello Gris

Estas son buenas noticias si pierde tiempo y dinero para recubrir el cabello gris: la melaza residual revierte el proceso de encanecimiento y recupera el color original del cabello. La dosis recomendada es 1 cucharada diaria al comenzar la mañana. Tómela con cuchara, úntela en pan tostado o mézclela en té de hierbas. Notará resultados en dos semanas. Después de tres o seis meses, la coronilla lucirá su tono juvenil. **Nota:** Si no nota un cambio de color, los minerales de la melaza aportarán un brillo saludable al cabello.

★ Fijador de Cabello Dulce y Natural

En poco tiempo, se acumulan residuos de fijadores en el cabello restándole brillo y vida. Esta es una alternativa limpia y natural: en una taza de agua destilada caliente, disuelva 1 cucharada de azúcar y 1 cucharada de vodka, que actúa como conservante. Si

Fácil Alimento Curativo

TÓNICO ENDURECEDOR DE UÑAS

Como cualquier otra parte del cuerpo, las uñas de los pies y de las manos reflejan lo que come. Si sus uñas son blandas, probablemente no consuma suficientes proteínas. Este suplemento sabroso actúa con rapidez.

1 taza de leche
1 cucharadita de melaza residual
1 cucharadita de gelatina sin sabor
¼ cucharadita de aceite de maní

Caliente la leche sin dejarla hervir. Vierta en una taza y agregue los demás ingredientes. Beba tres veces al día. Notará los resultados en pocas semanas.

* Si la gelatina no se disuelve, introduzca la taza en el microondas y caliente durante 30 segundos.

prefiere un fijador con fragancia, espere hasta que el agua se haya enfriado a temperatura ambiente y agregue de 3 a 5 gotas de su aceite esencial preferido. Vierta en una botella rociadora plástica y use como cualquier otro fijador.

★ Azucarada Crema Exfoliante para Manos

Es útil tener a la mano un producto eficaz de limpieza para esos momentos cuando el trabajo o el juego le deja las manos sucias. Para preparar uno suave y potente, mezcle 2½ tazas de azúcar blanca, 1 taza de aceite de oliva extravirgen y 4 cucharadas de jugo de limón hasta formar una crema arenosa. Vierta en un recipiente con tapa hermética y guarde en el taller, cobertizo o garaje.

★ Elimine el Bronceado Falso

Los productos autobronceantes le brindan un falso brillo hasta que empiezan a desaparecer, y dejan la piel seca, irregular y escamosa. Puede comprar un removedor de bronceado o preparar uno natural. Mezcle 1 taza de azúcar cruda (en tiendas de alimentos saludables y algunos supermercados) y ¾ taza de jugo de limón. Aplique sobre la piel y deje actuar unos minutos. Enjuague con agua tibia y continúe con la crema humectante habitual.

SOLUCIÓN EFICAZ

ACONDICIONADOR INTENSIVO PARA EL CABELLO DE MELAZA

Este tratamiento intensivo es eficaz para revitalizar el cabello seco, frágil y dañado por el calor.

3 cucharadas de aceite de almendra dulce prensado en frío

1 cucharada de melaza residual

2 yemas de huevo

2 cucharaditas de aloe vera en gel

En un tazón, con un batidor de alambre, bata con fuerza los tres primeros ingredientes. Agregue el aloe y revuelva hasta formar una crema suave. Aplique sobre el cabello y cubra la cabeza con una gorra para baño y una toalla tibia. Deje actuar por unos 30 minutos. Enjuague con agua tibia y deje secar al aire.

16

Nuez

Cuando acechaba la fobia por las grasas, los frutos secos se volvieron tan deseables como los problemas. Ahora, desde los pequeños pistachos hasta los grandes cocos, protagonizan la lista nutricional de superalimentos. Esto se debe a que las investigaciones han demostrado que los frutos secos (incluido el maní) contienen vitaminas, minerales y compuestos vegetales que ayudan a bajar el colesterol, previenen el cáncer y las enfermedades cardíacas, mejoran la función cerebral, y combaten el cansancio, entre otros beneficios. Por supuesto, todo alimento saludable también mejora el aspecto físico. Por ello, los profesionales de belleza natural han agregado frutos secos (y sus aceites) a la lista estelar.

En la Variedad Está el Gusto

✔ Frene el Apetito

Sí, los frutos secos contienen muchas grasas, pero la mayoría son monoinsaturadas (buenas), que le dan la sensación de saciedad sin perder la figura. Los estudios demuestran que los que comen un puñado de frutos secos por día tienen menos posibilidades de sufrir sobrepeso que quienes no lo hacen. La palabra clave es *puñado*. Si come demasiado, también acumulará libras.

✔ Evite la Acidez Estomacal

La sustancia natural de las almendras fortalece el esfínter que separa el esófago del estómago. Y cuanto más fuerte sea el músculo, mayores posibilidades tendrá de mantener la acidez donde pertenece, en lugar de dejar que se filtre y suba. La rutina: coma 10 almendras crudas después de cada comida y bocadillo.

✔ Alivie la Melancolía

¿Se siente deprimido? Consuma los frutos secos con sonrisas: las nueces de marañón o castañas de cajú. Los expertos en salud natural aseguran que estos frutos sabrosos son tanto o más eficaces que los medicamentos antidepresivos como Prozac®. El secreto está en el triptófano, un aminoácido que estimula el estado de ánimo, estabiliza los pensamientos y produce una sensación apacible. Una gran puñado de nueces de marañón contiene entre 1,000 y 2,000 mg de triptófano. Y lo mejor es que los frutos secos son saludables y no drogas medicinales, solucionan el problema de raíz, en lugar de eliminar los síntomas temporalmente. El único efecto secundario será una mejor salud.

Fácil Alimento Curativo

BEBIDA RELAJANTE

Independientemente de la causa del estrés que lo dispara hasta la estratósfera, esta bebida relajante (y sabrosa) calmará la turbulencia.

10 almendras crudas
agua
1 taza de leche tibia
1 pizca de jengibre
1 pizca de nuez moscada

En un tazón, agregue las almendras con agua suficiente para cubrirlas y deje reposar de seis a ocho horas. Licúe en una licuadora con la leche y las especias, y beba antes de acostarse. Podrá dormir profundamente para levantarse listo para enfrentar el día con más equilibrio.

✔ Más Animadores

Las nueces de marañón no son las únicas que aportan energía positiva. Otras dos clases son muy eficaces para levantar el espíritu:

■ Las nueces de Brasil son una de las mejores fuentes de selenio de la Madre Naturaleza, un mineral que probablemente le falte si se siente deprimido, ansioso, irritado y cansado sin un motivo. Los estudios demuestran que la mayoría de las personas tiene deficiencias de selenio. Con tres nueces de Brasil por día, obtendrá la dosis diaria recomendada de este nutriente esencial.

■ Las nueces de nogal son ricas en serotonina, que levanta el ánimo cuando se sufre el trastorno afectivo estacional (SAD) o simplemente trata de no

225

aburrirse. Es fácil: cuando atraviese una época triste, coma un puñado de nueces por día.

Nota: Si sufre una depresión aguda, no pierda tiempo comiendo nueces ni ningún otro remedio casero; consulte al médico de inmediato.

✔ Coco para la Tranquilidad y la Satisfacción

No tiene que ser infeliz para estar estresado. Después de un día tenso en la oficina, un viaje de regreso al hogar congestionado a la hora pico de tránsito o una corrida de compras navideñas, el aceite de coco es muy útil. Sumerja el dedo en el frasco y masajee una pequeña cantidad en la frente y en las sienes con movimientos circulares. El aroma calmante del aceite con la suave presión de los dedos lo hará sentirse mejor en un santiamén.

✔ Contra el Dolor de Cabeza

Las almendras y las nueces contienen compuestos que alivian el dolor y funcionan como una aspirina (sin los posibles efectos secundarios). La próxima vez que sienta ese conocido dolor punzante, tome un puñado de frutas secas y apacigüe el problema.

✔ Alivie Migrañas

Este remedio puede parecer extraño, pero es muy eficaz para aliviar una migraña. En una licuadora, coloque 2 cucharadas de pacanas y 2 cucharadas de nueces de nogal. Mézclelas con agua suficiente para preparar un puré espeso. Agregue una cucharadita a la vez al agua hasta obtener la consistencia correcta. Distribuya la mezcla en dos cuadrados de gasa y coloque uno a cada lado de las sienes. Luego, recuéstese en un

---

CONSEJO SALUDABLE

Pequeñas Bellotas

De ellas llega el alivio para las quemaduras y los sarpullidos por plantas venenosas. Mucho antes de los medicamentos comerciales, los indios iroqueses tenían un remedio eficaz con bellotas, el fruto del roble. Y aún es eficaz. La fórmula actualizada: coloque unas dos docenas de bellotas partidas en un recipiente con 1½ galón de agua, y deje hervir, sin cubrir, hasta que el H_2O se reduzca a la mitad. Cuele y vierta en frascos de cuarto de galón sellados y esterilizados (los frascos herméticos para envasado son perfectos). Conserve en un lugar fresco y, cuando sienta la necesidad, lave la zona afectada con esta loción varias veces al día. **Nota:** Los iroqueses rompían las bellotas con la parte plana del hacha, pero probablemente tenga que usar un cascanueces. ¿No tiene un cascanueces? Coloque las bellotas en una bolsa plástica y golpéelas con un martillo.

lugar cómodo por unas horas o hasta que desaparezca el dolor punzante, lo que suceda antes.

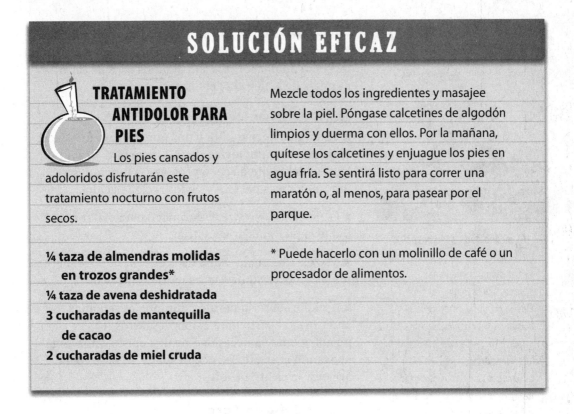

SOLUCIÓN EFICAZ

TRATAMIENTO ANTIDOLOR PARA PIES

Los pies cansados y adoloridos disfrutarán este tratamiento nocturno con frutos secos.

¼ **taza de almendras molidas en trozos grandes***

¼ **taza de avena deshidratada**

3 cucharadas de mantequilla de cacao

2 cucharadas de miel cruda

Mezcle todos los ingredientes y masajee sobre la piel. Póngase calcetines de algodón limpios y duerma con ellos. Por la mañana, quítese los calcetines y enjuague los pies en agua fría. Se sentirá listo para correr una maratón o, al menos, para pasear por el parque.

* Puede hacerlo con un molinillo de café o un procesador de alimentos.

✔ Un Puñado de Salud

Todos los frutos secos contienen grasas no saturadas que mantienen la salud del corazón. Los estudios han demostrado que las personas que consumen un puñado de frutos secos (especialmente nueces, pacanas y almendras) cinco o más veces por semana reducen el riesgo de sufrir un ataque cardíaco a la mitad, comparadas con quienes responden: "No, gracias". La forma de consumir la dosis diaria de frutos secos depende de usted: como bocadillo, en ensaladas, pastas, sofritos o batidos; o use aceites de almendras, nueces y maní para cocinar y condimentar ensaladas.

✔ Dulce Solución para la Piel Irritada

El aceite de almendras es un emoliente eficaz para irritaciones dolorosas y que pican, desde manos agrietadas hasta pañalitis, aftas, herpes y psoriasis. Para usarlo, mezcle 4 cucharadas del aceite con el jugo de 1 limón o lima, y aplique generosamente sobre la zona afectada. Repita según sea necesario hasta sentir alivio. Guarde el sobrante en un frasco hermético a temperatura ambiente.

✔ ¡Atención, Embarazadas!

Uno de los ayudantes más prácticos y saludables es un frasco grande de aceite de coco orgánico. Estos son algunos usos, antes o después de la llegada del bebé:

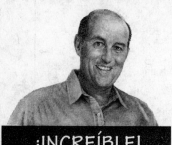

¡INCREÍBLE!

A menos que sea un botánico capacitado, la clasificación de las plantas puede ser confusa. Por ejemplo, el coco. Desde el punto de vista de la botánica, es una *drupa*, o una especie de fruta con una capa exterior carnosa que, en este caso, se retira antes de llevar los frutos al mercado. La parte comestible es la interna, el endospermo, delicioso como un fruto seco. La mayoría de los "frutos secos" son drupas, como las almendras, las pacanas, las nueces de nogal, los pistachos y las nueces de macadamia. Las nueces de Brasil se clasifican como semilla, y el maní es una legumbre. Los únicos "frutos secos" que verá en el supermercado son las avellanas y las castañas.

Durante la Dulce Espera

■ Tome una cucharadita o dos por día para fortalecer el sistema inmunológico de su futuro hijo. El ácido láurico del aceite de coco protege las funciones inmunológicas del feto y de los recién nacidos.

■ Frote el aceite sobre el estómago para evitar que pique la piel y atajar las estrías.

■ Mezcle una cucharadita de aceite en su té de hierbas preferido para controlar las náuseas matutinas.

■ Aplique sobre su perineo durante las semanas anteriores al parto para evitar desgarros y, posiblemente, la necesidad de una episiotomía. Siga aplicando el aceite de coco después del parto para acelerar la cicatrización.

Con el Bebé en Casa

■ Use el aceite de coco para eliminar el meconio pegajoso de la cola del bebé, así como cualquier costra láctea que pueda aparecer en la cabeza del bebé. En ambos casos, masajee el aceite sobre la zona afectada, deje actuar por unos minutos y retire delicadamente con un paño tibio.

■ Masajee sobre los pezones para calmar el dolor y la irritación. También es bueno para el bebé, y al pequeño le encantará el sabor.

■ Aplique el aceite sobre la zona afectada por pañalitis. Es especialmente eficaz para aliviar los sarpullidos causados por infecciones vaginales.

Nota: Si es alérgico a otro tipo de frutos secos, especialmente avellanas o nueces, consulte al alergista antes de usar el aceite de coco.

✔ Deje a los Mosquitos Afuera

Las nueces de Brasil están llenas de vitamina B_1 (tiamina) y los mosquitos tienden a alejarse de las personas con gran cantidad de esta vitamina en su sistema. Entonces, varios días antes de ir a un lugar lleno de mosquitos, disfrute varias nueces de Brasil y lleve algunas. ¿No le gustan las nueces de Brasil? No se preocupe, las semillas de girasol son otra abundante fuente de vitamina B_1.

✔ Suba el Recuento de Esperma

¡Amigo! Si usted y su esposa intentan concebir, pero no logran resultados, y los doctores no encuentran una razón médica, quizás es tiempo de comer frutos secos. Específicamente, coma almendras, nueces de Brasil y de nogal. Todas son ricas en nutrientes, antioxidantes y ácidos grasos omega 3, que aumentan la cantidad y calidad del esperma. Y si prefiere las semillas de calabaza, es afortunado, porque también ofrecen estos beneficios reproductivos.

✔ Detenga los Estragos de las Hemorroides

Como afección leve, las hemorroides se consideran una de las más generalizadas y molestas. Por ello, no sorprende que haya mil remedios caseros. Un remedio tradicional es comer tres almendras crudas por día, masticándolas 50 veces. Para evitar las hemorroides, el talentoso Edgar Cayce (ampliamente considerado el padre de la medicina holística) también recetó tres almendras al día, pero no especificó cuántas veces hay que masticar.

Resumen de Belleza

✤ Belleza Interior

Las mismas vitaminas, minerales y otros compuestos que hacen que los frutos secos sean tan beneficiosos para la salud también los transforman en un elemento imprescindible de su arsenal de belleza. Si necesita algún incentivo para agregar más frutos secos y sus aceites a la dieta diaria, lea esta lista de nutrientes embellecedores:

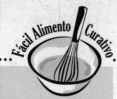

Fácil Alimento Curativo

SALSA DE NUEZ

En esta deliciosa salsa, obtendrá todos los beneficios de belleza y salud de las nueces.

1½ taza de trozos de nuez tostada*
1 cucharada de aceite de oliva
1 cucharada de vinagre de jerez
jugo de 1 limón pequeño
1 cucharadita de mostaza Dijon
1 cucharadita de sal kosher
½ cucharadita de pimienta blanca
4 o 5 cucharadas de agua
2 cucharadas de cebollino fresco
**   picado**
trozos de nuez tostada (decoración)
cebollino fresco picado (decoración)

En un procesador de alimentos, coloque los primeros siete ingredientes y 3 cucharadas de agua, y procese hasta lograr una crema homogénea. Agregue más agua, si es necesario, hasta obtener una consistencia homogénea. Esparza los cebollinos, vierta la salsa en un tazón y adorne con las nueces y los cebollinos. Sirva con vegetales crudos o con sus nachos preferidos.

* Para tostar: en un molde para hornear, coloque las nueces en una sola capa y hornee a 350 °F por 10-12 minutos o hasta que estén doradas y con aroma (revuelva una o dos veces).

RINDE: CASI 1¾ TAZA

ÁCIDO ALFALINOLÉNICO. Las nueces contienen este ácido graso omega 3 que, entre otras proezas, humecta el cabello, nutre y suaviza la piel, alivia las afecciones de la piel como el acné y el eccema, y detiene el envejecimiento.

SELENIO. Este eficaz mineral permite que el cabello crezca grueso y brillante. De todos los alimentos, las nueces de Brasil son las fuentes más ricas en selenio.

VITAMINA E. Contribuye a la reparación del tejido; por lo tanto, detiene el proceso de envejecimiento de la piel. Sus principales ayudantes dietéticos son las almendras, las nueces de marañón y el maní.

CINC. Mantiene el cabello brillante y evita su caída, alivia el acné y las costras en la piel, y evita las manchas blancas en las uñas de los pies y las manos. Las almendras, las nueces de marañón, las pacanas y las nueces de nogal son ricas en cinc.

❧ Suavice la Piel

Este exfoliante facial de primera clase limpiará y suavizará el cutis. Muela 2 cucharadas de almendras en una licuadora o molinillo de café y mezcle el polvo con 2 cucharaditas de leche, ½ cucharadita de harina y la cantidad suficiente de miel para lograr una crema espesa. Frote sobre el cutis, enjuague con agua tibia y seque cuidadosamente.

✤ Exfoliante Suave

Todos los tipos de cutis se beneficiarán con estos tratamientos regulares exfoliantes para eliminar las células muertas y tener un cutis más radiante. Cuando el cutis alcanza cierta experiencia, es importante tratarlo adecuadamente. Esta crema exfoliante suave es la indicada. Es tan suave que puede usarla todos los días, pero dos o tres veces por semana mantendrán el rostro liso y vibrante. Es simple: en un procesador de alimentos, mezcle un puñado de nueces peladas con 3 cucharadas de yogur natural hasta obtener una consistencia homogénea. Masajee sobre el rostro recién lavado, enjuague con agua tibia, seque cuidadosamente y aplique la crema humectante habitual.

✤ Crema de Limpieza Facial

Esta crema es perfecta para todos los tipos de cutis. Además, puede prepararla en un santiamén y tenerla a la mano para uso diario. En una licuadora o procesador de alimentos, introduzca 1 taza de almendras, 1 taza de avena sin cocción y 1 taza de cáscara de naranja seca, y pique los ingredientes hasta obtener un polvo fino. Coloque un poco en la palma de la mano, agregue algunas gotas de agua y frote sobre el rostro. Evite la zona de los ojos. Enjuague con agua tibia, seque cuidadosamente y aplique la loción tonificante y la crema humectante preferida. Conserve en un recipiente hermético a temperatura ambiente.

Mascarilla para Cutis Maduro

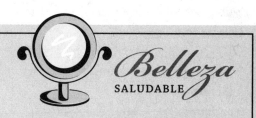

Belleza SALUDABLE

*E*n este tratamiento facial, encontrará tres estrellas antiedad: en un procesador de alimentos o molinillo de café, muela entre 8 y 10 almendras peladas hasta obtener un polvo. Mezcle el polvo con 1 cucharadita de aceite de nuez prensado en frío y 1 gota de aceite esencial de geranio hasta obtener una crema suave. Aplique suavemente sobre el rostro y el cuello limpios; evite la zona de los ojos. Deje actuar por unos 20 minutos y enjuague con agua tibia. Repita una vez a la semana para mantener el cutis suave, lozano y con aspecto juvenil.

✤ Mejor Aspecto con Pistachos

Durante siglos, las mujeres del este de la India han usado estos pequeños frutos secos para eliminar las molestas ojeras bajo los ojos. Compruébelo. En un procesador de alimentos o molinillo de café, muela tres o cuatro pistachos pelados y mezcle el polvo con 1 cucharadita de leche entera. Aplique sobre la piel delicada alrededor de los ojos, deje actuar por 30 minutos y enjuague con agua tibia. Repita una vez al día hasta que las bolsas de los ojos hayan desaparecido. **Nota:** Como muchos remedios naturales, este no funciona de un día para otro, entonces, sea constante y no abandone muy pronto.

✤ Crema Exfoliante Corporal Natural

La sección de productos cosméticos del supermercado está llena de cremas exfoliantes corporales, que cuestan una fortuna y contienen productos

SOLUCIÓN EFICAZ

BAÑO DE BURBUJAS HUMECTANTE

Un buen baño relajante aleja todos los problemas. Pero también seca la piel. Este baño de burbujas suaviza la piel mientras se relaja y aleja las preocupaciones.

½ taza de jabón en escamas*

1 taza de agua hirviendo

3 cucharadas de aceite de almendras dulces

algunas gotas de su aceite esencial preferido (opcional)

una copa de champaña (opcional)

En un tazón grande resistente al calor, disuelva el jabón en escamas en agua hirviendo; revuelva continuamente.

Agregue el aceite de almendra y el aceite esencial, si lo desea. Siga revolviendo y vierta 4 o 5 cucharadas de la mezcla bajo el chorro del grifo de la bañera. Tome la copa de champaña, acomódese y disfrute las burbujas por partida doble. Guarde el sobrante a temperatura ambiente en un recipiente con tapa hermética. Se conservará por un mes, pero deberá agitar o revolver la mezcla cada vez que la use.

* Para obtener burbujas más grandes y mayor efecto suavizante, prepare su propio jabón en escamas: con una licuadora, procesador de alimentos o rallador manual, ralle una o dos barras de jabón de glicerina.

RINDE: 1 TAZA

químicos que ni siquiera puede pronunciar y menos aún recordar. Entonces, prepare su propia crema exfoliante. Derrita a fuego lento ½ taza de aceite de coco, vierta sobre 1 taza de azúcar morena o sal gruesa (lo que tenga a la mano) y mezcle hasta integrar. Si prefiere, coloque 5 gotas de extracto de vainilla puro o su aceite esencial favorito. Masajee sobre la piel desde el cuello hasta los pies, enjuague con agua tibia y seque cuidadosamente. Luego aplique su loción corporal preferida.

✤ Loción para un Cuerpo Hermoso

Suavice la piel con este combo mágico de aceite de coco y miel. Es un tratamiento digno de un spa ultraelegante, y lo disfrutará por una parte del precio. Esta es la rutina de cinco pasos:

PASO 1. Reúna los productos. Necesitará 2 cucharadas de aceite de coco extravirgen; 1 cucharada de miel cruda; 2 gotas de extracto de vainilla puro o aceite de menta (opcional); un tazón pequeño; y suficientes toallas de baño de algodón suave para cubrir el cuerpo.

PASO 2. Mezcle todos los ingredientes en un tazón. Si es necesario, caliente el aceite de coco hasta que esté bastante blando para mezclarlo fácilmente con la miel.

PASO 3. Extienda las toallas en la bañera, y humedézcalas con agua lo más caliente que pueda soportar.

PASO 4. Frote la loción por el cuerpo, relájese en la bañera y envuélvase en las toallas calientes. Descanse hasta que las toallas se hayan enfriado a temperatura ambiente.

PASO 5. Enjuáguese, séquese cuidadosamente y aplique aceite de coco sobre la piel para sellar la humedad. ¡Eso es todo!

> ## PRECAUCIÓN ⚠️
>
> Si es alérgico a algunos frutos secos, espero que no se le ocurra usar remedios orales que los contengan. Lamentablemente, en algunos sitios web sobre belleza casera se informa que los alérgicos a los frutos secos pueden utilizar tratamientos tópicos con ellos sin problemas. Amigos, ¡no lo hagan! Recuerde: lo que se aplica sobre la piel ingresa al cuerpo. Si sabe que es alérgico a algún ingrediente de un tratamiento, no utilice ese ingrediente en ninguna forma. Alérgico o no, antes de usar cualquier aceite de frutos secos, pruebe su sensibilidad: frote un poco sobre la piel. Si no presenta sarpullido después de un día, puede usar el producto.

✤ Afeitada Prolija y al Ras

Tanto para las damas como para los caballeros, las cremas y los geles para rasurarse que están a la venta contienen productos químicos que no son necesarios para una afeitada prolija en las piernas, las axilas o el rostro. Esta es una alternativa fácil y saludable: aplique aceite de coco sobre la piel que piensa rasurar. Obtendrá una afeitada al ras y dejará la piel saludablemente hidratada.

✣ Mantequilla de Maní para el Cabello

El frasco de mantequilla de maní es útil para mucho más que sándwiches y galletas. Por ejemplo, es un excelente acondicionador para el cabello. ¡Compruébelo! En un tazón, agregue ½ taza de mantequilla de maní cremosa y, con un batidor de alambre, mezcle de forma alternada cucharaditas de aceite de oliva extravirgen y miel cruda hasta que la mezcla quede suave y ligera, pero no líquida (3 o 4 cucharaditas de cada uno serán suficientes). Aplique sobre el cabello, y cubra con una gorra para baño y una toalla tibia. Deje actuar por una hora, enjuague y lave con el champú habitual. Para obtener resultados óptimos, repita el procedimiento una vez por semana. La proteína de la mantequilla de maní fortalecerá el tallo del cabello mientras el aceite de oliva y la miel le brindan una humectación profunda.

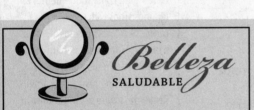

Belleza
SALUDABLE

Dé Leche al Cabello

¿Le gustaría tener un cabello más espeso y abundante en un instante? Este tratamiento tiene un solo ingrediente: leche de coco. Compre una lata o cartón en el supermercado (en la góndola de leche o en la sección de comida internacional) y viértala en una botella rociadora de plástico. Después de lavar con champú, rocíe el cabello húmedo con la leche de coco, seque con secador y peine como siempre. Guarde el sobrante en el refrigerador; se conservará por una semana.

✣ Haga un Lugar para el Aceite de Macadamia

Seguramente, a diferencia de la mantequilla de maní, el aceite de macadamia no está en su alacena. Pero debería, ya que es un acondicionador sencillo que suaviza el cuero cabelludo irritado, fortalece e ilumina el cabello de la raíz a la punta. A diferencia de otros aceites, no deja una pátina grasa en el cuero cabelludo. Es sencillo: caliente algunas cucharadas de aceite hasta que esté ligeramente tibio y aplique una capa fina sobre el cuero cabelludo y en todo el largo del cabello. Deje actuar unas dos horas y lave con champú suave. Repita cada semana, según sea necesario, y mantenga el cabello suave y brillante. Puede comprar el aceite de macadamia en tiendas de alimentos saludables y en varios sitios web.

Lo Mejor del Resto

★ Las Semillas de Linaza Combaten la Artritis

Las semillas de linaza contienen compuestos que ayudan al cuerpo a reducir la inflamación por artritis reumatoide y osteoartritis. Con 1 cucharada de semillas por día, llegará a la dosis en dos formas:

■ En un molinillo de café o procesador de alimentos, muela las sabrosas semillas y agregue el polvo a un batido, yogur o queso cottage, o espolvoree sobre lo que consume en el desayuno, el almuerzo o la cena.

■ Tome 1 cucharadita de aceite de semillas de linaza tres veces por día. Beba de la cuchara o mezcle con la comida o bebidas. Mantenga el aceite refrigerado para prolongar su vida útil.

Nota: Como todos los remedios naturales que atacan la raíz del problema en lugar de enmascarar los síntomas, tardará un tiempo hasta surtir efecto. Puede demorar, al menos, un mes en notar los resultados.

★ Crema para Aliviar la Artritis

Para aliviar el dolor de la artritis de manera tópica, mezcle partes iguales de aceite de sésamo y jugo de jengibre y masajee la zona adolorida. Si la sensación de ardor producida por el jengibre es demasiado fuerte, agregue más aceite de sésamo para disminuir el calor hasta un nivel tolerable. Para obtener el jugo de jengibre, ralle un trozo de jengibre fresco y exprímalo con una estopilla.

Tónico para la Vejiga

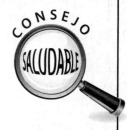

CONSEJO SALUDABLE

Un tradicional remedio ruso sugiere un "té" de semillas de calabaza para aliviar la inflamación de la vejiga y la próstata.

Para prepararlo, hierva a fuego lento ½ taza de semillas de calabaza con cáscara en 1 cuarto de galón de agua durante 20 minutos. Deje enfriar a temperatura ambiente y vierta en un frasco con boca grande y tapa hermética. No cuele las semillas, déjelas reposar en la parte inferior del frasco. Revuelva bien antes de usar la poción. Beba de 6 a 8 onzas tres veces por día, o según sea necesario, para aliviar el dolor. **Nota:** Esto no reemplaza la atención médica. Si sospecha que tiene problemas de vejiga o de próstata, consulte al médico de inmediato.

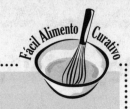

Fácil Alimento Curativo

WAFERS DE GIRASOL

Un puñado de semillas de girasol por día ayuda a dejar de fumar, baja el nivel de colesterol LDL (malo), alivia la constipación, evita las caries, mejora la memoria y la lista continúa. Pero no necesita comer semillas todo el tiempo. Puede obtener todo o parte de la dosis diaria con estas sabrosas obleas que no requieren horneado.

2 tazas de semillas de girasol crudas, peladas y sin sal
agua
¼ taza de pasas de uva (o al gusto)

En un procesador de alimentos o molinillo de café, muela las semillas hasta obtener una textura fina. Agregue suficiente agua hasta lograr una pasta espesa e incorpore las pasas. Rompa en trozos pequeños y coloquélos en obleas del tamaño de medio dólar. Póngalas en una malla o rejilla para enfriar y conserve en un lugar seco (como la parte superior del refrigerador) de tres a cuatro días hasta que las obleas se sequen.

RINDE: CASI 16 OBLEAS

★ Reduzca la Próstata

Según las estadísticas médicas, uno de cada tres hombres de más de 60 años tiene algún problema en la próstata. Según los expertos naturistas, una de las formas más eficaces de aliviar la próstata agrandada es comer ½ taza diaria de semillas de calabaza peladas y sin sal. Una de las razones puede ser que la próstata contiene 10 veces más cinc que la mayoría de los órganos del cuerpo, y las semillas de calabaza son ricas en ese mineral. **Nota:** Si está en tratamiento por el agrandamiento de la próstata, o sospecha que padece esta afección, consulte al médico antes de consumir este remedio.

★ Antídoto para el Asma

Miles de asmáticos crónicos defienden esta clásica poción preventiva: en una olla, agregue 2 cuartos de galón de agua y 4 tazas de semillas de girasol peladas y deje hervir hasta que se reduzca a la mitad. Cuele, agregue 8 tazas de miel cruda y deje hervir hasta lograr una consistencia de almíbar. Vierta en un frasco de vidrio esterilizado con tapa hermética (un frasco hermético para envasado es perfecto) y guarde a temperatura ambiente. Luego, media hora antes de cada comida, tome 1 cucharadita del jarabe.

★ Semillas Reguladoras del Ciclo Menstrual

Los ciclos menstruales irregulares no representan un problema de salud importante, pero son molestos, al menos, eso me han comentado todas las mujeres de mi vida. Bueno, damas, si desean regresar a la rutina diaria, dos clases de semillas pueden ayudar. Todos los días, tome 1 cucharada de semillas de sésamo (mastíquelas bien) o espolvoree 1 cucharada de semillas de linaza molidas en la sopa, ensalada o cereal.

★ Gire hacia el Girasol

Durante años, los expertos naturistas han afirmado que las semillas de girasol fortalecen los ojos y mejoran la vista. El plan de acción: coma a diario un puñado de semillas peladas, crudas y sin sal.

★ Rostro Iluminado

El aceite de girasol es un ingrediente fundamental en muchos productos de belleza comerciales por dos razones: 1) el poder humectante de los ácidos grasos y las vitaminas A, D y E; y 2) tiene una textura suave que facilita su absorción. Esta mascarilla tiene beneficios especiales para el cutis seco o maduro: mezcle 2 cucharadas de aceite de girasol con medio banano en puré y aplique sobre el rostro recién lavado. Deje actuar por 20 minutos, enjuague con agua tibia, salpique con agua fría y seque cuidadosamente.

★ Baño con Aceite de Ajonjolí

Este es un baño relajante, placentero y fácil: agregue 2 cucharadas de aceite de ajonjolí y 2 o 3 gotas de su aceite esencial preferido al agua de la bañera, y acomódese. Para maximizar el efecto suavizante, sumérjase durante cinco minutos primero, luego agregue los aceites para sellar la humedad del agua.

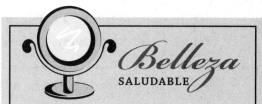

Belleza SALUDABLE

BRILLO PARA EL CABELLO OPACO

Recupere el brillo del cabello: antes de acostarse, mezcle 2 cucharadas de aceite de girasol con 2 yemas de huevo y masajee sobre el cabello. Cubra con una gorra de baño y deje actuar toda la noche. Coloque una toalla sobre la funda de la almohada para que absorba el aceite que pueda caer de la gorra. A la mañana siguiente, enjuague con el champú regular. Enjuague otra vez con una solución de 2 cucharadas de vinagre de manzana en 1 cuarto de galón de agua tibia.

17

Perejil

Si imagina un perejil, ¿viene a su mente una decoración rizada en un platillo de restaurante? Piense de nuevo. Los profesionales de salud y belleza clasifican al perejil como un superalimento por un buen motivo. Una cucharada de la hierba fresca al día (el tamaño de la típica decoración) combate la fatiga, aumenta la resistencia a los resfriados, alivia los dolores musculares y de articulaciones, previene el cáncer, elimina los síntomas de alergias, suaviza la piel y mucho, mucho más. Dato curioso para los vegetarianos: el perejil tiene más proteína que cualquier otro vegetal.

El Poderoso Perejil

✔ Inhiba la Indigestión

Nada arruina tanto una buena comida como un ataque de indigestión. Pero puede cortar las molestias de raíz si machaca unas ramitas de perejil fresco. ¿No tiene a la mano? Entonces, agregue ¼ cucharadita de perejil seco en un vaso de agua tibia y beba. Su estómago se sentirá mejor en un abrir y cerrar de ojos.

✔ Adiós, Calambres

Cuando la indigestión es en forma de dolorosos calambres estomacales, introduzca 1 cucharadita de perejil seco o 1 cucharada de perejil fresco picado en 1 taza de agua recién hervida y deje reposar por cinco minutos. Cuele y beba el té lentamente. **Nota:** El perejil es diurético, ¡así que no se aleje demasiado del baño!

✔ Reduzca las Emisiones de Gas

¿Sus problemas digestivos tienden a expresarse hacia el exterior? Este té preventivo está indicado por el médico: agregue 1 cucharadita de semillas de perejil por taza de agua recién hervida y deje reposar de 5 a 10 minutos. Beba 1 taza de la infusión media hora antes de cada comida. Encontrará semillas de perejil en las herboristerías, tanto en línea como en las tiendas. **Nota:** No beba este té ni use semillas de perejil en ninguna forma si está embarazada o podría estarlo.

Fácil Alimento Curativo

PESTO CON PEREJIL

Esta salsa sencilla es una de las formas más simples de agregar perejil a la dieta. Es la clásica salsa para pasta, pero también combina con galletas, vegetales crudos, pan tostado, pescado, pollo y papas horneadas.

2 tazas de perejil fresco picado
1 taza de nueces de nogal peladas y picadas
½ taza de queso romano o parmesano rallado*
3 dientes de ajo picados
½ cucharadita de sal
½ taza de aceite de oliva extravirgen

Mezcle los primeros ingredientes en una licuadora o procesador de alimentos. Licúe por unos 30 segundos hasta que la mezcla esté finamente picada y comience a convertirse en crema. Raspe los lados. Con la máquina encendida, añada lentamente el aceite de oliva. Detenga la máquina, vuelva a raspar los lados y licúe por otros 30 segundos o hasta obtener una textura homogénea. Sirva de inmediato o guarde tapado en el refrigerador por hasta cuatro días.

* Para que el pesto dure más tiempo (varias semanas en el refrigerador o varios meses en el congelador), omita el queso y agréguelo antes de servir.

RINDE: 1¼ TAZA

✔ Fortifique los Huesos

¡Atención, mujeres maduras! Si toma suplementos de calcio para la osteoporosis, lea esto: las altas dosis de calcio pueden afectar la capacidad del cuerpo para absorber el manganeso, el cual es un compuesto crítico para los huesos. ¡Pero no deje de tomar el calcio! Incluya 1 cucharada de perejil en su dieta diaria. Esto aumenta la absorción de manganeso, especialmente cuando lo consume con alimentos ricos en cobre y cinc, como mariscos, aves y granos enteros. Si desea una delicia versátil para beneficiarse con este imán de manganeso, lea la receta de Pesto con Perejil (a la izquierda).

✔ ¡Basta de Dolores por la Artritis!

El efecto antiinflamatorio del perejil reducirá con rapidez el dolor y la rigidez de las articulaciones. Para un alivio rápido, introduzca 1 taza llena de perejil fresco en 1 cuarto de galón de agua recién hervida y deje reposar por 15 minutos. Cuele y refrigere el líquido en un recipiente tapado. Beba ½ taza antes del desayuno, ½ taza antes de la cena y ½ taza cuando el dolor sea intenso.

✔ Mantenga el Hígado Lleno de Vitalidad

El hígado realiza más de 200 funciones críticas, por ejemplo, eliminar sustancias tóxicas de la sangre, convertir los alimentos en las sustancias químicas que el cuerpo necesita y producir la bilis esencial para la digestión. El perejil fresco en su dieta regular mantendrá al hígado en perfecto funcionamiento. De vez en cuando, disfrute este cóctel: mezcle ½ taza de hojas de perejil fresco finamente picadas, el jugo de una zanahoria mediana y media remolacha cruda. **Nota:** Si no tiene una juguera, reemplácelo por ½ taza de jugo de zanahoria orgánico y ½ taza de jugo de remolacha.

SOLUCIÓN EFICAZ

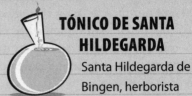

TÓNICO DE SANTA HILDEGARDA

Santa Hildegarda de Bingen, herborista medieval alemana, era una gran entusiasta del perejil. Ella recetaba este tónico para mejorar la circulación, aliviar las enfermedades cardíacas y, en general, mantener el corazón saludable.

1 cuarto de galón de vino blanco o tinto

10 o 12 ramitas grandes de perejil fresco

2 cucharadas de vinagre blanco

9 onzas de miel pura

Mezcle los primeros tres ingredientes en una olla y hierva por 10 minutos. Agregue la miel, reduzca el fuego a temperatura media y revuelva hasta integrar la miel. Retire la olla del fuego. Cuando la mezcla se haya enfriado lo suficiente para manipularla con seguridad, cuele y vierta a botellas con tapa hermética. Guarde las botellas en un lugar fresco y oscuro y tome 1 cucharada del tónico tres veces al día.

RINDE: 4½ TAZAS

✔ Una Forma Jugosa de Aliviar el Asma

Por décadas, los médicos naturópatas han recetado jugos de diversos vegetales para tratar casi todas las afecciones. Para aliviar los síntomas del asma, mezcle 2 onzas de jugo de perejil, 2 onzas de jugo de zanahoria y 2 onzas de jugo de cebolla. Beba el mejunje dos veces al día, pero recuerde que esto no reemplaza la atención médica profesional.

Para preparar jugo de perejil, licúe perejil fresco en una licuadora o procesador de alimentos y luego pase por estopilla o por un colador muy fino para extraer el jugo. Necesitará de 4 a 5 tazas de perejil fresco para obtener de 2 a 3 onzas de jugo. Puede comprar jugo de zanahoria orgánico o prepararlo. Para preparar jugo de cebolla, lea Jugo de Cebolla 101 en la página 118.

✔ Verde Natural

Al igual que muchas hierbas, el té de perejil es justo lo que necesita para realizar múltiples hazañas de salud. Para prepararlo, agregue 1 cucharadita de perejil seco o (preferiblemente) 2 cucharadas de perejil fresco picado por cada 8 onzas de agua recién hervida y deje reposar por 10 minutos. Cuando el té esté listo, será de un color verde intenso. Cuele y, si preparó mucho, guárdelo tapado en el refrigerador. Luego beba 3 o 4 tazas de té por día, ya sea frío o caliente, para lo siguiente:

- Desintoxicar los riñones, el hígado y la vejiga.

- Eliminar los cálculos renales.

- Reducir la inflamación de la próstata.

- Aliviar las infecciones del tracto urinario.

Nota: Consulte al médico antes de usar té de perejil (u otros remedios caseros) para tratar cualquiera de estas afecciones.

> ## PRECAUCIÓN ⚠
>
> Si está embarazada o podría estarlo, no consuma ningún remedio o producto con perejil (té, jugo, aceite esencial o semillas). Todos son ricos en los aceites volátiles del perejil, los cuales causan problemas graves. No obstante, no suele haber problemas si come perejil fresco o seco en las porciones habituales de platillos. Para estar segura, consulte al obstetra cuánto puede comer. Cuando amamante, evite el perejil porque puede reducir el flujo de leche. Y evítelo en todo momento si tiene enfermedades renales, hipertensión o edema.

✔ Decolore las Magulladuras

Las magulladuras pequeñas generalmente desaparecen con el tiempo, pero sí toman bastante tiempo. ¿Por qué esperar? Tome un poco de perejil y acelere el proceso. Reduce la inflamación, alivia el dolor y agiliza la decoloración. Tiene dos excelentes tratamientos:

■ Machaque un puñado de hojas de perejil fresco, colóquelas sobre la magulladura y sujételas con un vendaje. Cambie el remedio varias veces al día hasta decolorar.

■ Mezcle ½ cucharadita de hojas de perejil fresco picadas por cada cucharadita de mantequilla y frote suavemente sobre la zona manchada. Cubra con un vendaje flojo o una tela limpia para evitar que la mantequilla manche la ropa u otras telas. Repita cuantas veces sea necesario hasta que la magulladura haya desaparecido.

✔ Alivio Rápido para las Picaduras de Insectos

Usted está paseando por el jardín en una linda mañana de verano cuando... ¡AY! Un insecto deja el aguijón (o partes de la boca) en su piel. ¿Qué puede hacer? Si cultiva perejil, corte unas hojas y frótelas sobre la picadura.

Para Quienes Atraen Magulladuras

CONSEJO SALUDABLE

Algunas personas atraen magulladuras como la ropa oscura atrae pelusa. Si usted o sus pequeños se sienten identificados, mantenga cubos antimagulladuras a la mano. Para prepararlos, mezcle 1 taza de perejil fresco finamente picado con 2 cucharadas de agua y vierta a una bandeja de cubos de hielo. Luego, cuando alguien se golpee contra una mesa o luzca un ojo morado por una pelota de tenis, saque un cubo y colóquelo suavemente sobre la magulladura. La combinación del frío con la eficacia curativa del perejil hará que la magulladura desaparezca pronto.

Aliviará instantáneamente el dolor y reducirá la inflamación. **Nota:** Por supuesto, el remedio sigue siendo eficaz si usa perejil fresco comprado en el supermercado.

✔ Alivio Rápido para las Picaduras de Insectos, Toma 2

Si lo único que tiene a la mano es perejil seco, ¡no hay problema! Agregue 4 cucharaditas de perejil seco en un recipiente resistente al calor y vierta 1 taza de agua hirviendo. Cubra, deje reposar por unos 15 minutos y cuele. Humedezca una tela de algodón suave en el té y aplique sobre la picadura.

✔ ¡Largo de Aquí, Mosquitos!

No permita que estos chupasangre transmisores de enfermedades arruinen su diversión bajo el sol. Prepare una "armadura" líquida: en un frasco grande con tapa hermética, mezcle 1 cucharada de perejil seco por cada ¼ taza de vinagre de manzana. Agite el frasco para mezclar bien y manténgalo en un lugar de fácil acceso (no cuele el perejil). Luego, cuando salga al aire libre, frote generosamente sobre la piel expuesta con una almohadilla de algodón. Si desea protección adicional, humedezca un pañuelo o bufanda de algodón y átelo al cuello o a un sombrero.

✔ Cuidado para Orzuelos

Por lo general, los orzuelos no representan un riesgo para la salud, pero son muy dolorosos. Esta es una forma rápida de aliviar las molestias: agregue un puñado de perejil fresco picado en 1 taza de agua recién hervida y deje reposar durante 10 minutos. Mientras el agua todavía esté caliente, pero no tanto como para quemarse, humedezca una toalla limpia. Recuéstese, coloque la compresa sobre los párpados cerrados y relájese por unos 15 minutos. Repita el procedimiento antes de acostarse. **Nota:** Este mismo tratamiento también es excelente para aliviar los ojos cansados, irritados o inflamados.

✔ Baño de Perejil para los Pies

Cuando sus pies estén sumamente cansados y adoloridos, consiéntalos con un baño. Para prepararlo, agregue ⅛ taza de perejil seco y 4 bolsas de té de manzanilla en 1 galón de agua recién hervida y deje reposar por 10 minutos. Cuele a una palangana o recipiente poco profundo del tamaño apropiado para meter los pies. Caliente el té antes si se enfrió mucho. Añada 4 gotas del aceite esencial que prefiera. La menta, la mandarina y la lima son energizantes; la manzanilla, la lavanda y la rosa son relajantes. Para completar la experiencia, coloque canicas o piedras de río lisas en el fondo de la palangana y deslice los pies sobre esta superficie durante el baño. ¡Ahhh!

Bellamente Adornado

♣ Exhale con Confianza

El perejil es un remedio contra el aliento de dragón, especialmente cuando es causado por el ajo o la cebolla. Si consume con frecuencia alimentos olorosos, hágase un favor (del que disfrutarán todos): lleve una bolsita con ramitas u hojas de perejil fresco y cómalo durante el día.

✤ Aliento Fresco

Si prefiere refrescar el aliento con un enjuague bucal: lleve 1 taza de agua caliente a ebullición. Retire del fuego. Añada 1 cucharadita de perejil fresco picado, 1 cucharadita de canela en polvo y 1 clavo de olor entero. Deje reposar por 15 minutos, cuele y agregue 1 cucharadita de su extracto preferido. La menta, la vainilla y la naranja son buenas opciones. Vierta a una botella con tapa hermética y use como cualquier enjuague bucal.

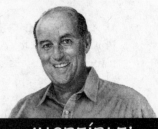

✤ Prevenga el Mal Olor Corporal

El compuesto del perejil que refresca el aliento, la clorofila, hace que esta sabrosa hierba sea uno de los desodorantes internos más eficaces. Lo mejor de todo es que el poder del perejil se siente, ya sea que muerda ramitas frescas o que pique las hojas frescas y las añada a quiches, omelettes, ensaladas o sopas.

✤ Haga Brillar el Cabello Oscuro

¿Su cabello castaño oscuro o negro se ve un poco opaco? Esta es una manera simple para deslumbrar: coloque 3 cucharadas de perejil seco en un tazón resistente al calor y vierta 2 tazas de agua recién hervida. Deje reposar hasta que el agua llegue a temperatura ambiente y cuele sobre una botella vacía y limpia de champú o acondicionador. Después del champú, enjuague con la poción y masajee sobre el cuero cabelludo. Use con la frecuencia necesaria para mantener el brillo. **Nota:** Si no tiene perejil seco a la mano, puede reemplazarlo por romero seco o salvia seca.

✤ Haga Crecer, Crecer y Crecer el Cabello

Si su cabello comienza a escasear o no tiene el volumen saludable que solía tener, el perejil es la respuesta correcta. El perejil activa la irrigación sanguínea del cuero cabelludo, que estimulará el crecimiento de cabello fuerte y sano. Para ello, en una licuadora o procesador de alimentos, licúe un puñado grande de ramitas de perejil fresco con

¡INCREÍBLE!

El perejil es la hierba culinaria más popular, y lo ha sido por siglos, en la mayoría de las culturas. Los antiguos griegos solo lo consumían en pociones medicinales. Hipócrates lo usaba como antídoto para los venenos y lo recetaba para curar prácticamente todos los males bajo el sol. Los griegos confiaban en el poder curativo del perejil, porque creían que había surgido de la sangre de Arquémoro, un príncipe mitológico supuestamente asesinado por un dragón que luego recibió el título de predecesor de la muerte. Por ese motivo, lo consideraban sagrado y coronaban a los ganadores de los principales eventos deportivos con coronas de perejil.

2 cucharadas de agua. Masajee sobre el cuero cabelludo húmedo, envuelva una toalla en la cabeza y continúe su rutina normal por una hora. Lave con champú y acondicionador como siempre. Repita cada semana hasta que su cabeza sea de nuevo una industria en crecimiento.

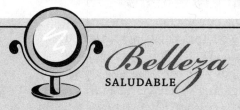

Belleza SALUDABLE

ACONDICIONADOR PARA EL CABELLO DE MENTA Y PEREJIL

*¿Su cabello crece sin parar pero el cuero cabelludo está irritado? O quizás el cabello seco y alborotado lo hace lucir despeinado. Este sorprendente acondicionador soluciona ambos problemas. Es rápido: deje reposar 2 cucharadas de perejil fresco picado y 2 cucharadas de menta fresca picada en 8 onzas de agua recién hervida por 10 minutos. Cuele y vierta en una botella de plástico. Después de lavarse con champú, enjuague con este acondicionador casero y termine con su acondicionador habitual. Siga este procedimiento dos veces al día o siempre que sea necesario para mantener el cuero cabelludo sano y el cabello sedoso. **Nota:** Si el cabello es graso, añada 1 cucharada de jugo de limón.*

✤ Borre las Ojeras

¿El área debajo de los ojos está tan oscura que no sale a la calle sin corrector de ojeras? Este es un remedio contra la prisión del maquillaje: en una licuadora o un procesador de alimentos, mezcle un puñado pequeño de perejil fresco y 2 cucharadas de yogur natural hasta obtener una crema. Aplique suavemente una capa abundante sobre la piel debajo de los ojos. Recuéstese, relájese por unos 20 minutos y lave con agua tibia. Consiéntase con esta rutina relajante dos veces por semana. Después de cuatro o cinco tratamientos, notará la piel más clara y con más brillo.

✤ Loción Tonificante de Perejil

Si está cansada de gastar dinero en cosméticos, pero no tiene tiempo para rutinas caseras elaboradas, pruebe esta loción tonificante supersencilla. En un tazón resistente al calor, coloque ½ taza de perejil fresco picado y agregue 1 taza de agua hirviendo. Cuando se haya enfriado a temperatura ambiente, cuele sobre un frasco de vidrio con tapa hermética. Guarde en el refrigerador, donde se conservará por tres semanas. Luego, cada mañana y cada noche, aplique sobre el rostro recién lavado con una almohadilla de algodón.

✣ Loción Tonificante para Evitar Problemas

Si se encuentra en un lugar con poca o ninguna circulación de aire fresco (por ejemplo, la cabina de un avión o un edificio de oficinas con ventanas selladas), los gérmenes del ambiente perjudicarán mucho el cutis. Pero existe una armadura líquida casera que combate los hongos y las bacterias que causan los granos y estimula la producción del vital colágeno. Es fácil: vierta 2 tazas de agua hirviendo sobre un puñado de perejil fresco picado y deje reposar tapado por unos 10 minutos. Cuele y mezcle con ½ cucharadita de vinagre de manzana sin filtrar y 20 gotas de aceite del árbol de té. Vierta a un frasco con tapa hermética o en botellas pequeñas aprobadas por la Administración de

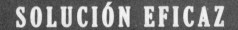

SOLUCIÓN EFICAZ

MASCARILLA FACIAL HUMECTANTE

Este tratamiento facial suaviza e hidrata la piel de cualquier tipo y edad, pero es especialmente efectivo para el cutis con cierta experiencia. Y como bono, puede usar el sobrante como crema humectante.

⅛ taza de perejil fresco picado

3 cucharadas de aceite de oliva extravirgen

1 cucharada de crema agria entera

2 cucharaditas de cacao en polvo sin azúcar

En una olla pequeña, mezcle el perejil y el aceite de oliva y cocine a fuego *muy bajo* por unos 10 minutos. Cuele a un tazón pequeño y reserve. En una licuadora o procesador de alimentos, licúe el perejil, la crema agria y el cacao en polvo hasta integrar. Aplique sobre el rostro y el cuello recién lavados y deje actuar por unos 20 minutos. Enjuague con agua tibia y salpique con agua fría. Aplique una capa delgada del aceite de oliva con perejil. Guarde el sobrante en un frasco de vidrio con tapa hermética y use como cualquier crema humectante.

RINDE: 1 MASCARILLA MÁS ENTRE 4 Y 6 APLICACIONES DE CREMA HUMECTANTE DE ACEITE Y PEREJIL

Seguridad en el Transporte si viajará en avión. Si no viajará, la loción tonificante se mantendrá fresca en el refrigerador por hasta tres semanas.

✤ Mascarilla Facial Rejuvenecedora

Los tratamientos exfoliantes rompen los enlaces que mantienen a las células muertas unidas a su cutis. Con el tratamiento, se desprenden más fácilmente para que luzca un cutis más liso y radiante. Esta mascarilla brinda resultados notables. Para prepararla, en una licuadora o procesador de alimentos, licúe ⅔ taza de trozos de piña fresca a temperatura ambiente. Vierta ¼ taza de aceite de oliva extravirgen y licúe hasta que la mezcla adquiera una textura cremosa. Añada ¼ taza de perejil fresco picado y licúe por un par de segundos a la vez (asegúrese de que no se haga líquido). Aplique sobre el rostro y el cuello, y deje actuar por 15 minutos. Enjuague con agua tibia y continúe con la crema humectante habitual. Repita cada pocas semanas, según sea necesario, para mantener el cutis fresco y jovial.

Lo Mejor del Resto

★ Calme un Estómago Inquieto

Cuando sienta que está a punto de vomitar, en 1 taza de agua recién hervida, agregue ¼ cucharadita de orégano seco y ½ cucharadita de mejorana seca. Cubra y deje reposar por 10 minutos. Cuele sobre una taza y beba lentamente. Dos horas después, si su estómago aún no está tranquilo, prepare otra taza y bébala.

★ Regule el Flujo Menstrual

Para controlar el sangrado menstrual excesivo, piense en té de tomillo por dos. Deje reposar 2 cucharadas de tomillo fresco en 2 tazas de agua recién hervida. Cuele y beba 1 taza del té. Vierta la otra taza a un tazón, y añada uno o dos cubos de hielo. Humedezca una toalla en la infusión fría, retuerza y coloque sobre la zona de la pelvis. **Nota:** Si sus períodos son regularmente abundantes, consulte al médico para descartar problemas graves. Y si sospecha que tiene una hemorragia, llame al 911 de inmediato.

★ Que Fluya el Flujo

Si su período está atrasado (y no está embarazada), un té concentrado de albahaca resolverá el problema. Deje reposar 1 cucharada de albahaca fresca picada en 1 taza de agua recién hervida por cinco minutos. Cuele y beba a sorbos. ¡Asegúrese de tener suficientes tampones o toallas sanitarias a la mano!

★ Beba por el Dolor de las Articulaciones

La albahaca, el romero y la salvia son analgésicos eficaces. Para aliviar las articulaciones, use uno o todos en un té. Es sencillo: agregue 1 o 2 cucharaditas de la hierba seca o 1 o 2 cucharadas de la hierba fresca por taza de agua recién hervida, y deje reposar por cinco minutos. Beba a sorbos 2 tazas diarias. Alterne las hierbas hasta encontrar la que resulte eficaz para usted.

★ Tomillo vs. Pesadillas

¿Los sueños aterradores lo despiertan (o a sus pequeños) a la mitad de la noche? No se quede de brazos cruzados mientras no logra dormir tranquilo. Beba una taza de té de tomillo antes de acostarse. Es un clásico remedio casero muy eficaz.

★ Pare de Rascarse

Sin importar la causa de la picazón, el tomillo es el remedio ideal. Prepare una pinta de la infusión de tomillo (lea Té por Dos en la página 197) y añádala al agua de la bañera. La hierba contiene una sustancia llamada timol, con propiedades antisépticas y antibacteriales que hacen desaparecer la picazón casi de inmediato.

Guía de Compras

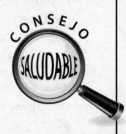

Si desea obtener todos los beneficios de salud y belleza de las hierbas y especias secas, hágase un favor: evite los frascos pequeños del supermercado. El contenido está lejos de ser fresco, es caro y, en la mayoría de los casos, ha sido irradiado para destruir cualquier bacteria, virus y otros microorganismos. Este proceso también destruye las vitaminas, minerales, proteínas y otros nutrientes. Y puede crear radicales libres dañinos. En resumen, anularía el propósito principal de las hierbas y especias. Entonces, cómprelas en tiendas de alimentos saludables, herboristerías o sitios web de buena reputación especializados en hierbas y especias orgánicas. Además de obtener los ingredientes activos que desea, ahorrará una pequeña fortuna.

★ Evite las Picaduras

Aleje a los mosquitos y las enfermedades que contagian. ¿Cómo? Busque romero y salvia. Los mosquitos detestan el aroma de ambas hierbas. Estos simples trucos alejan a esos chupasangre:

■ En su próxima barbacoa, queme con el carbón unas ramitas de salvia fresca o romero fresco.

■ Prepare velas repelentes de insectos. En un recipiente resistente al calor, derrita cera blanca rallada y mezcle un puñado de salvia seca y otro puñado de romero seco. Vierta la cera en moldes (las latas limpias son perfectas) e inserte una mecha en el centro. Cuando se hayan secado, distribúyalas al aire libre en donde se reúnen los insectos.

■ Prepare una taza (o más) de té concentrado de salvia o romero, deje enfriar y vierta en una botella con rociador. O, si lo prefiere, agregue 30 gotas de aceite esencial de salvia o romero por cada 8 onzas de agua del grifo. Luego, rocíe sobre la piel expuesta cuando se aventure en territorio de mosquitos. **Nota:** Realice una prueba con el aceite en una zona pequeña de piel antes de preparar este repelente.

★ Tríada de Belleza con Albahaca

La albahaca alivia las irritaciones y erupciones de la piel, aclara las manchas oscuras y refina los poros. Además, evita los efectos del envejecimiento, como las líneas de expresión y un cutis sin brillo. Aproveche esta tríada en su rutina de belleza:

CREMA DE LIMPIEZA. Machaque entre 20 y 30 hojas frescas de albahaca en un mortero o en un tazón. Mezcle agua destilada en

---

Fácil Alimento Curativo

BATIDO DE FRAMBUESA Y ROMERO

¡Hablemos de una superestrella! Además de los abundantes antioxidantes antiedad, el romero mejora la memoria y la concentración, mejora el ánimo, ayuda en la digestión, alivia el dolor muscular y estimula el sistema inmunológico, entre otras hazañas. Este batido es una forma deliciosa de aprovechar todas esas propiedades.

1 taza de frambuesas congeladas
½ taza de moras o arándanos congelados
½ banano fresco o congelado
hojas de 2 ramitas de romero fresco picadas
1 taza de leche o agua
miel al gusto (opcional)

Introduzca todos los ingredientes en una licuadora y licúe a velocidad alta entre 30 y 45 segundos o hasta obtener una textura homogénea. Vierta en un vaso alto y disfrute.

cantidad suficiente hasta obtener una crema (½ cucharadita es suficiente). Aplique sobre el rostro, deje actuar de tres a cinco minutos y enjuague con agua tibia. Use esta crema de limpieza cada dos días.

MASCARILLA. Prepare la albahaca como se describe a la izquierda pero, en lugar de agregar agua, mezcle las hojas machacadas con 1 cucharadita de yogur natural. Aplique sobre el rostro, deje actuar unos 20 minutos y enjuague. Repita el procedimiento todas las semanas o cuando la piel esté irritada o con erupciones.

LOCIÓN TONIFICANTE DE USO DIARIO. Machaque entre 20 y 30 hojas de albahaca seca y vierta 1 taza de agua hirviendo. Deje reposar entre 10 y 15 minutos y cuele. Vierta a un frasco de vidrio con tapa hermética y guarde en el refrigerador, donde se mantendrá por una semana. Luego, cada mañana y cada noche, aplique la loción sobre el rostro recién lavado con una almohadilla de algodón.

SOLUCIÓN EFICAZ

BAÑO HERBAL RELAJANTE

¡Esta mezcla para el baño es completa! Calma los nervios irritados, aumenta el estado de alerta mental y estimula los sentidos. Además, suaviza la piel y calma cualquier irritación causada por el clima, las picaduras de insectos o las alergias.

¼ taza de romero seco desmenuzado
¼ taza de salvia seca desmenuzada
2 cucharadas de sal marina gruesa
2 cucharadas de perejil seco
2 cucharadas de avena sin cocción

En una licuadora o procesador de alimentos, procese todos los ingredientes hasta formar un polvo grueso. Coloque ¼ taza de la mezcla en una bolsa de gasa o estopilla o en el pie de una pantimedia vieja, y ate bien la parte superior*. Arroje el paquetito a la bañera mientras la llena con agua caliente, pero no a una temperatura que queme. Luego, acomódese y relájese. Exprima la bolsa ocasionalmente para liberar más esencias en el agua. Cuando el baño haya hecho efecto, séquese y salga a conquistar el mundo.

* Guarde el polvo sobrante, ya sea suelto o en bolsitas individuales, en un recipiente con tapa lejos del calor y la luz.

RINDE: 3 BAÑOS

★ Crema de Limpieza de Tomillo

Limpia y tonifica el cutis normal, y es lo suficientemente suave para uso diario. Para prepararla, en un tazón, mezcle 2 ramitas de tomillo fresco desmenuzado y 2 cucharaditas de semillas de hinojo machacadas, y cúbralas con ½ taza de agua hirviendo. Agregue el jugo de medio limón y deje reposar por 15 minutos. Cuele, vierta en un frasco con tapa hermética y guarde en el refrigerador. Para usarla, aplique sobre el rostro y el cuello con una bola de algodón y enjuague con agua tibia. Continúe con la crema humectante de costumbre. **Nota:** Puede reemplazar las 2 ramitas de tomillo fresco por ½ cucharada de tomillo seco.

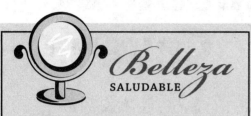

Belleza SALUDABLE

PARA CUBRIR CANAS

¿Le gustaría ocultar el cabello plateado pero preferiría evitar las visitas largas y costosas al salón de belleza? Pruebe este tratamiento natural: lleve 2 tazas de agua a ebullición y agregue un puñado de salvia seca y un puñado de romero seco. Baje el fuego y deje hervir a fuego lento por 30 minutos. Retire del fuego, pase a otro recipiente y deje reposar por varias horas o, mejor aún, toda la noche. Cuele, masajee sobre el cabello y deje secar al aire. Lave con champú, aplique acondicionador y peine como siempre. Repita el procedimiento cada tres a cinco días. En poco tiempo, las canas no se notarán o, al menos, serán menos notorias.

★ Triple Acondicionador de Tomillo

Este acondicionador desenreda, nutre y da brillo al cabello. Introduzca de seis a ocho ramitas de romero fresco en un frasco de vidrio resistente al calor, que sea lo suficientemente alto como para dejar una pulgada de espacio libre en la parte superior. Vierta suficiente agua hirviendo para cubrir las ramitas y deje reposar toda la noche. Por la mañana, saque el romero y vierta a una botella de plástico flexible. Agregue 2 cucharaditas de vinagre de manzana sin filtrar y agite bien. Después de lavar el cabello con champú, aplique un chorro de la poción sobre el cabello y peine. Enjuague con agua limpia, seque y peine como siempre.

18 Pimienta de Cayena

La pimienta de cayena es un tema de moda en los círculos de salud y belleza por un buen motivo: la capsaicina, el ingrediente que le da a este chile (y al resto de los chiles picantes) su potencia de fuego, también calienta la "maquinaria" interna del cuerpo. La pimienta de cayena alivia dolores, brinda una tez radiante y cura el resfriado común, ya sea que la agregue a la comida, la tome en cápsulas o la mezcle en cremas y pomadas.

Un Remedio Picante

✔ Cure el Dolor de Muelas

Presione unos cuantos granos de pimienta de cayena molida en la encía y en la muela adolorida. Sí, arderá muchísimo al principio, pero solo por un par de segundos. Tan pronto como se apague el "fuego", el dolor de muela habrá desaparecido.

✔ Caliente los Pies

Si usted es una de esas personas cuyos pies entran en modo de emergencia en cuanto sale al clima frío, este consejo es para usted: antes de ponerse las botas o los zapatos, póngase un par de calcetines finos. Luego tome un segundo par más grueso y espolvoree 1 cucharadita de pimienta de cayena molida en cada calcetín y póngaselos. Con la pimienta, los pies se mantendrán calientes, incluso en el día de invierno más gélido.

✔ Completamente Reconfortado

Para acelerar la circulación y mantener el cuerpo más caliente durante los días fríos, use uno o ambos:

SOLUCIÓN EFICAZ

CURA AGRIDULCE PARA LA IRRITACIÓN DE GARGANTA

Este remedio hará desaparecer el dolor de garganta por arte de magia.

⅛ cucharadita de pimienta de cayena molida

⅛ cucharadita de jengibre molido

8 onzas de agua caliente

jugo de piña helado

Mezcle las especias en el agua. Vierta el jugo en un vaso y reserve. Primero, haga gárgaras con la mezcla picante. Luego, haga gárgaras con el jugo de piña. Alterne los líquidos caliente y frío hasta vaciar ambos vasos. Repita la rutina varias veces al día. La combinación de calor y frío alivia la irritación. Y la doble acción de las especias y la bromelina (enzima de la piña) afloja el moco irritante de la garganta.

■ Una vez al día, beba ¼ cucharadita de pimienta de cayena molida en un vaso de agua tibia.

■ En una tina con agua lista para un baño, revuelva 1 o 2 cucharaditas de pimienta de cayena molida y disfrute de un baño caliente. Recuerde que los aceites de la pimienta calentarán el agua. Use agua tibia para empezar y agregue más agua caliente de la llave, si lo necesita.

Nota: Espero que quede claro que estas medidas preventivas no reemplazan el abrigo cuando sale.

✔ Fabuloso Alivio de la Fiebre

Suena extraño que algo tan picante como la pimienta de cayena reduzca la temperatura del cuerpo, pero eso es lo que hace en este caso. Prepárela en tres pasos simples:

PASO 1. En 1 cuarto de galón de agua, hierva ½ cucharadita de pimienta de cayena molida.

PASO 2. Deje que la poción se enfríe hasta que esté agradablemente tibia, pero no caliente.

PASO 3. Vierta 1 taza del "té" en un tazón o en una taza medidora. Agregue ¼ taza de jugo de naranja y 1 cucharadita de miel. Beba lentamente.

Guarde el resto en el refrigerador y beba las 3 tazas restantes a lo largo del día.

Cada vez que beba una taza, caliéntela y agregue la miel y el jugo de naranja.
Nota: No es necesario que tenga fiebre para disfrutar esta bebida vigorizante.
Con cada taza, usted recibe una dosis del poder embellecedor *y* sanador de la
pimienta de cayena.

✔ Alivie el Dolor de Esguinces y Torceduras

La pimienta de cayena alivia el dolor, ya sea de un guerrero de fin de semana o
por la torcedura de un tobillo al resbalar en el hielo. Mezcle una pizca de la
sustancia ardiente en una taza de vinagre de manzana, humedezca un paño en
la solución, aplique sobre la parte adolorida del cuerpo y deje actuar unos cinco
minutos. Repita cuantas veces sea
necesario hasta que el dolor haya
desaparecido.

✔ Alivie los Dolores de la Artritis

Esta es una forma ultrasencilla para
aliviar el dolor en las articulaciones:
dos veces al día, agregue
⅛ cucharadita de pimienta de
cayena molida en un vaso de agua o
jugo de frutas. La capsaicina de la
pimienta bloqueará el dolor. Si no
soporta el calor de la pimienta, salga
de la cocina y diríjase a la tienda de
alimentos saludables más cercana.
Compre cápsulas de pimienta de
cayena y tome dos al día, según las
recomendaciones, con agua o jugo
de frutas.

A la Conquista del Túnel Metacarpiano

CONSEJO SALUDABLE

Nadie niega que la
computación aporta
muchos beneficios, pero
también ha producido varios "efectos
secundarios" desagradables, como el
síndrome del túnel metacarpiano. Si el
"exceso de teclado" le ha ocasionado esta
dolorosa aflicción, consiga un frasco de
pimienta de cayena molida. Agregue
1 cucharadita del polvo caliente en ¼ taza
de crema humectante para la piel (de
cualquier tipo) y frote 1 cucharadita de la
mezcla (¡no más!) sobre la zona adolorida.
Nota: Evite las heridas de la piel y la zona de
los ojos. Lave las manos muy bien después
del procedimiento.

✔ Bloquee el Dolor de Espalda

A casi todos los adultos les duele la espalda de vez en cuando.
Independientemente de qué haya causado el problema, un linimento con
pimienta de cayena hará que el dolor desaparezca de inmediato. Para
prepararlo, mezcle 2 cucharadas de pimienta de cayena molida en 2 tazas de
agua hirviendo. Baje el fuego y hierva a fuego lento por 30 minutos. Retire la
olla del fuego y añada 2 tazas de alcohol para frotar. Deje que la poción se

enfríe y guárdela a temperatura ambiente en un frasco con tapa hermética. Cuando sienta la necesidad, frote el linimento en la espalda adolorida, o pídale a su esposo/a que le haga el honor. **Nota:** Con este o con cualquier otro remedio tópico de pimienta de cayena, pruébelo en una pequeña zona de piel. Y lávese bien las manos después de aplicarlo.

> **PRECAUCIÓN** ⚠
>
> La pimienta de cayena se usa ampliamente para disolver coágulos de sangre, pero también interactúa con los antiácidos, la aspirina y los anticoagulantes. Así que, si toma alguno de estos medicamentos de venta libre o con receta, consulte al médico antes de usar cualquiera de estos remedios con pimienta de cayena.

✔ Proteja el Corazón

Para funcionar bien, el corazón necesita un suministro constante de sangre. Una de las mejores formas de asegurar un flujo constante es beber todos los días ⅛ cucharadita de pimienta de cayena molida diluida en un vaso de agua, té de hierbas o jugo puro de frutas.

✔ Mitigue las Migrañas

Si tiene migrañas, pruebe este consejo clásico: a la primera señal de los síntomas, sumerja un palillo de dientes de punta plana en un frasco de pimienta de cayena molida e inhale una mínima cantidad por cada fosa nasal. Este remedio es eficaz por dos motivos: la pimienta picante contiene magnesio (evita las migrañas) y capsaicina (bloquea los impulsos de dolor para que no lleguen al cerebro). Recuerde usar solo unos pocos granos. ¡Una pizca de más en la nariz le dará una sorpresa muy CALIENTE!

✔ Mantenga a las Úlceras bajo Control

En la mayoría de los casos, los médicos aconsejan evitar las comidas condimentadas, porque irritan el recubrimiento del estómago. Pero hay una excepción importante: la pimienta de cayena. Los estudios demuestran que la pimienta de cayena puede curar las úlceras y evitar que se formen. Actúa de tres maneras:

MATA LAS BACTERIAS. La pimienta de cayena mata las bacterias dañinas del estómago, incluso el *Helicobacter pylori,* que es la causa principal de las úlceras.

REGULA LAS SECRECIONES ESTOMACALES. La capsaicina de la pimienta de cayena no solo actúa como analgésico natural, también evita que el estómago produzca ácido, el cual irrita las úlceras. Cuando incorpora este polvo ardiente, el estómago automáticamente produce más jugos protectores que evitan nuevas úlceras.

ALIVIA LOS EFECTOS SECUNDARIOS COMUNES. Alivia la acidez, la indigestión y otras molestias gastrointestinales que suelen acompañar a una úlcera.

Nota: Si recibe atención médica por una úlcera, consulte al médico o profesional naturópata antes de embarcarse en un tratamiento con pimienta de cayena. Y aplique dosis pequeñas. Demasiada pimienta, especialmente al inicio, puede inflamar las úlceras.

✔ Reduzca el Nivel de Estrés

Independientemente de la causa de la alteración o molestia, la pimienta de cayena reduce la tensión y aporta energía. Comience con ⅛ cucharadita de pimienta molida en 8 onzas de agua tibia una vez al día. Mantenga esta dosis hasta que se haya acostumbrado al "fuego". Luego lleve la dosis a ¼ cucharadita y a ½ cucharadita. Continúe con este "hábito" hasta calmarse.

✔ Controle el Fuego

No todos están acostumbrados a comer alimentos picantes. Recuerde que cuando beba el agua con pimienta de cayena, *quemará* cuando la trague *y* cuando salga por el otro extremo. Con el tiempo, el cuerpo se acostumbrará al calor. Mientras tanto, minimice la incomodidad tomando la pimienta en forma de cápsula. Si prefiere el impacto más directo de la pimienta molida mezclada en agua, comience con no más de ⅛ a ¼ cucharadita y vaya aumentando la dosis si la situación lo requiere. Además, tenga un segundo vaso de agua, jugo o leche a la mano para diluir el fuego en su boca.

Fácil Alimento Curativo

FETTUCCINE DULCE Y PICANTE

Este delicioso platillo proporciona el poder curador de la cayena y los pimientos dulces.

12 onzas de fettuccine deshidratado
2 pimientos rojos en rodajas finas
3 dientes de ajo picados
¾ cucharadita de pimienta de cayena molida
1 taza de crema agria semidescremada
¾ taza de caldo de pollo reducido en sodio
¾ ttaza de queso parmesano rallado
sal y pimienta al gusto

Cocine el fettuccine según las instrucciones del paquete y escurra. Cubra una sartén grande con aceite en aerosol y saltee los pimientos, el ajo y la pimienta de cayena a fuego medio de tres a cinco minutos. Agregue la crema agria y el caldo de pollo, y hierva a fuego lento sin tapar por cinco minutos. Retire la sartén del fuego y añada el queso. Mezcle la salsa con la pasta y sazone con sal y pimienta.

PORCIONES: 4

✔ Reduzca el Flujo

Casi todas las mujeres en edad fértil saben que un flujo menstrual excesivo es una gran molestia, por no decir algo peor. Pero hay buenas noticias: la pimienta de cayena regula el sangrado abundante. Agregue ⅛ cucharadita de pimienta molida en una taza de agua tibia o en su té de hierbas preferido. Beba una taza de té cada vez que sea necesario durante el día hasta que el flujo desenfrenado se reduzca a un chorrito saludable. **Nota:** Si no está segura de si su sangrado se debe a un flujo menstrual extremo o hemorragia, no se arriesgue, consulte al médico de inmediato.

✔ Frote hasta que Desaparezcan los Moretones

La próxima vez que tenga un encuentro con la mesa de centro o con cualquier otro objeto que le produzca un buen golpe, mezcle 1 parte de pimienta de cayena molida en 5 partes de vaselina y frote el ungüento sobre el moretón. Repita el procedimiento cada uno o dos días hasta que desaparezca el parche negro azulado.

✔ ¡Basta de Sangrados Nasales!

Prácticamente a todas las personas les sangra la nariz de vez en cuando. La causa puede ser cualquier cosa, desde alergias hasta una sinusitis, clima frío o un golpe en la nariz. Independientemente de qué hizo que comenzara el sangrado, puede detenerlo si toma un vaso de agua tibia con ⅛ cucharadita de pimienta de cayena molida. **Nota:** Si tiene un sangrado de nariz recurrente, podría ser la señal de una afección subyacente. Por lo tanto, consulte al médico. Si experimenta hemorragia nasal (sangre por ambas fosas nasales), ¡salga disparado al médico o sala de emergencias más cercana!

SOLUCIÓN EFICAZ

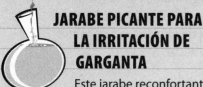

JARABE PICANTE PARA LA IRRITACIÓN DE GARGANTA

Este jarabe reconfortante posee el calor terapéutico de la pimienta de cayena.

6 cucharadas de miel

3 cucharaditas de ralladura de cáscara de limón

3 cucharaditas de rábano picante

¾ cucharadita de pimienta de cayena molida

En un tazón pequeño, mezcle todos los ingredientes y tome 1 cucharada a cada hora a lo largo del día. Prepare un jarabe fresco todas las mañanas para volver a cantar en muy poco tiempo.

El Potencial de la Pimienta

❧ Extermine el Aliento de Dragón

El fuego de la pimienta de cayena no solo mata a los gérmenes de la boca, también deja un fresco aliento picante. Diluya de 5 a 10 gotas de tintura de pimienta de cayena y de tintura de mirra (en tiendas de alimentos saludables) en medio vaso de agua tibia, y úselo como enjuague bucal.

❧ Conquiste la Celulitis

Además de acelerar la circulación, la pimienta de cayena estimula el sistema linfático, por lo que permite que el cuerpo elimine toxinas, incluidas las que causan la celulitis. Cada vez que consume pimienta de cayena, ayuda al proceso de desintoxicación, pero este es un remedio específico eficaz: en un vaso, exprima el jugo de un limón y agregue una pizca de pimienta de cayena molida. Llene el resto del vaso con agua, revuelva y beba. Le recomiendo que beba rápidamente este mejunje picante y ácido. Repita esta rutina tres veces al día. En 30 días más o menos, notará la diferencia.

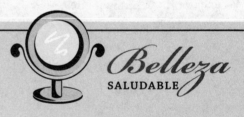

¡A la Salud del Cabello!

Belleza SALUDABLE

*D*ebido a que la pimienta de cayena aumenta el flujo de sangre al cuero cabelludo, tendrá un cabello más voluminoso y brillante y promoverá el crecimiento. Así que, si está perdiendo el cabello, agregue pimienta de cayena a su dieta. Si desea un efecto más directo, mezcle de 1 a 2 cucharaditas de la pimienta molida con suficiente aceite de oliva para formar una crema espesa. Masajee por todo el cuero cabelludo y el cabello, cubra con una gorra para baño y deje actuar de 10 a 15 minutos. No se preocupe por quemarse el cuero cabelludo; el aceite de oliva neutraliza el calor. Luego retire la gorra y continúe con el champú y el acondicionador habitual. **Nota:** *Para intensificar el efecto, deje actuar en el cabello hasta la mañana siguiente, ¡con la gorra de baño puesta!*

✤ Evite Arrugas

Y gradualmente haga que la piel luzca más radiante. ¿Cómo? Añada más pimienta de cayena a su dieta, o bébala mezclada en agua, té o jugo. Es eficaz porque estimula el flujo sanguíneo, que mejora la suavidad y elasticidad de la piel.

✤ Tómese un Tiempo para una Tintura

Una de las formas más fáciles de disfrutar los beneficios de belleza y salud de la pimienta de cayena es en forma de tintura. Añada unas gotas en un vaso de agua o jugo de frutas y beba. Puede comprar la tintura de pimienta de cayena en tiendas de alimentos saludables, pero es fácil y más barato prepararla. Toma un tiempo "cocinarla", pero el procedimiento de cuatro pasos será sencillo:

PASO 1. Reúna los suministros. Necesitará 2 tazas de pimienta de cayena molida, 1 frasco de un cuarto de galón con boca ancha y tapa hermética, vodka 100 proof (con graduación alcohólica de 50°), estopilla, un tazón o jarra, un embudo y frascos pequeños oscuros con gotero (en tiendas de alimentos saludables y en línea).

PASO 2. Vierta la pimienta molida en el frasco y agregue vodka hasta ½ pulgada del borde del frasco.

PASO 3. Ajuste la tapa y coloque el frasco en un lugar fresco y oscuro por seis a ocho semanas.

PASO 4. Cuele la tintura a través de la estopilla a un tazón o jarra. Luego use el embudo para verter la tintura a los frascos pequeños. Guárdelos en un lugar fresco y oscuro (como un gabinete de cocina cerrado y alejado del fuego de los hornillos), donde la tintura se conservará por tiempo indefinido.

Nota: Si prefiere no usar alcohol en esta receta, sustituya el vodka por vinagre de manzana o glicerina (en la mayoría de farmacias). La tintura no será tan eficaz como la versión con alcohol, pero será de gran ayuda.

Lo Mejor del Resto

★ Pimienta Negra para Limpiar la Cera de los Oídos

La cera de los oídos no es un problema de salud, pero es molesta. Para limpiarla, caliente 1 cucharada de aceite de maíz hasta una temperatura agradable y espolvoree un poco de pimienta negra molida. Moje un poco de algodón y coloque la bola mojada en la oreja. Deje actuar cinco minutos y retire el algodón con cera.

★ Alivie el Dolor de Muelas

¿Por qué el dolor de muelas siempre aparece cuando no es posible ir al dentista, como un sábado por la noche o un fin de semana festivo? Cuando le suceda, pruebe este analgésico que puede parecer raro, pero es muy eficaz. Corte un pedazo de bolsa de papel del tamaño de su mejilla. Humedezca el papel en vinagre de manzana. Luego espolvoree un lado con pimienta negra molida. Coloque el lado con pimienta sobre el rostro, sobre la muela adolorida. Sujete el papel con uno o dos vendajes, y deje actuar, por lo menos, una hora. Retire el papel (con el dolor).

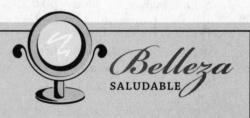

ALISE, TONIFIQUE Y CURE

El efecto hidratante y antibacterial del comino ofrece una loción tonificante que elimina imperfecciones y previene arrugas. Para prepararla, lleve 3 tazas de agua a ebullición, añada un puñado de semillas de comino, reduzca el fuego y deje reposar unos tres minutos. Cuele los sólidos, deje enfriar el líquido a temperatura ambiente y agregue unas gotas de aceites esenciales del árbol de té y de lavanda. Vierta en una botella de vidrio de color oscuro con tapa hermética y guárdela en el refrigerador. Aplique sobre el rostro por la mañana y por la tarde después de la rutina de limpieza habitual. Luego continúe con la crema humectante de siempre.

Belleza SALUDABLE

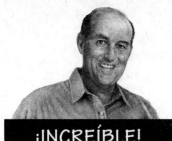

★ Desgasifique los Frijoles

Si le encantan los frijoles, pero preferiría no sufrir los frecuentes efectos secundarios, sazónelos con semilla de cilantro molida y comino molido. Estas sabrosas especias disminuyen la producción de gas de las legumbres.

★ Cuente con el Comino

Los especialistas nos informan que el comino es la segunda especia más popular del mundo (la pimienta negra es la número uno). Lo conocemos por los exquisitos tacos y otras comidas mexicanas, así como la cocina de India, Medio Oriente y el Norte de África. Además de ser exquisito, el comino también aporta beneficios de salud. Aumenta la energía, combate los radicales libres que causan cáncer y otras enfermedades, y mejora la función de los riñones y el hígado. Para que esta superestrella forme parte de su equipo de cuidado de la salud, incorpórelo a su dieta unas cuantas veces a la semana. Encontrará infinidad de deliciosas recetas en internet, en revistas gastronómicas y, por supuesto, en libros de cocina étnica.

★ Salsa Picante contra los Síntomas de Resfriado

Muy fácil: agite una botella de salsa picante de cualquier marca. Añada de 10 a 20 gotas en un vaso de agua y bébalo. Repita el procedimiento tres veces al día hasta recuperar las fuerzas.

★ Un Consejo Picante para Perder Peso

Estudios recientes indican que agregar unas gotas de salsa picante a su dieta diaria no solo reduce los niveles de una hormona causante de hambre llamada ghrelina, sino que también aumenta el nivel de GLP-1, un compuesto que suprime el apetito de manera natural. Una forma sabrosa de incorporar la salsa picante a la dieta: agregarla al jugo de tomate.

★ Cúrcuma contra la Acidez

La cúrcuma es para la cocina hindú lo que la sal y la pimienta son para la cocina estadounidense básica. Pero este sabor exótico también es un eficaz digestivo. Estimula el flujo de saliva, la cual neutraliza el ácido y fortalece los jugos digestivos. Entonces, antes de comer algo que generalmente le produce acidez, agréguele cúrcuma en polvo. Si la comida frente a usted no combina con un aderezo picante, antes de comer, tome dos o tres cápsulas de cúrcuma (en tiendas de alimentos saludables) para lograr el mismo efecto.

★ Condimento para la Mente y el Cuerpo

La curcumina, el ingrediente activo de la cúrcuma, es un eficaz antiinflamatorio natural y, por lo tanto, es un eficaz remedio contra las enfermedades crónicas. Es más, la cúrcuma también ha demostrado tener propiedades anticancerígenas y reduce la acumulación de placa en el cerebro que causa la enfermedad de Alzheimer y el deterioro cognitivo. Radiografía de buena salud: agregue cúrcuma molida a sus sopas, guisos y otros platillos siempre que pueda. ¡Mientras más, mejor!

★ Tratamiento Facial con Cúrcuma

En India, la cúrcuma es reconocida por suavizar, limpiar y aliviar cualquier tipo de piel. Esta mascarilla es especialmente eficaz para la piel seca: en un tazón, mezcle 2 cucharaditas de harina y 1 cucharadita de cúrcuma en polvo, forme un agujero en el centro y agregue 1 cucharadita de miel. Mezcle hasta obtener una crema anaranjada homogénea. Lave el rostro y aplique esta crema casera. Deje actuar de 10 a

---

Fácil Alimento Curativo

SALSA PICANTE DE GARBANZOS

Esta combinación de especias intensas le ofrece abundantes beneficios de belleza y salud. Sírvala en su próxima fiesta o juego de póker con vegetales crudos y pan pita tostado.

2 latas (de 15 onzas cada una) de garbanzos lavados y escurridos
2 cucharadas de jugo de limón
3 dientes de ajo picados
1 cucharadita de semillas de comino
¼ cucharadita de paprika picante
⅛ cucharadita de pimienta de cayena molida
2 cucharadas de aceite de oliva
sal y pimienta al gusto

En un procesador de alimentos, mezcle los primeros seis ingredientes hasta que estén finamente picados. Con el procesador encendido, añada el aceite de oliva con un chorro y procese hasta integrar. Con una cuchara, sirva la salsa en un tazón poco profundo, y condimente con sal y pimienta. Sirva a temperatura ambiente.

RINDE: UNAS 3 TAZAS

15 minutos. Lave la cara con agua tibia y luego salpique el rostro con agua fría. Seque cuidadosamente. **Nota:** La cúrcuma no mancha la piel, pero *sí* mancha la tela. Por lo tanto, ¡use ropa y toallas viejas!

★ Crema Exfoliante de Pimienta

¿Tiene piel áspera en los codos, las rodillas o los pies? No se preocupe, la solución está en la cocina. Mezcle un puñado de pimienta negra molida gruesa con un puñado de sal y solo la cantidad de yogur suficiente para unir. Masajee sobre la piel de "lagarto" y enjuague con agua tibia.

★ Mascarilla de Cilantro con Doble Propósito

Para suavizar la piel y aclarar las manchas oscuras, en una licuadora o procesador de alimentos, licúe un pepino pelado y picado y agregue suficiente cilantro para formar una crema. Aplique sobre el rostro, deje actuar 20 minutos. Enjuague con agua tibia y aplique la crema humectante habitual.

SOLUCIÓN EFICAZ

LOCIÓN TONIFICANTE CONTRA EL ACNÉ

Si tiene piel grasosa o mixta propensa a inflamación e imperfecciones, esta loción tonificante es lo que necesita.

¾ taza de agua

1 cucharada de granos enteros de pimienta negra

1 ramita de romero fresco

2 cucharadas de vinagre de manzana

Lleve al agua a ebullición, y agregue los granos de pimienta y el romero. Deje hervir hasta que se haya evaporado la mitad del agua. Luego, retire del fuego y deje enfriar a temperatura ambiente. Cuele el líquido a una botella de vidrio con tapa hermética.

Agregue el vinagre y guárdela a temperatura ambiente. Cada noche, después de lavarse el rostro, aplique sobre el rostro con una almohadilla de algodón. Fin del problema.

19

Sal

Hoy en día, cuando va a un supermercado o farmacia, ve un pasillo detrás de otro atiborrados de remedios especiales para cada problema de salud y belleza, sin mencionar los medicamentos recetados guardados detrás del mostrador del farmacéutico. Pero no hace mucho tiempo atrás, no existía la mayoría de las lociones, pociones y píldoras. Las personas trataban las heridas, curaban las enfermedades y mejoraban su apariencia con los mismos productos de probada eficacia usados por sus ancestros por siglos. Una de esas superestrellas fue la sal, y aún vale la pena tenerla a la mano para cubrir sus necesidades de belleza y salud.

La Sal de la Tierra

✔ Combata la Gingivitis

Cuando sangren las encías, consulte al dentista de inmediato. Mientras espera la cita, la sal detendrá el sangrado. Mezcle 1 parte de sal y 2 partes de bicarbonato de sodio, y agregue unas gotas de aceite del árbol de té. Luego, tres veces al día, humedezca un cepillo de dientes de cerdas suaves y cepille muy suavemente.

✔ Alivie el Dolor de Muelas

Las encías están bien, pero una muela le duele muchísimo. ¡No se preocupe! Enjuague la boca con 1 cucharada de sal, 2 cucharadas de vinagre de manzana y 4 onzas de agua tibia. Eso aliviará el dolor hasta la cita con el dentista.

✔ Alivie el Dolor

Mucho antes de los analgésicos, la gente tenía una fe ciega en la sal seca y caliente para tratar las molestias comunes. Es maravilloso para aliviar el dolor de manera rápida, segura y económica. Esto es lo que debe hacer: caliente unas cucharadas de sal en una sartén seca hasta que la sal esté caliente, pero no demasiado caliente al tacto. Vierta la sal en un calcetín de algodón limpio o envuelva en una toalla para secar platos seca y limpia. Continúe de la siguiente manera, según la ubicación del dolor:

ARTRITIS. Coloque la cataplasma en la articulación adolorida hasta sentir alivio. Para mantener la sal agradablemente tibia, coloque una botella de agua caliente o una almohadilla de calor sobre la cataplasma.

DOLOR DE OÍDOS. Coloque el calcetín con sal contra el oído adolorido. Cuando la sal comience a enfriarse, el dolor habrá desaparecido. De lo contrario, repita el tratamiento.

DOLOR DE CABEZA. Mantenga el calcetín o bolsa sobre la parte trasera de la cabeza (sí, aun cuando sienta el dolor punzante en la frente) y frótelo sobre el cuero cabelludo.

✔ Despeje los Senos Paranasales

Si las vías respiratorias están tapadas por un resfriado o alergias, este truco hará fluir el aire nuevamente: mezcle ¼ cucharadita de sal y ¼ cucharadita de bicarbonato de sodio en 8 onzas de agua destilada tibia y llene una jeringa de pera. Encontrará las jeringas en la sección de productos de bebé de la mayoría de las farmacias. Inclínese en un lavabo,

SOLUCIÓN EFICAZ

SALES DE BAÑO *DETOX*

Además de eliminar las toxinas, estas sales de baño aliviarán la irritación de la piel, reforzarán los niveles de magnesio y lo relajarán. Para obtener mejores resultados, dese un baño tibio antes de acostarse.

- **¼ taza de bicarbonato de sodio**
- **¼ taza de sales de Epsom**
- **¼ taza de sal marina**
- **1 cuarto de galón de agua hirviendo**
- **⅓ taza de vinagre de manzana sin filtrar**
- **10 gotas de aceite esencial de menta o lavanda (opcional)**

Disuelva los primeros tres ingredientes en agua hirviendo y deje reposar. Llene la bañera con agua tibia y vierta el vinagre. Agregue los otros ingredientes y revuelva el agua con la mano para dispersarlos. Acomódese y relájese por unos 30 minutos. **Nota:** Probablemente se sienta un poco mareado. Por ello, tenga cuidado al salir de la bañera.

tape una fosa nasal con el dedo y aplique suavemente el fluido en la fosa nasal abierta. Suene la nariz y repita el procedimiento en la otra fosa nasal. Antes de que se dé cuenta, estará respirando tranquilamente de nuevo.

Si sufre de apnea del sueño, una afección potencialmente peligrosa que interrumpe la respiración mientras duerme, este tratamiento nocturno mantendrá las vías nasales abiertas.

✔ Sal vs. Tiña

La tiña es un hongo que provoca manchas circulares y escamosas en la piel. Lamentablemente, se contagia de una persona a otra. Este es un tratamiento simple de dos pasos:

PASO 1. Humedezca una gasa en una solución preparada con 1 cucharadita de sal disuelta en 2 tazas de agua destilada y coloque sobre la zona afectada durante unos 30 minutos.

PASO 2. Al día siguiente, repita el proceso con una gasa humedecida en una solución preparada con 1 parte de vinagre de manzana mezclada en 4 partes de agua destilada.

Alterne estas compresas: sal un día, vinagre el siguiente. En una semana (según la gravedad), el hongo se habrá ido.

Fácil Alimento Curativo

BEBIDA ESTIMULANTE DE ELECTROLITOS

Cada vez que gira, aparece una nueva bebida "estimulante de electrolitos". Es decir, la bebida está enriquecida con minerales, como potasio y sodio, que evitan la deshidratación cuando trabaja o juega mucho. Esta bebida casera también es eficaz a un fracción del costo. Y gracias al aguamiel, es sabrosa.

2 cucharadas de aguamiel
½ cucharada de sal marina
½ cucharadita de bicarbonato de sodio
1 cuarto de galón de agua

Mezcle todos los ingredientes hasta integrar y vierta en una botella de agua de un cuarto de galón o en dos o más botellas más pequeñas. Tome sorbos frecuentes mientras camina, pasea en bicicleta o corta el césped.

RINDE: UNAS 32 ONZAS

✔ ¡*Bye-Bye*, Dolor de Espalda!

Como ya sabe, si ha sufrido dolor de espalda, hay pocas afecciones más debilitantes. Una forma sencilla de aliviar el dolor es relajarse de 20 a 30 minutos en una bañera de agua tibia (no caliente) con un puñado de sal marina y mostaza seca. **Nota:** Si el dolor persiste, pero desconoce la causa, consulte al médico para descartar una enfermedad grave.

> **PRECAUCIÓN** ⚠
>
> Si tiene presión alta o sigue una dieta baja en sodio, consulte al médico antes de ingerir remedios orales con sal. Si es diabético, consulte al médico antes de realizar los tratamientos para el pie de este capítulo o de cualquier parte del libro.

✔ ¡Fuera, Ojo Morado!

Este remedio le quitará rápido ese parche oscuro, ya sea por el capricho de una pelota de tenis o de una puerta giratoria, o si su pequeño participó en una pelea escolar: mezcle 2 cucharadas de sal con 2 cucharadas de aceite vegetal. Esparza la mezcla sobre una tela de algodón suave y coloque sobre el ojo morado. Estimulará la circulación sanguínea, lo que eliminará esas células de piel ennegrecidas.

✔ No Más Aftas

Las aftas no representan una afección grave y, a diferencia del herpes labial, no son contagiosas. ¡Pero duelen! Una forma simple de resolver el problema: mezcle 1 cucharadita de sal, 1 cucharadita de bicarbonato de sodio y 2 onzas de peróxido de hidrógeno. Enjuague la boca con este remedio casero cuatro veces al día hasta que desaparezcan las aftas. Si siente mucho ardor o si es demasiado fuerte, aligere la fórmula con 2 onzas de agua.

✔ Evite las Bacterias Alimentarias

Los profesionales de la salud nos dicen que las tablas de cortar de madera son mucho más higiénicas que las plásticas, que acumulan bacterias en los miles de cortes y marcas que deja el cuchillo. Incluso las tablas de madera juntan innumerables bacterias. Para evitar problemas, es importante seguir un plan de mantenimiento: cada dos o tres semanas, cubra la tabla con una capa de sal kosher gruesa o sal marina, y frote minuciosamente con el lado del corte de medio limón. Una vez que haya terminado, enjuague la tabla con agua caliente, séquela y humedezca con una ligera capa de aceite mineral. Evite el aceite vegetal, que puede volverse rancio.

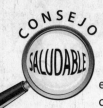

¿Terrestre o Marina?

Seguramente ha escuchado muchas cosas sobre la sal marina: ¿es mejor que la sal de mesa? Sí y no. La sal de mesa se extrae de depósitos en la tierra y se procesa para eliminar las impurezas y para que corra libremente por el envase. Por otro lado, la sal marina se obtiene de la evaporación de agua salada recolectada en piscinas construidas cerca de la costa. A diferencia de la sal refinada, el producto final retiene todos los minerales originales, incluso magnesio, calcio y potasio. Esos elementos no están presentes en cantidad suficiente para marcar una diferencia en su dieta, pero brindan un sabor que algunos prefieren en lugar del de la sal refinada. También agrega un atractivo adicional a muchos remedios tópicos para salud y belleza por la textura más gruesa de la sal marina. A pesar de estas diferencias, el resultado es que ambas son importantes remedios.

✔ Detenga la Diarrea

Cuando tiene diarrea, es importante reemplazar continuamente el sodio, el potasio y el cloruro que el cuerpo pierde cada vez que visita el cuarto de baño. Es simple: en 1 cuarto de galón de agua, disuelva ½ cucharadita de sal (preferentemente sal marina) y 4 cucharaditas de azúcar. Agregue una cucharada o dos de jugo de naranja, limón o lima para aportar sabor y potasio. Bébalo a lo largo del día.

✔ Refresque la Piel Quemada

La sal ayuda a curar la piel, ya sea una quemadura de sol o cualquier otra quemadura leve (sin ampollas). Primero, deje correr agua fría sobre la zona afectada durante cinco minutos. Luego, mezcle de 1 a 2 cucharaditas de sal (es preferible la sal marina) en un vaso de leche helada y aplique con esponja sobre la piel una o dos veces al día, o según sea necesario, hasta que desaparezca el dolor. **Nota:** Si la quemadura es más grave que una quemadura de sol normal o cualquier otra quemadura leve, o si la piel presenta signos de infección, consulte al médico de inmediato.

✔ ¡Sayonara, Psoriasis!

Miles de pacientes con psoriasis han descubierto que los chapuzones frecuentes en el océano eliminan las manchas con costras, que pican de inmediato. Si no tiene la suerte de vivir al lado del mar, esta es su mejor alternativa: disuelva ½ taza de sal marina por galón de agua en la bañera y disfrute el baño salado varias veces al día. **Nota:** Para obtener mejores resultados, use sal del Mar Muerto, que encontrará en tiendas de alimentos saludables y en línea.

✔ Una Bonanza Salada

La psoriasis no es la única afección que el agua salada puede tratar. Eche un vistazo a esta lista de remedios:

PIE DE ATLETA. Eche ½ taza de sal en un recipiente con agua tibia y mezcle hasta integrar. Sumerja los pies de 5 a 10 minutos. Este baño es una excelente forma de relajar los pies cansados o adoloridos y de refrescar los que huelen mal.

AGOTAMIENTO POR EL CALOR. Mezcle 1 cucharadita de sal en un vaso de agua y bébalo lentamente.

UÑAS ENCARNADAS. Sumerja los dedos afectados de las manos y los pies durante 30 minutos en un cuarto de galón de agua tibia con 1 cucharada de sal.

PIEL IRRITADA. Si la causa es hiedra venenosa, picaduras de insectos, sarpullidos por alergia a alimentos o descamación por quemaduras de sol, mezcle ½ taza de sal en una bañera de agua tibia y disfrute todo el tiempo que desee.

PICAZÓN DEL DEPORTISTA. Vierta una taza o dos de sal en una bañera y sumérjase de 15 a 30 minutos. Repita dos o tres veces al día hasta que desaparezca la picazón.

LARINGITIS. Haga gárgaras varias veces por día con 1 taza de agua tibia y ½ cucharadita de sal. No use más sal que esa o aumentará la irritación de la garganta en lugar de aliviarla.

SOLUCIÓN EFICAZ

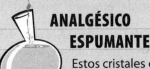

ANALGÉSICO ESPUMANTE

Estos cristales coloridos son lo que el médico indicó para relajar los músculos adoloridos o calmar los nervios alborotados. Prepare una cantidad grande y téngala a la mano para cuando necesite un alivio para todo el cuerpo.

6 tazas de sal gema

½ taza de líquido para lavavajillas suave

1 cucharada de aceite vegetal

4 o 5 gotas de colorante artificial para alimentos (opcional)

Coloque la sal gema en un tazón. En otro tazón, mezcle el líquido lavavajillas, el aceite vegetal y el colorante artificial y vierta la solución sobre la sal. Revuelva para cubrir los cristales y coloque sobre papel encerado. Cuando estén completamente secos (generalmente en unas 24 horas), colóquelos en un frasco. A la hora del baño, vierta ¼ taza de los cristales bajo el chorro de agua de la bañera.

RINDE: UNOS 24 BAÑOS

MORDEDURAS DE LA BOCA O DE LA LENGUA. La próxima vez que, en lugar de la comida, los dientes muerdan su lengua o mejilla, mezcle 1 cucharadita de sal en 1 taza de agua tibia. Haga buches hasta sentir alivio, lo que no debería tomar más de un minuto.

DOLOR DE GARGANTA. Mezcle 1 cucharadita de sal en 2 tazas de agua tibia. Incline la cabeza hacia atrás y haga gárgaras para aliviar el dolor.

PRÓTESIS DENTALES NUEVAS O APARATOS DE ORTODONCIA INCÓMODOS. Enjuague la boca con un vaso de agua tibia con 1 o 2 cucharaditas de sal. Si el tejido de la boca aún está sensible después de unos días de tratamiento, consulte al dentista u ortodoncista.

Saladamente Prolijo

✤ Desengrase las Manos

A veces, después de un día de trabajo intenso en el jardín, parece que las manos están más sucias que la tierra. No se preocupe. Agregue 1 cucharadita de sal a la espuma de jabón y las manos quedarán bien limpias.

✤ Con el Volumen del Mar

El cabello graso, de textura fina y blanda, puede ser una molestia. Si su cabello está dentro de esta categoría, esta es su fórmula mágica: llene una botella con rociador de 8 onzas hasta casi un tercio de su capacidad con sal marina (no de mesa). Agregue ⅓ cucharadita de jugo de limón y 3 gotas de aceite esencial de lavanda. Llene el resto de la botella con agua y sacuda hasta que la sal se disuelva. Rocíe por el cabello húmedo, seque y peine como siempre. O deje secar el cabello al aire. La poción agregará volumen y absorberá algo del aceite para que no tenga que lavarse con champú con tanta frecuencia.

✤ Sal Marina para el Bienestar del Cuero Cabelludo

Si está lleno de caspa, tiene un cuero cabelludo que pica o pierde el cabello, la solución tiene dos palabras: sal marina. Tome un puñado y masajee los gránulos sobre el cuero cabelludo. Eliminará la caspa y las células muertas de la piel irritada, y también estimulará la circulación sanguínea esencial para el crecimiento saludable del cabello. Cuando haya terminado, lave el cabello con champú y acondicionador como siempre. Realice este procedimiento dos o tres veces a la semana hasta notar los resultados deseados. El tiempo dependerá de la naturaleza y la gravedad del problema: *compruebe* los resultados.

✤ Desinflame los Ojos

Si come alimentos demasiado salados, los ojos pueden hincharse e irritarse. Por otro lado, si aplica sal sobre la zona de los ojos, alivia la hinchazón, independientemente de la causa del problema. Es fácil: mezcle ½ cucharadita de sal en 1 cuarto de galón de agua tibia y humedezca dos almohadillas de algodón. Recuéstese, coloque una almohadilla sobre cada párpado cerrado y relájese de 10 a 20 minutos. ¡Listo!

✤ Crema de Limpieza Facial

Esta crema de limpieza facial es insuperable: en un tazón, mezcle ⅛ taza de sal marina finamente molida y 1 o 2 cucharaditas de menta fresca finamente picada. Agregue suficiente vinagre de manzana sin filtrar hasta formar una crema espesa. Un gotero es ideal. Masajee suavemente sobre el rostro y el cuello, y enjuague con abundante agua tibia. Refrigere el sobrante y úselo dentro de los tres días.

✤ Loción Tonificante Desintoxicante

La sal marina absorbe naturalmente las impurezas de la piel, lo que la hace una loción tonificante ideal para cutis grasos o propensos a problemas. En una botella con tapa hermética, mezcle 1 cucharadita de sal marina por ¼ taza de agua tibia. Agite y deje reposar toda una noche para que la sal se disuelva

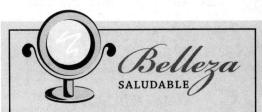

Belleza
SALUDABLE

ONDAS PLAYERAS

Un peinado popular con ondas que lucen como si estuvieran hechas por la brisa marina, pero que se realizan con caros aerosoles comerciales, que contienen productos químicos dañinos. Si le gusta ese estilo (o a su hija), puede hacerlo a una fracción del costo con un rociador casero más suave. Es simple: en una botella rociadora, mezcle 2 cucharaditas de sal marina gruesa, ¼ cucharadita de aceite de coco tibio, 1 cucharadita de gel para el cabello y 8 onzas de agua tibia. Agite la botella para mezclar bien los ingredientes. Rocíe el cabello recién lavado y secado a toalla, y estruje los mechones mientras rocía. Ya puede salir con sus amigos a un bingo en la playa (o en su patio).

completamente. Cada mañana, humedezca una almohadilla de algodón en el agua salada y distribuya sobre el rostro recién lavado. Continúe con la crema humectante de costumbre. **Nota:** Si esta loción tonificante le parece demasiado astringente para uso diario, úsela solo cuando sea necesario para mantener la piel sin tanta grasa y sin imperfecciones.

SOLUCIÓN EFICAZ

CREMA EXFOLIANTE DULCE Y SALADA PARA EL CUERPO

Esta crema de limpieza corporal abrirá y limpiará los poros tapados y eliminará la irritación de la piel para lucir una piel suave, saludable y radiante de pies a cabeza.

1 taza de azúcar morena

½ taza de sal marina

2 cucharadas de aceite de coco u oliva

2 cucharadas de jugo de limón recién exprimido

1 cucharada de aceite esencial*

1 cucharada de miel cruda

En un tazón, mezcle todos los ingredientes hasta formar una crema. Con los dedos, masajee sobre la piel con movimientos circulares. Enjuague con abundante agua tibia y continúe con la crema humectante habitual.

* Geranio, lavanda y rosa son las indicadas.

✣ Cierre los Poros

¿Busca una mascarilla para cerrar los poros agrandados? Es simple: mezcle partes iguales de mantequilla y sal marina hasta formar una crema. Aplique sobre el rostro y masajee bien. Deje actuar unos 5 minutos, enjuague con agua tibia y seque suavemente.

✣ Suavice las Rodillas.

Y los codos, también. En un recipiente irrompible, mezcle 1 cucharada colmada de sal marina con 4 cucharadas de aceite de oliva. Dúchese, masajee la mezcla sobre las articulaciones resecas y enjuague. Seque suavemente con una toalla suave y aplique la loción corporal habitual. **Nota:** La bañera estará resbaladiza por el aceite de oliva: tenga cuidado al salir de la ducha.

✣ Crema Suavizante Simple

¿Desea suavizar la piel con una crema básica y casera? Después del baño o la ducha, pero antes de salir de la bañera, tome un puñado de sal marina (o una pizca de sal de mesa común) y frote enérgicamente sobre la piel húmeda. Cuando la enjuague, se llevará todas las células secas y muertas y dejará la piel suave y sedosa.

♣ Refrescante de Pies para Invierno

Los pies desarrollan aromas desagradables en cualquier momento del año, pero especialmente cuando se usan botas todo el día, como muchas mujeres en invierno. En ese momento, aplique este truco de cuatro pasos:

PASO 1. En un tazón, mezcle 1 taza de sal marina gruesa, 5 cucharadas de aceite de oliva o coco, 1 cucharada de cacao en polvo y 1 cucharada de extracto de menta; revuelva hasta integrar.

PASO 2. Sumerja los pies en una palangana con agua tibia de 10 a 15 minutos.

PASO 3. Comience con los pies; masajee la mezcla de sal sobre la piel con pequeños movimientos circulares realizados con la yema de los dedos. Preste mucha atención a las plantas de los pies y a las zonas ásperas.

PASO 4. Enjuague con abundante agua, seque delicadamente y aplique su crema humectante preferida.

Repita el procedimiento con la frecuencia necesaria para mantener los pies frescos como margaritas en primavera.

♣ ¿Está Preparada para las Sandalias?

¡Lucirá sus hermosos pies! Cuando se acerque el verano, trate los pies con este producto supersuavizante: mezcle 1 taza de sal marina, ¼ taza de aceite de coco, ¼ taza de aceite de vitamina E, y 3 o 4 gotas de aceite esencial (rosa, lavanda y flores de naranjo son opciones excelentes). Masajee una cucharada de la mezcla sobre cada pie, y enjuague con agua fresca. Guarde a temperatura ambiente en un frasco con tapa hermética y úsela cuando sea necesario para mantener los pies prolijos, suaves y listos para el clima más cálido.

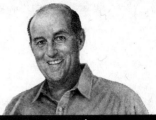

¡INCREÍBLE!

*T*odos conocemos el adagio que dice que derramar la sal trae mala suerte. Como la mayoría de las supersticiones, está basado en un hecho: en la antigüedad, cuando surgió esta creencia, la sal era un bien tan valioso y escaso que hasta perder un poquito *era* mala suerte.

En cuanto a lo que hay que hacer para frenar la mala suerte, tirar un puñado de sal sobre el hombro izquierdo, también tiene una razón. En la mayoría de las culturas, se creía que los buenos espíritus nos acompañaban del lado derecho y los malos espíritus estaban al acecho del lado izquierdo. Por ello, si tiraban sal sobre el hombro izquierdo, le pegarían al espíritu malo en el ojo para evitar sus tretas.

Lo Mejor del Resto

★ Con Mostaza, Por Favor

Cure con mostaza este trío de problemas de salud frecuentes:

QUEMADURAS LEVES. Cuando su mano roce una olla caliente o el borde de la parrilla, deje la parte quemada bajo el chorro de agua durante cinco minutos. Luego, aplique una capa gruesa de mostaza amarilla. El dolor desaparecerá de inmediato.

CONGESTIÓN NASAL. Frote abundante mostaza marrón picante en el pecho y cubra con un paño húmedo caliente (¡que no queme!). El aroma de la mostaza caliente despejará las vías respiratorias en minutos. **Nota:** Este descongestivo hace drenar los conductos nasales congestionados: tenga muchos pañuelos a la mano.

DOLOR DE GARGANTA. En un recipiente resistente al calor, mezcle 1 cucharada de mostaza preparada (de cualquier tipo), 1 cucharada de sal, 1 cucharada de miel y el jugo de medio limón. Vierta ½ taza de agua hirviendo y mezcle hasta integrar. Deje que se enfríe un poco y haga gárgaras dos o tres veces. Advertencia: este remedio no es sabroso, pero aliviará la garganta de inmediato.

¡INCREÍBLE!

Cuando venga la acidez, coma un pepinillo. Créase o no, un pepinillo encurtido apagará el fuego de inmediato. ¿No tiene ganas de comer? Entonces, tome una cucharada de jugo de pepinillo. Apagará el fuego con la misma rapidez. **Nota:** Este remedio sabroso también alivia el malestar estomacal y los calambres musculares.

★ ¡Refrésquese!

En un día caluroso de verano, morder un pepinillo picante probablemente no sea lo primero que le venga a la mente. Pero podría ser. Las comidas picantes refrescan el cuerpo de dos formas: aumentan la circulación sanguínea y lo hacen sudar, por lo cual libera el exceso de calor del sistema. Cualquier tipo de vegetales encurtidos y picantes será eficaz, no solo los pepinillos. Cuando suba la temperatura, tome un frasco de sus pimientos, cebollas o coliflor encurtidos preferidos. Aun cuando se sienta acalorado, sírvase algunos para encender el sistema interno de aire acondicionado.

★ Mostaza para Aliviar los Calambres Musculares

¡Amigos! Esta es la solución para los calambres musculares del campo de golf, la cancha de tenis o la pista de atletismo: ¡aproveche los sobres adicionales de mostaza que vienen con los sándwiches para el almuerzo! Lleve algunos sobres en el bolso de golf y, cuando sienta el calambre, abra el paquete, coma la mostaza y beba agua. Repita cada dos minutos hasta que el calambre desaparezca. **Nota:** Si está en su casa cuando se presenta el calambre, coma la mostaza del frasco.

Fácil Alimento Curativo

PENCAS DE ACELGA ENCURTIDAS Y CRUJIENTES

Antes del verano, prepare una tanda o dos de este encurtido muy simple y manténgalo en el refrigerador. Lo refrescará rápidamente cuando suba la temperatura y le dará una dosis saludable de probióticos, que mantendrá el bienestar del sistema digestivo.

1 manojo de pencas de acelga suiza
3 cucharadas de miel cruda
1 taza de vinagre de manzana sin filtrar
3 cucharadas de salsa picante sriracha*
frasco de vidrio de 16 onzas

Limpie y corte las pencas de acelga casi una pulgada más corta que la profundidad del frasco e introdúzcalas bien apretadas. En un tazón mediano apto para microondas, caliente la miel en potencia baja hasta que quede líquida. Mezcle el vinagre y la salsa picante; revuelva hasta integrar. Vierta la mezcla sobre las pencas hasta cubrirlas. Tape herméticamente y guarde en el refrigerador durante una semana, al menos, para que tome sabor. La acelga encurtida se mantendrá en el refrigerador hasta un año si las pencas están completamente cubiertas con vinagre.

* En la sección de alimentos de origen asiático de la mayoría de los supermercados y en línea. O reemplácela por su salsa picante preferida.

RINDE: 1 PINTA

★ Más Magia con Sabor a Mostaza

Muchas personas ni soñarían con comer mostaza sola, aun cuando los músculos le duelan mucho. Para ellos, tengo remedios tópicos eficaces. Según la naturaleza y la ubicación del dolor, pruebe alguno de estos calmantes musculares con mostaza:

DOLORES POR TODO EL CUERPO. Mezcle 2 cucharadas de mostaza con 1 cucharadita de sales de Epsom y vierta la mezcla bajo el grifo mientras deja correr el agua tibia en la bañera. Acomódese y relájese durante 20 minutos. Luego, tome una ducha rápida para no andar oliendo a perro caliente en el estadio.

PIES CANSADOS Y ADOLORIDOS. Disuelva 1 cucharada de mostaza en una palangana de agua tibia (no caliente). Sumerja los pies agotados de 20 a 30 minutos, séquelos y prepárese para salir saltando.

TIRÓN MUSCULAR. Prepare una crema con 1 parte de mostaza y 2 partes de harina. Distribuya la mezcla sobre un rectángulo de estopilla y doble los lados para formar un sobre. Coloque el apósito sobre la zona afectada, y sujete con un vendaje. Deje actuar de 20 a 30 minutos (¡no más!) y el dolor desaparecerá. Si es necesario, repita el proceso una o dos veces por día hasta sentir alivio. Pero si las molestias persisten por más de una semana, consulte al médico.

CONSEJO SALUDABLE

Combata Migrañas

En cuanto llegue la migraña, abra un frasco de mostaza fuerte: cuanto más fuerte y picante, mejor. Inhale lentamente el aroma tres o cuatro veces y el dolor desaparecerá de inmediato.

★ Mayonesa para el Cabello

La tradicional y simple mayonesa es un eficaz acondicionador de cabello. Empiece lavándose el cabello con champú como lo hace siempre. Séquelo con una toalla y masajee la mayonesa regular (*no* la reducida en grasas *ni* el aderezo para ensaladas) por el cabello. Deje actuar durante 15 minutos y vuelva a lavar con champú. Enjuague con abundante agua. Peine el cabello como siempre y prepárese para recibir cumplidos sobre el brillo de su cabello.

★ Ayuda Intensiva para el Cabello

Este es un tratamiento de doble acción para cabello seco o dañado: en una licuadora, prepare un puré con un banano hasta formar una crema homogénea. Agregue 1 cucharada de mayonesa y 1 cucharada de aceite de oliva, y mezcle hasta integrar. Masajee sobre el cabello, deje actuar de 15 a 30 minutos, enjuague con agua tibia y lave con champú como siempre.

★ Crema Casera Fría

Para eliminar el maquillaje, limpiar y suavizar el cutis: mezcle ½ taza de mayonesa (no reducida en grasas), 1 cucharada de mantequilla derretida y el jugo de un limón o lima. Guarde la crema en el refrigerador en un frasco de vidrio con tapa hermética. Use como cualquier crema de limpieza facial y enjuague con agua fría. Obtendrá los mismos resultados que con los productos comerciales, pero a una fracción del precio.

★ Un Milagro en el Cuidado de la Piel

Antes de que aparecieran en el mercado las cremas exfoliantes de cutis, miles de mujeres usaron el aderezo para ensalada Miracle Whip® para tratar la piel escamosa. Aún hoy se utiliza para equilibrar la piel excesivamente grasa. Es sencillo: aplique una capa de crema sobre el rostro y el cuello, pero evite la zona de los ojos. Deje actuar por 10 minutos y masajee suavemente con pequeños movimientos circulares. Enjuague con agua tibia y aplique la crema facial habitual. Repita el procedimiento dos o tres veces por semana y, en un mes, notará una mejoría sorprendente en la textura del cutis.

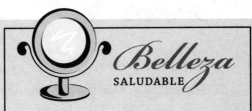

Belleza
SALUDABLE

PARA EL CUTIS SECO

La mayonesa con la que aderaza el sándwich humecta profundamente el cutis. En un recipiente, mezcle 2 cucharadas de mayonesa regular (no la reducida en grasas) y 1 cucharadita de aceite para bebé. Aplique sobre el rostro, el cuello y las demás partes del cuerpo que requieran humectación. Deje actuar por unos 20 minutos y enjuague con abundante agua tibia. ¡Listo! Cutis radiante, suave e hidratado.

★ Un Pepinillo Diario

Con un pepinillo diario, mantendrá alejadas las arrugas. No para siempre: el paso del tiempo es inevitable. Pero mantendrá la piel fresca y joven por más tiempo. Eso se debe a que los pepinillos y su jugo están llenos de antioxidantes, que evitan el daño celular. Por la misma razón, los pepinillos y su jugo reducen el riesgo de cáncer y las enfermedades cardíacas. Además, no tienen calorías. ¿Quién podría pedir más? **Nota:** Si está cuidando la ingesta de sodio, pruebe este truco con medio pepinillo por día, ya que la mayoría están llenos de sal.

20

Sales de Epsom

¿Por qué son un remedio tan eficaz? En una palabra, el magnesio. Este elemento es clave para mantener las funciones corporales esenciales como el control muscular, los impulsos eléctricos, la producción de energía, la cicatrización de los tejidos y la eliminación de toxinas dañinas. Debido a los métodos de cultivo comercial modernos y a los hábitos de alimentación menos que ideales, la mayoría de nosotros no obtiene suficiente magnesio en las dietas diarias. La sal inglesa o sal de Epsom (la ciudad inglesa que devino famosa por su producto) aporta una eficaz dosis de magnesio, que puede absorberse por la piel para brindar una solución superfácil para mantenerse en la cima de la buena salud y la belleza física o regresar a ella.

La Magia del Magnesio

✔ Saque una Astilla Testaruda

¿Tiene problemas para sacar una astilla del dedo? Vierta 2 cucharadas de sales de Epsom en 1 taza de agua tibia, y humedezca el dedo adolorido en la solución. Eso extraerá el fragmento invasor. **Nota:** Este truco es especialmente eficaz para sacar astillas pequeñas alojadas debajo de las uñas.

✔ Elimine las Ampollas

Los pies sudorosos y las ampollas suelen ir de la mano (¿o debería decir "del pie"?). Para deshacerse de ambas incomodidades, pruebe este viejo truco:

disuelva 1 taza de sales de Epsom en una palangana con agua tibia y remoje los dedos cinco minutos. Luego, séquelos minuciosamente. Para tener los pies más frescos de la ciudad, repita el procedimiento una vez a la semana o cuando sea necesario.

✔ Cure las Afecciones Veraniegas

Cuando pasa tiempo al aire libre en los días del verano, los problemas aparecen sin aviso en forma de picaduras y mordeduras de insectos, sarpullidos por plantas venenosas y quemaduras de sol. Afortunadamente, las sales de Epsom ofrecen un rápido alivio. Hay tres opciones de tratamiento según la zona afectada del cuerpo.

APLIQUE UNA CREMA. Disuelva 1 cucharadita de sales de Epsom en 1 taza de agua caliente y refrigere por unos 20 minutos. Limpie la zona afectada y seque cuidadosamente. Luego, aplique con cuidado sobre la piel irritada.

PREPARE UNA COMPRESA. En un tazón, mezcle 2 cucharadas de sales de Epsom por taza de agua fría. Humedezca una toallita limpia de algodón y sujétela contra la piel hasta sentir alivio.

TOME UN BAÑO. Vierta 2 tazas de sales de Epsom bajo el grifo mientras llena la bañera. Acomódese y disfrute por 20 minutos. **Nota:** Si tiene una bañera grande, use 4 tazas de sales.

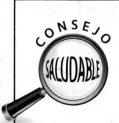

CONSEJO SALUDABLE

Primeros Auxilios Dentales

Las sales de Epsom son la recomendación del médico para el dolor de muelas, o dolor e inflamación en el lugar de extracción de una muela. En cualquier caso, el tratamiento es el mismo: mezcle 1 cucharadita de sales de Epsom en 8 onzas de agua tibia, use como enjuague bucal por unos 30 segundos y escupa. Repita hasta vaciar el vaso. No trague o podría recibir una sorpresa muy desagradable (consulte "Favorezca el Movimiento").

✔ Favorezca el Movimiento

Las sales de Epsom son es uno de los laxantes más eficaces de la Madre Naturaleza. Para obtener alivio, mezcle de 1 a 2 cucharaditas de sales en un vaso de agua de 8 onzas. Añada suficiente jugo de limón para que la poción sea bebible y tómese hasta la última gota. Es más eficaz si la toma con el estómago vacío. Y no se aleje mucho del baño porque, en cualquier momento, entre 30 minutos y seis horas, se destapará su tubería interna. Si después de ese lapso de tiempo o poco tiempo después no sucede nada, es hora de consultar al médico.

✔ Cure Cortadas y Arañazos

El magnesio de las sales de Epsom reduce rápidamente la inflamación, por lo que es especialmente útil para tratar raspones, rasguños y cortadas leves. El proceso es sencillo: disuelva ½ taza de las sales de Epsom en 1 cuarto de galón de agua lo más caliente que pueda soportar. Lave la cortada con jabón y agua tibia. Luego, sumerja la zona afectada de 6 a 10 minutos. Seque la cortada con una toalla limpia y cubra el sitio con un vendaje. Repita varias veces al día hasta que la herida haya sanado.

✔ Cure Heridas más Profundas

Limpie cortadas profundas y heridas punzantes con esta rutina infalible: disuelva 1 parte de sales de Epsom en 8 partes de agua caliente (no debería tomar más de 10 a 15 segundos). Humedezca la herida o, si no es posible, humedezca una toallita limpia y presiónela contra la zona afectada. Humedezca la lesión o sujete la compresa por 10 minutos (no más). De lo contrario, se arriesgará a que la herida se seque. Repita el proceso tres veces al día hasta que haya sanado por completo. **Nota:** Si no observa una mejora continua o nota alguna señal de infección, consulte al médico de inmediato.

> **PRECAUCIÓN** ⚠️
>
> El magnesio es esencial para la buena salud. No obstante, es posible darse una sobredosis accidental, especialmente si toma algún medicamento con la sustancia. Si está embarazada (o podría estarlo), da de mamar o está bajo tratamiento médico por cualquier afección de salud crónica, especialmente hipertensión, enfermedad cardíaca o diabetes, consulte al médico antes de usar sales de Epsom en cualquier forma.

✔ Alivie el Dolor de Neuralgia del Trigémino

Esta afección tan dolorosa ocurre cuando una vena o arteria comprime el nervio trigémino en el lado del rostro. Lamentablemente, no hay cura, al menos, no la han descubierto hasta ahora. Pero las sales de Epsom el terrible dolor que surge de la nada. Mezcle partes iguales de sales de Epsom y agua caliente (lo más caliente que pueda soportar). Humedezca una toalla limpia, retuerza y coloque la toalla en la base del cuello, donde comienza el nervio trigémino. Sujete la compresa hasta que se enfríe. Luego, repita las veces necesarias hasta sentir alivio.

✔ Salud con Facilidad

Cuando se trata de la buena salud en general, un baño con sales de Epsom es la mejor fórmula mágica multipropósito. El magnesio de la sal se absorbe por la piel para beneficiar todo el cuerpo. Receta para obtener el máximo beneficio con placer: tres veces por semana, vierta 2 tazas de sales de Epsom en el agua

SOLUCIÓN EFICAZ

BAÑO EQUILIBRANTE

Los dolores musculares, el agotamiento, los espasmos y los calambres, así como el agotamiento mental y emocional, pueden ser una señal de que sus electrolitos internos están desequilibrados. Para volver a la normalidad, prepare esta receta.

2 tazas de sales de Epsom
2 tazas de sal marina o kosher
2 cucharadas de cristales de potasio*

Vierta las sales y los cristales en el agua caliente de una bañera, y sumerja los problemas hasta hacerlos desaparecer.

* Lo encontrará en tiendas de alimentos saludables y en las secciones de alimentos saludables de muchos supermercados.

tibia de una bañera y sumérjase por 20 minutos. Si lo desea, agregue ½ taza de su aceite para baño preferido. No use jabón de ningún tipo, eso interferiría con la acción de las sales. Además de mejorar la circulación de la sangre, reducir el nivel de estrés y aliviar los dolores en general, este baño eficaz aliviará muchas otras afecciones, por ejemplo:

- Artritis
- Moretones
- Gota
- Urticaria
- Cálculos renales
- Ciática

✔ Combata la Fibromialgia

La fibromialgia viene con un agotamiento y un dolor que apenas le permite moverse. Con la inactividad, no es posible dormir bien, lo que produce mayor dolor muscular. Usted queda atrapado en el círculo vicioso dolor-fatiga-dolor, que podría llegar a inmovilizarlo. Para desarmar este círculo vicioso: antes de dormir, prepare el cuerpo para un descanso profundo y reparador con una inmersión de unos 15 minutos en la bañera con ½ taza de sales de Epsom. Continúe con esta rutina hasta lograr dormir toda la noche.

✔ Alivie las Uñas Encarnadas

Un baño de pies con agua tibia y sales de Epsom es un remedio clásico para uñas encarnadas. Los estudios recientes demuestran que alternar entre agua caliente y fría brinda un alivio más inmediato. El plan de acción: sumerja el pie por tres minutos en agua caliente (entre 100 °F y 110 °F) con sales de Epsom y, luego, sumerja el pie otros 30 segundos en agua fría sin sales de Epsom. Siga esta rutina, por lo menos, tres veces al día. La uña encarnada pronto comenzará a crecer normalmente.

✔ Suavice las Escamas de la Psoriasis

Con sales de Epsom, sanar las lesiones de psoriasis en manos o pies es un proceso sencillo de tres pasos:

PASO 1. Antes de acostarse, sumérjase entre 15 y 20 minutos en la bañera con unas 2 tazas de sales de Epsom.

PASO 2. Seque cuidadosamente la zona reseca de la piel y masajee con aceite de maní tibio (de ningún otro tipo).

PASO 3. Cubra el aceite con una crema de bicarbonato de sodio y aceite de ricino. Luego, póngase guantes o calcetines blancos de algodón y acuéstese.

Después de algunos días, repita según sea necesario. Las escamas deberían desaparecer pronto. **Nota:** No use este remedio si es alérgico al maní.

✔ ¡Atención, *Baby Boomers*!

La generación nacida durante el *boom* de natalidad de mediados del siglo pasado presenta lesiones deportivas: mientras entrenan en el gimnasio, se sobreexigen en las canchas de tenis o juegan improvisadamente con aros con los nietos. Los casos ya son tantos, que ya no son una sorpresa en la sala de emergencias. Afortunadamente, un baño concentrado de sales de Epsom alivia

---

Cure la Bronquitis Aguda

CONSEJO SALUDABLE

No hay manera de confundir un caso de bronquitis aguda: usted tiene una tos intensa capaz de romper ventanas, que suena como una foca que ladra y produce abundante moco, los músculos le duelen de la cabeza a los pies por toser sin parar, tiene un poco de fiebre y su voz suena tan ronca como la de Marlon Brando. ¿Qué puede hacer? Agregue 1 taza de sales de Epsom, 2 gotas de aceites esenciales de eucalipto, tomillo y romero al agua caliente de una bañera, y acomódese. El vapor aumenta el flujo del moco nasal. Las moléculas de los aceites dilatan las vías respiratorias internas, por lo que se favorece la respiración. La megadosis de magnesio en las sales de Epsom (que se absorbe por la piel) relaja los bronquios estresados. Por supuesto, si la bronquitis dura más de una semana sin tregua, consulte al médico de inmediato para descartar (o evitar) una neumonía.

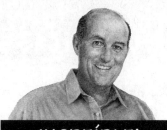

El elemento natural llamado sulfato de magnesio heptahidratado (o sales de Epsom) ha existido desde antes del amanecer de la historia escrita. Pero recién apareció en el escenario del cuidado de la salud en el seco verano de 1618, cuando el granjero Henry Wicker estaba cuidando a su ganado en Epsom (Surrey, Inglaterra). Un día notó un hilo de agua en una huella de herradura y excavó un agujero cuadrado alrededor de la huella. A la mañana siguiente, el agujero desbordaba con agua clara y fría. Las vacas hipersedientas se negaron a tomar el agua, pero Henry la probó y descubrió de inmediato sus efectos laxantes. Promovió el agua como medicamento y, en poco tiempo, las personas viajaban a Epsom para probar el fluido saludable con sabor extraño.

el dolor de casi cualquier lesión deportiva. Agregue entre 1 y 2 libras de sales al agua tibia de la bañera y disfrute (¡sin nadar!).

✔ Contra los Espasmos de Espalda

Si hay algo peor que el clásico dolor de espalda, son los espasmos musculares que lo hacen sentir como si lo apuñalaran por la espalda, una y otra vez. No reciba más "puñaladas": vierta 2 tazas de sales de Epsom en el agua caliente de una bañera. Acomódese y disfrute la nueva vida. Sentirá el alivio de manera casi instantánea. Luego, recuéstese por unos 30 minutos con una bolsa de hielo en la espalda.

✔ Cure los Esguinces

Ya sea una lesión leve, moderada o grave de ligamento, las sales de Epsom desempeñan una función importante en el tratamiento, debido a que reducen la inflamación y promueven la formación de las proteínas de las articulaciones. Para obtener resultados óptimos, sumerja la zona afectada en una solución de 2 tazas de sales de Epsom por cada galón de agua.

✔ No Más Dolor de Juanetes

Lamentablemente, los juanetes no desaparecen al frotarlos, pero el dolor sí puede desaparecer y rápido. Agregue 1 o 2 tazas de sales de Epsom en unas 3 tazas de agua hirviendo. Luego, añada agua fría solo en una cantidad suficiente para llegar a una temperatura agradable. Vierta en una palangana y remoje los pies durante unos 20 minutos. Quedará listo para bailar o pasear al perro.

✔ Elimine Callos y Asperezas

Con esta sencilla y eficaz rutina: en una palangana con agua tibia, vierta ½ taza de sales de Epsom. Sumerja los pies durante unos 20 minutos. Luego, frote suavemente con piedra pómez para eliminar las capas de piel suavizadas. Seque los pies, añada 2 gotas de aceite esencial de menta a un puñado de crema humectante de mantequilla de karité o cacao, y frote los pies para mantener la humedad. **Nota:** No rasure ni corte los callos o asperezas; fácilmente podría causar una infección.

✔ ¡Adiós, Herpes!

Si tuvo varicela cuando era niño, su cuerpo todavía tiene el virus de herpes zóster que la causó, y podría regresar en la forma del doloroso herpes con ampollas. Para quienes tienen herpes, pueden reducir el dolor con una crema de sales de Epsom y agua, que se aplica directamente sobre la zona afectada. Repita el proceso con la frecuencia necesaria hasta apagar las llamas.

✔ Reduzca los Dolores del Reumatismo

Hay muchas personas que pueden decir si se avecina un cambio de clima por el dolor en los dedos de los pies, las rodillas o los codos. Pero, ¿quién desea pronosticar el clima por el dolor de articulaciones inflamadas? Para aliviar la inflamación y las molestias de los ataques ocasionales de reumatismo, relájese durante unos 20 minutos en el agua tibia de la bañera con 2 tazas de sales de Epsom, 1 taza de sal marina y 1 taza de bicarbonato de sodio. Para sumergir el pie o el codo en una palangana, o para preparar una compresa, use los mismos ingredientes secos en las mismas cantidades, pero solo use 1 o 2 cucharadas de la mezcla por galón de agua. Guarde el sobrante en un recipiente hermético.

SOLUCIÓN EFICAZ

BAÑO DE MENTA PARA PIES

Después de un largo día de pie, no hay nada como un baño refrescante de pies.

¼ taza de sales de Epsom
¼ taza de sal marina
4 gotas de mentol líquido*
4 gotas de aceite esencial de menta
agua

En una palangana para los pies, mezcle los primeros cuatro ingredientes con suficiente agua caliente para cubrir los pies. Acomódese en una silla cómoda y disfrute. Los dolores y el cansancio desaparecerán por arte de magia.

* En tiendas de alimentos saludables y farmacias.

Elegancia Inglesa

✤ Lave el Cabello Graso

Mezcle 1 taza de sales de Epsom y 1 taza de jugo de limón en 1 galón de agua, y deje reposar por 24 horas. Vierta sobre el cabello seco, deje actuar 20 minutos y lave como acostumbra. Desaparecerá el exceso de grasa sin dejarle el cuero cabelludo extremadamente seco. **Nota:** Esta misma preparación elimina la acumulación de fijador en el cabello.

✤ Añada Volumen al Cabello

No se preocupe, no parecerá una estrella de música country con un peinado del tamaño de un globo aerostático. Sí brindará elasticidad y un volumen saludable al cabello. En una olla, mezcle partes iguales de sales de Epsom y un acondicionador de buena calidad. Caliente la mezcla hasta que esté tibia. Aplique sobre el cabello y deje actuar por unos 20 minutos. Enjuague con agua tibia.

✤ Crema Exfoliante Facial con Sales de Epsom

Por la noche, siempre es positivo realizar una limpieza profunda del rostro para eliminar el maquillaje y toda la suciedad que la piel absorbe durante el día. La buena noticia es que no es necesario comprar una crema especial de limpieza profunda. En la crema de limpieza de siempre, agregue ½ cucharadita de Sales de Epsom. Masajee sobre el cutis y enjuague con agua fría. Continúe con la

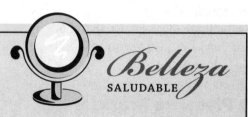

MASCARILLA FACIAL DESINTOXICANTE

Suavice la piel y extraiga las impurezas con esta fórmula rápida y fácil: mezcle 1 cucharada de sales de Epsom, miel y aceite de oliva. (Si tiene cutis graso, añada unas gotas de jugo de limón recién exprimido).

Belleza SALUDABLE

Aplique sobre el rostro y el cuello, deje actuar de 5 a 10 minutos y enjuague con agua tibia. Continúe con la crema humectante de costumbre.

loción tonificante y la crema humectante de costumbre, y viaje al país de los sueños.

✤ Aclare los Puntos Negros

¿Por qué los puntos negros aparecen en el rostro cuando se avecina un evento especial? ¡No se preocupe! La solución está en el botiquín del baño. Mezcle 1 cucharadita de sales de Epsom y 3 gotas de yodo en ½ taza de agua hirviendo. Deje que la mezcla se enfríe lo suficiente para meter el dedo. Luego, aplique sobre cada punto negro con un algodón y deje secar. Repita el procedimiento tres o cuatro veces. Caliente la solución, si es necesario. Retire suavemente el punto negro con un pedazo de tela limpio y aplique alcohol.

✤ Exfoliación al Estilo Inglés

Mucho antes de que aparecieran las cremas exfoliantes comerciales, las mujeres usaban las sales de Epsom para limpiar las células muertas y la suciedad profunda de pies a cabeza. Y aún hoy mantiene su eficacia: en la ducha o en la bañera, humedezca la piel y masajee con un puñado de sales. Comience por los pies y suba hasta el cuello. Cuando haya terminado, enjuague con agua y seque cuidadosamente.

✤ Pies para Acariciar

Cuando se acerque la temporada de sandalias, luzca pies bellamente suaves con esta sencilla crema exfoliante: humedezca un puñado de sales de Epsom con un poco de aceite de oliva. Frote los pies hasta disolver las sales y suavizar la piel con el aceite. Enjuague con agua tibia.

SOLUCIÓN EFICAZ

CRISTALES DE BAÑO FLORALES

Prepare una tanda de esta bella mezcla para sumergir sus problemas. Si lo desea, multiplique la receta y prepare regalos de cumpleaños o Navidad.

½ taza de sales de Epsom
½ taza de sal marina
½ taza de manzanilla fresca, lavanda
  o capullos de rosa
¼ taza de bicarbonato de sodio
15 gotas de aceite aromático
  (cualquiera que le guste o que
  combine o complemente la
  fragancia de las flores)
colorante para alimentos (opcional)

En una licuadora o en un procesador de alimentos, mezcle las sales, las flores y el bicarbonato de sodio. Deje reposar por media hora para que se seque un poco. Luego, agregue el aceite y el colorante. Vierta la mezcla en frascos de vidrio con tapa. A la hora del baño, añada al agua ½ taza colmada de la mezcla.

RINDE: 1½ TAZA

✤ Desodorante para los Pies

En cualquier época del año, el mal olor de pies es un problema frecuente. Para perfumarlos, mezcle ½ taza de sales de Epsom en una palangana con agua tibia y sumerja los pies por 10 minutos. Repita a diario.

✤ Sales de Baño Simples

Consiéntase: mezcle 1 taza de sales de Epsom, 1 taza de sal marina o sal kosher y 1 taza de bicarbonato de sodio. Guarde la mezcla en un recipiente hermético. Añada unas 2 cucharadas de la mezcla al agua de la bañera. Para disfrutar un baño aromático, añada unas gotas de su aceite esencial preferido a medida que llena de agua la bañera.

Menú para Mejorar el Baño

Docenas de aceites pueden agregar los efectos de la aromaterapia a un baño con sales de Epsom. A continuación, encontrará una media docena de excelentes opciones.

ACEITE HERBAL	BENEFICIOS
Manzanilla	Alivia y relaja.
Canela	Energiza y estimula.
Eucalipto	Limpia las vías respiratorias internas; es excelente en la temporada de resfriados y gripes.
Geranio	Equilibra la mente y el cuerpo.
Toronja	Eleva el ánimo.
Lavanda	Relaja y rejuvenece; combina bien con la manzanilla en un baño por la noche.
Menta	Calma y refresca.

Lo Mejor del Resto

★ Cure Mordeduras y Picaduras de Insectos

Existen muchas fórmulas caseras para detener el dolor y la picazón de mordeduras y picaduras, pero estas son dos de las más fáciles y eficaces para controlar la inflamación y aliviar el dolor:

■ Disuelva 2 tabletas de antiácidos efervescentes en un vaso de agua. Humedezca un paño suave y aplique sobre la mordedura por 20 minutos.

■ Humedezca la zona afectada y frote una aspirina sin recubrimiento.

Con cualquier remedio, si lo picó una abeja, saque el aguijón primero.

★ Efervescencia para Dejar de Fumar

¿Desea dejar el desagradable hábito de la nicotina? ¡Felicitaciones! Si no sigue una dieta reducida en sodio y no sufre úlceras, en cada comida, beba un vaso de agua con dos tabletas de antiácido efervescente para reprimir los antojos.

Un Regalo a la Hora de Dormir

CONSEJO SALUDABLE

En un estudio reciente, los participantes que tomaron aspirina todas las noches durante tres meses registraron una caída de 5.4 puntos en la presión arterial sistólica. Quienes tomaron la misma dosis todas las mañanas no experimentaron cambios. No se automedique, pero si el médico ya le recetó aspirina para reducir la presión arterial, pregunte si sería mejor tomarla por la noche.

★ La Leche de Magnesia Mueve Montañas

No *montañas* exactamente, pero alivia especialmente un trío de problemas:

AFTAS. Cubra cada doloroso bulto con leche de magnesia. La alcalinidad contrarresta la acidez en la que proliferan las bacterias que producen las aftas.

ERUPCIONES CUTÁNEAS. Use una almohadilla de algodón para aplicar una capa generosa de leche de magnesia sobre la zona afectada. Neutralizará los ácidos que causan las irritaciones y actuará como desinfectante natural para evitar la diseminación del problema. Y lo mejor es que la leche de magnesia es suave y segura hasta para los bebés con pañalitis o sarpullido por calor.

QUEMADURAS DE SOL. Al acostarse, cubra suavemente la zona quemada con una ligera capa de leche de magnesia. Deje secar y duerma tranquilamente. Por la mañana, enjuague con agua fría. ¡Fin del dolor!

Nota: La leche de magnesia no produce daños a largo plazo, pero sí irrita la piel alérgica al magnesio o al cinc. Entonces, haga una prueba en un codo antes de aplicar sobre una zona más amplia.

★ Aspirina contra Callos y Asperezas

Este remedio tradicional todavía es eficaz: machaque cinco aspirinas sin recubrimiento con partes iguales de agua y jugo de limón (solo lo suficiente para obtener una crema espesa) y aplique sobre la parte dura. Envuelva la zona con una toalla caliente. Coloque una bolsa plástica para cubrir el pie y deje actuar unos 10 minutos. Retire los vendajes y restriegue con piedra pómez.

★ Aféitese Mejor con Aspirina

Señoras, para mantener la línea de bikini libre de vellos encarnados e irritación causada por la rasuradora, aplique gel para afeitar, deje actuar unos minutos, y luego rasure con una rasuradora húmeda. Para reducir el enrojecimiento y la inflamación, agregue dos tabletas de aspirina y una gota de glicerina en agua y rocíe la zona.

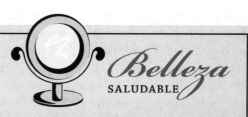

ADIÓS A LA CASPA

Gaste una fortuna en champús contra la caspa. Este sencillo tratamiento es lo mejor, sin duda. Machaque cinco tabletas de aspirina sin recubrimiento y colóquelas en una botella con 1 taza de vinagre de manzana y ⅓ taza de hamamelis. Tape la botella y agite hasta mezclar los ingredientes. Después del champú, peine la solución por todo el cabello. Deje actuar por 10 minutos, enjuague con agua tibia y despídase de las molestas escamas blancas.

Belleza SALUDABLE

SOLUCIÓN EFICAZ

REMOVEDOR DE ARRUGAS SIMPLE Y PURO

Como sabemos, la vida tiene altibajos. Con el tiempo, las sonrisas y los problemas dejan su marca. No corra a comprar cosméticos caros o dolorosos tratamientos de Botox®: borre esas líneas con esta fórmula eficaz.

jabón suave

agua tibia

leche de magnesia

¼ taza de aceite de oliva extravirgen

**hamamelis refrigerada por unos
    30 minutos**

Lave el rostro con agua y jabón, seque con cuidado y espere 10 minutos. Con una almohadilla de algodón, aplique una delgada capa de leche de magnesia sobre el cutis (evite la zona de los ojos) y deje secar. Aplique una segunda capa de leche de magnesia (disolverá a la primera). Retire con un paño húmedo y tibio. En un recipiente pequeño, caliente a fuego lento el aceite de oliva hasta que esté tibio. Aplique sobre el rostro con una almohadilla de algodón, deje actuar por cinco minutos y retire con hamamelis. Repita el procedimiento dos veces por semana. En un par de semanas, su cutis lucirá más lozano.

★ Aspirina para el Cuidado del Rostro

El ácido salicílico de la aspirina aumenta la exfoliación de células muertas, lo que minimiza la decoloración de la piel, las arrugas y las líneas de expresión. Machaque cuatro tabletas de aspirina sin recubrimiento y mézclelas con 1 cucharadita de jugo de limón recién exprimido. Se formará una crema. Aplique la crema de manera uniforme sobre el rostro con almohadillas de algodón (evite la zona de los ojos). Deje actuar por 10 minutos. Luego, retire la crema con una almohadilla de algodón saturada en una solución de bicarbonato de sodio y agua. Continúe con la crema humectante de costumbre. **Nota:** Es probable que sienta un ligero ardor cuando retire la mascarilla (es normal).

21

Té

Un refrán chino dice: "Beber una taza de té al día seguramente dejará en bancarrota al boticario". Y, a medida que pasan los años, los científicos van descubriendo cuán cierto es este refrán. Todos los estudios han demostrado que el té, ya sea negro, verde, blanco o azul (todos ellos preparados con las hojas del arbusto *Camellia sinensis*), combate la inflamación, estimula el sistema inmunológico, preserva la lucidez mental y previene la diabetes, la osteoporosis y muchos tipos de cáncer, entre otros beneficios. En cuanto al poder embellecedor del té, podríamos corregir el refrán anterior para incluir también al fabricante de cosméticos.

Infusión de Bienestar

✔ Acabe con los Forúnculos

¡Y las aftas, las ampollas por fiebre y las verrugas plantares, también! Varias veces al día, sostenga una bolsa de té tibia sobre la zona afectada por unos 15 minutos. En poco tiempo, desaparecerá la molestia.

✔ Erradique los Callos

Una vez al día, use cinta adhesiva para sujetar una bolsa de té húmeda en la zona y déjela actuar por unos 30 minutos. En unas dos semanas, los molestos callos habrán desaparecido. Puede usar una bolsa de té sin usar o una ya usada (déjela enfriar).

✔ Evada las Ampollas

Los pies sudorosos pueden presentar ampollas. Así que, si sus pies tienden a sudar, deje reposar (por cuatro o cinco minutos) cinco bolsitas de té por cada cuarto de galón de agua recién hervida. Deje enfriar el té y sumerja los pies por unos 30 minutos. Repita la rutina cada dos noches durante una semana para despedirse de las ampollas. Recuerde que este remedio también es eficaz para secar las manos sudorosas propensas a las ampollas.

✔ Contra los Resfriados y la Gripe

Cuando se acerque la temporada de gripes y resfriados, disfrute del té negro. Los estudios de la Universidad de Harvard demuestran que las personas que bebieron 5 tazas de té negro al día por solo dos semanas lograron que las células T del sistema inmunológico produjeran 10 veces más interferón para combatir los virus. ¿No cree llegar a la cuota de 5 tazas al día? Entonces, beba la cantidad que considere adecuada. De todas maneras, los antioxidantes del té estimularán lo suficiente el sistema inmunológico para enfrentar los problemas.

✔ Calme el Dolor de Cabeza

Escuche los consejos de la Asociación Alemana del Té y congele té verde en bandejas de cubos de hielo. Luego, cuando se presente el dolor de cabeza, envuelva uno de los cubos en una toalla de papel y presiónelo de manera alternada contra el cuello, las sienes y la frente. Sosténgalo en cada lugar, por lo menos, 15 segundos para que el dolor desaparezca. **Nota:** Este remedio también alivia el estrés, ya sea que venga acompañado por un dolor de cabeza o no.

Fácil Alimento Curativo

TÉ VS. RESFRIADO

Mantenga esta receta a la mano y úsela al primer síntoma de resfriado o gripe. Mitigará las molestias de inmediato.

3 cucharaditas de semillas de cilantro
6 granos enteros de pimienta negra
4 tazas de agua
2 bolsitas de té negro*
2 cucharadas de miel cruda
1 cucharada de jugo de limón o lima recién exprimido

Coloque las especias en una tetera con el agua y lleve a ebullición. Reduzca el fuego y hierva a fuego lento por 15 minutos. Agregue las bolsitas de té, la miel y el jugo, y revuelva hasta disolver la miel. Deje reposar por unos 10 minutos y cuele sobre otro recipiente. Beba la infusión (caliente) a lo largo del día.

* O 2 cucharaditas de té en hebras

RINDE: 4 TAZAS

✔ Combata la Migraña

Si las migrañas suelen ser un problema, beba más té. Es un tratamiento de rutina en China, donde los hospitales tradicionales muestran tasas de recuperación de hasta el 92%. Es sencillo: cuando comienza el dolor punzante, prepare una taza de té negro concentrado (dos bolsitas de té por cada taza de agua hirviendo, remojadas por 20 minutos). Bébalo mientras todavía está bastante caliente, ¡pero sin quemarse la lengua o la boca! La cafeína del té contrae los vasos sanguíneos de la cabeza, casi instantáneamente, para calmar la turbulencia.

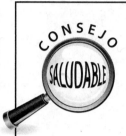

CONSEJO SALUDABLE

Reduzca Problemas de Cataratas

Ningún nutriente cura las cataratas, pero los estudios demuestran que la quercetina, un eficaz antioxidante, retrasa su formación o desacelera su evolución. Y el té (negro y verde) en hebras contiene más quercetina que cualquier otro alimento. Solo hay un detalle: la infusión del té casi no contiene quercetina. Disfrute estos beneficios de dos maneras:

■ Prepare el té en hebras y no lo cuele. Tómelo con las hebras.

■ Agregue una cucharadita o dos de té en hebras a la receta de un delicioso batido o a su yogur preferido.

No hay una dosis específica recomendada para evitar las cataratas, así que incluya el té en hebras como parte de su dieta regular, junto con los demás alimentos ricos en quercetina, como las manzanas, los arándanos rojos, la cebolla y los pimientos.

✔ Para la Extracción de Muelas

La extracción de una muela no es nada agradable, ni siquiera con la tecnología moderna. Tampoco son bienvenidos el posterior dolor y la inflamación. Pero hay una forma tradicional de aliviar esas encías adoloridas. Coloque una bolsa de té fría y húmeda sobre la zona afectada, y déjela actuar por 15 minutos. Repita el procedimiento cuatro veces al día por tres o cuatro días y sus encías volverán a la normalidad. Si no es así, consulte al dentista. Por cierto, este truco también es eficaz para los pequeños que esperan que llegue el ratón de los dientes.

✔ Detenga la Gingivitis

Para detener el sangrado de las encías, enjuáguese la boca con té negro por un minuto. Los estudios demuestran que si hace esto 10 veces al día, reducirá la acumulación de placa, la cual podría ser la causa del sangrado. Los compuestos del té también evitan el crecimiento de las bacterias que causan las caries e inhiben la producción de ácido. **Nota:** Después de una semana, si las encías continúan sangrando o están sensibles, consulte al dentista de inmediato.

✔ Bolsas de Té para los Ojos

Las bolsitas de té, ya usadas o recién sacadas de la caja y humedecidas, hacen maravillas por una tríada de problemas frecuentes de los ojos. Cada problema requiere un tratamiento ligeramente diferente. Este es el detalle:

ENROJECIMIENTO DEL OJO O CONJUNTIVITIS. Coloque una bolsa tibia (no caliente) de té negro sin exprimir sobre el ojo afectado de 15 a 20 minutos (o el tiempo que el pequeño tolere). Exprima la bolsa una vez cada cierto tiempo para que el té se encharque en el párpado cerrado. No se preocupe si el té entra en el ojo: estimula la sanación. Repita el procedimiento tres o cuatro veces al día hasta que el problema desaparezca. Notará la mejoría desde el primer día.

ORZUELOS. Humedezca una bolsa de té, cierre los ojos, coloque la bolsa de té sobre el párpado del ojo afectado y sujete con un vendaje. Deje actuar todo el tiempo que sea posible. Repita el procedimiento una o dos veces al día hasta que desaparezca la inflamación.

OJOS IRRITADOS. Cuando no ha logrado dormir la noche anterior o ha pasado muchas horas frente a la computadora, coloque una bolsa de té fría y húmeda sobre cada ojo, recuéstese y relájese por media hora. Cuando se levante, ¡estará listo para continuar!

✔ Deshágase de la Picazón del Eccema

Los estudios demuestran que los polifenoles del té alivian la picazón para muchas personas con eccema. Beba 3 tazas de té al día, una después de cada comida. Si esto no soluciona el problema, por lo menos, mejorará

SOLUCIÓN EFICAZ

BAÑE LA PIEL IRRITADA

Para el eccema, la urticaria o la irritación por una planta venenosa, un baño en este "cóctel" reconfortante es lo que el médico indicó para un alivio rápido.

3 o 4 bolsitas de té verde

3 gotas de aceite esencial de manzanilla

3 gotas de aceite esencial de geranio

3 gotas de aceite esencial de lavanda

Mezcle todos los ingredientes en una tina con agua tibia, acomódese y relájese por unos 20 minutos. Séquese suavemente. **Nota:** La tina estará resbalosa con los aceites, por lo que tenga cuidado al salir.

enormemente su nivel de confort. Mientras que para algunas personas el té negro es el más efectivo, otras prefieren el té verde o el azul. Así que pruebe todos antes de decidirse por alguno.

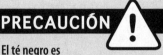

PRECAUCIÓN

El té negro es totalmente seguro para la mayoría de adultos, pero beber demasiado puede causar efectos secundarios, desde nerviosismo y problemas de sueño hasta acidez y diarrea. Cuánto es demasiado varía de una persona a otra pero, en la mayoría de los casos, hasta 5 tazas al día está bien. La cafeína del té también puede interactuar con varios medicamentos, y demasiada cafeína puede causar problemas durante el embarazo. Si está embarazada (o podría estarlo) o toma medicamentos, consulte al médico cuánto té (o cualquier otra bebida con cafeína) puede beber cada día.

✔ Té para las Quemaduras de Sol

Cure las quemaduras de sol con té. Según el tamaño y la ubicación de la zona afectada, tiene un par de opciones:

■ Deje reposar seis bolsitas de té en 1 cuarto de galón de agua recién hervida por cinco o seis minutos. Coloque el té en el refrigerador o, para que sea más rápido, en el congelador hasta que esté frío. Luego, humedezca paños de algodón en la infusión y colóquelos sobre la zona afectada.

■ Humedezca la zona quemada en té helado. Aumente la cantidad según sea necesario, pero mantenga la proporción de seis bolsitas de té por cada cuarto de galón de agua.

En cualquier caso, repita el procedimiento hasta sentir alivio. Enfríe el té o los paños de algodón cuando sea necesario.

✔ Cure los Labios Quemados

¿Usó protector solar en la mayoría del cuerpo pero no en los labios? ¡Trate los labios fácilmente! Humedezca una bolsa de té en agua fría y sujétela entre los labios por 15 minutos. Repita el procedimiento cuatro veces al día o cada vez que pueda, hasta que los labios estén suaves.

✔ ¡Atención, Madres Lactantes!

Ustedes saben cómo la boca ansiosa del bebé lastima los pezones. Hay una forma sencilla de aliviar el dolor: deje reposar dos bolsitas de té en una taza de agua recién hervida por tres o cuatro minutos. Saque las bolsitas sin exprimirlas y deje que se enfríen hasta que estén tibias. Coloque una sobre cada pezón y déjelas actuar hasta que se hayan enfriado por completo. ¡Listo! Repita cuantas veces sea necesario entre las horas de la comida para que la alimentación transcurra sin dolor.

✔ Vacunas Sin Dolor

No hay manera de evitarlo: las vacunas duelen, especialmente cuando la "víctima" es un bebé o un niño pequeño. Afortunadamente, existe una manera sencilla de detener el dolor y las lágrimas. Coloque una bolsita de té fría y húmeda sobre el lugar de vacunación y sujétela hasta que el llanto se detenga. No tomará mucho tiempo. También puede probar esto usted la próxima vez que le apliquen la vacuna anual contra la gripe.

✔ Evite la Osteoporosis

¡Señoras! Los estudios demuestran que beber 1 taza de té negro o verde al día preserva la densidad ósea en la madurez. El motivo es que a medida que los niveles naturales de estrógeno disminuyen durante la menopausia (lo que reduce la capacidad de los huesos para absorber el calcio), los fitoestrógenos naturales del té aumentan la absorción de este mineral esencial. Por supuesto, lo ideal es empezar la rutina de la taza diaria cuando comienza la menopausia.

Hebras de Belleza

❖ Té para Pies Aromáticos

El ácido tánico del té negro cierra las glándulas sudoríparas, con lo que se mueren de hambre las bacterias que causan el mal olor. La estrategia: deje reposar dos bolsitas de té en 1 pinta de agua hirviendo por 15 minutos, agregue el té a 2 cuartos de galón de agua fría y sumerja los pies de 20 a 30 minutos. Repita el tratamiento por 10 días seguidos para que sus pies tengan un olor agradable.

❖ Cierre la Boca al Mal Aliento

Hay más fórmulas para refrescar el aliento que té en China, pero una de las más efectivas y agradables es el té. Los científicos nos dicen que los polifenoles del té detienen el crecimiento de los microbios que causan la halitosis y la producción bacteriana de gas apestoso. ¿No me cree? ¡Compruébelo!

❖ Manos Sin Mal Olor

Para deshacerse de aromas desagradables, enjuague las manos con la infusión o frote la piel con un par de bolsitas de té usadas. Esto elimina el olor del pescado, la cebolla, el ajo y otros alimentos con olor penetrante.

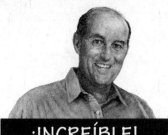

✤ Loción Tonificante para la Hora del Té

Tonifique y reafirme cualquier tipo de piel con este truco sencillo: vierta 1 taza de agua hirviendo sobre 4 cucharaditas de té verde en hebras o dos bolsitas de té verde. Deje reposar de 10 a 15 minutos para obtener una infusión fuerte. Cuando el té se haya enfriado a temperatura ambiente, vierta en una botella con tapa hermética y guarde en el refrigerador. Una o dos veces al día, aplique la loción tonificante sobre el rostro y el cuello con una almohadilla de algodón, y continúe con la crema humectante de siempre.

✤ Refresque el Cutis Seco

Si tiene el cutis bastante seco, esta rutina facial intensiva rejuvenece la piel y la deja suave y radiante: mezcle ¼ taza de infusión de té verde y dos tabletas de vitamina C machacadas. Aplique sobre el rostro con una almohadilla o bola de algodón y aplique una capa delgada de vaselina para retener la humedad. Deje actuar por unos 20 minutos y enjuague con agua tibia. ¡Busque un espejo y admírese!

✤ No Más Cutis Graso

¿Tiene el cutis tan graso como la mantequilla (o así lo siente)? ¡No se preocupe! El tratamiento es superfácil. En una taza, agregue 1 cucharadita de té negro, llene con agua hirviendo y deje reposar por 15 minutos. Cuele las hebras de té, humedezca una toalla suave en la infusión, escúrrala y cubra el rostro con la compresa. Deje actuar por 20 minutos, enjuague con agua tibia y continúe con la crema humectante habitual. Repita el procedimiento cada tres o cuatro días: los poros estarán más cerrados y su rostro quedará fresco como una margarita. **Nota:** Este tratamiento alivia la piel irritada y previene las espinillas.

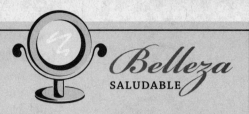

CREMA DE LIMPIEZA FACIAL ANTIEDAD

El té contiene polifenoles, que protegen la piel de los rayos dañinos del sol y eliminan los radicales libres que dañan las células. El azúcar elimina las células muertas y atrae la humedad que mantiene su piel hidratada. Es muy fácil beneficiarse con este dúo embellecedor. Lleve ½ taza de agua destilada a un hervor intenso, vierta en un tazón resistente al calor y agregue dos bolsitas de té verde. Deje reposar hasta que el agua esté fría al tacto (unos 15 minutos). Agregue 3 cucharadas de azúcar granulada. Humedezca una toalla limpia y masajee suavemente el cutis con pequeños movimientos circulares. Enjuague con abundante agua tibia y continúe con su crema humectante preferida. Repita el tratamiento una vez a la semana para mantener la piel limpia, radiante y lozana.

Belleza SALUDABLE

✤ Desinflame el Rostro

Para muchas mujeres, un rostro hinchado es una parte inevitable del verano; solo que no es bienvenido, ¡por supuesto! Si es su caso, le tengo buenas noticias: los cubos de hielo preparados con té verde y arándanos machacados desinflaman la boca en un abrir y cerrar de ojos. Bueno, no tan rápido. Esta es la rutina de cuatro pasos:

PASO 1. Vierta 2½ tazas de agua hirviendo sobre tres bolsitas de té verde y deje reposar por unos 10 minutos. Retire las bolsas y agregue 3 cucharadas de miel cruda.

PASO 2. Mientras el té se enfría, en una licuadora, licúe ½ taza de arándanos frescos o congelados y 2 cucharadas de jugo de limón recién exprimido hasta que la mezcla esté blanda (no líquida).

PASO 3. Mezcle el puré con el té, vierta la mezcla en una bandeja para cubos de hielo y congele.

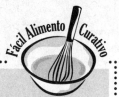

BATIDO PARA UN CUTIS TERSO

Un cutis bello se logra desde el interior. Los antioxidantes del té verde previenen el daño celular, evitan las arrugas y mantienen el cutis suave y sin imperfecciones. Esta deliciosa bebida es una de las formas más simples de disfrutar los beneficios de esta fuente de belleza interna.

½ taza de infusión de té verde enfriada*

1 melocotón grande sin carozo y en rodajas

½ banano

1 cucharada de miel cruda

Licúe todos los ingredientes en una licuadora o en un procesador de alimentos, y beba a su belleza y buena salud.

* Para acelerar el proceso, prepare el té por cuartos de galón, conserve en el refrigerador y vierta lo que necesite cuando desee disfrutar un batido.

PASO 4. Cuando los cubos se hayan congelado, saque uno de la bandeja y frótelo por el rostro, especialmente por las zonas más hinchadas hasta que el hielo se haya derretido o hasta que se haya cansado de frotar. Seque suavemente el rostro con una toalla de papel, pero deje el residuo ligeramente pegajoso sobre el cutis de 20 a 30 minutos. Luego, enjuague con agua tibia. El rostro quedará deshinchado, los poros estarán más cerrados y el cutis lucirá más suave, resplandeciente y joven. **Nota:** Los arándanos manchan cualquier tela, así que realice este procedimiento sobre un lavabo y con ropa vieja.

✤ Concentración de Beneficios del Té Verde

El matcha (o maccha) son las hojas de té verde molidas hasta formar un polvo fino. Este té contiene los beneficios nutritivos para la piel del té verde regular, pero en una forma altamente concentrada. Por ello, es un ingrediente clave en muchos de los productos de belleza de la mejor calidad. Prepararlo es fácil y barato. Estos son algunos ejemplos.

TÓNICO FACIAL ANTIINFLAMATORIO. Disuelva 1 cucharadita de matcha en polvo en 2 tazas de agua destilada y salpique el rostro las veces que sea necesario para reducir la irritación o las manchas.

MASCARILLA EXFOLIANTE Y HUMECTANTE. Mezcle 3 cucharaditas de matcha en polvo con 1½ cucharadita de agua destilada y 1 cucharadita de miel cruda hasta formar una crema. Agregue más matcha o agua si es necesario para obtener la textura correcta. Aplique sobre el rostro y deje actuar de 15 a 30 minutos. Masajee suavemente el cutis y enjuague con agua tibia.

MASCARILLA HIDRATANTE Y HUMECTANTE. En un tazón, mezcle 3 cucharaditas de matcha en polvo, 2 cucharaditas de miel cruda y 5 cucharaditas de yogur natural. Aplique la mezcla sobre el rostro y el cuello. Deje actuar de 15 a 30 minutos y enjuague con agua tibia.

SALES DE BAÑO SUAVIZANTES Y TONIFICANTES. Mezcle partes iguales de matcha en polvo y sal marina o inglesa, y guarde en un recipiente hermético a temperatura ambiente. A la hora del baño, vierta ¼ taza bajo el chorro de agua tibia mientras se llena la bañera. Acomódese y relájese unos 20 minutos.

Encontrará matcha en las secciones de comida de origen asiático de muchos supermercados, en las tiendas de alimentos saludables y en línea. O, si lo prefiere, introduzca hebras de té verde regular en el molinillo de café y mantenga presionado el botón de encendido hasta obtener un polvo verde fino.

❖ Haga Brillar el Cabello Oscuro

Si su cabello negro o castaño oscuro se ve un poco opaco, pruebe este truco clásico para tener un brillo intenso y un color profundo. Deje reposar dos bolsitas de té negro en 2 tazas de agua hirviendo por 10 minutos. Deje que el té se enfríe a temperatura ambiente, lave el cabello y vierta el té sobre el cabello húmedo. Frote la infusión como lo hace con el champú. Deje actuar por 10 minutos, vuelva a lavar con champú y aplique el acondicionador de

SOLUCIÓN EFICAZ

ENJUAGUE PARA OSCURECER EL CABELLO

Existen numerosos tintes para oscurecer el cabello, ya sea en casa o en el salón de belleza. Pero este sencillo enjuague logra el mismo efecto por mucho menos dinero y sin químicos dañinos.

2 tazas de agua hirviendo
2 bolsitas de té negro
¼ taza de hojas de salvia deshidratadas
3 cucharadas de hojas de romero deshidratadas

Vierta el agua sobre las bolsitas de té, y deje reposar (tapado) en una olla por 15 minutos. Retire las bolsitas de té y exprímalas. Vuelva a calentar el té solo hasta el punto de ebullición, retire del fuego y agregue las hierbas. Reserve la infusión (tapada) por 60 minutos, cuele y pase a otro recipiente. Con la cabeza sobre una palangana para conservar lo que escurra, vierta el té sobre el cabello recién lavado. Repita varias veces por todo el cabello, seque y peine como siempre.

costumbre. El resultado: cabello suave, brillante y fácil de manejar. Repita el proceso una vez a la semana o cuando desee brillar.

Lo Mejor del Resto

★ Relájese con Vino

Si está pasando por un período en el que da vueltas y vueltas a la hora de dormir, no corra a la farmacia a comprar pastillas para dormir. En una olla, agregue 2 tazas de vino blanco y caliente hasta que esté *casi* hirviendo. ¡No deje que hierva! Retire del fuego, añada 4 cucharaditas de semillas de eneldo y deje reposar, tapado, por media hora. Entre media hora y 45 minutos antes de acostarse, beba el vino tibio y descanse.

★ Sin Tos Mientras Duerme

Cuando tiene una tos que no le deja dormir por la noche, pruebe este sencillo somnífero: caliente 1 taza de vino tinto (¡no deje que hierva!) y agregue jugo de limón, canela y azúcar al gusto. Bébalo mientras está caliente y dormirá como un bebé.

★ Olvídese de los Calambres

¡Qué dolor! Está profundamente dormido cuando, de la nada, lo despierta un doloroso calambre en la pierna. No se quede ahí retorciéndose. Camine como pueda hasta la cocina, sírvase un vaso de 8 onzas de agua tónica y bébalo. La quinina del agua tónica aliviará el calambre muscular. Si no le gusta el sabor del agua tónica sola, coloree el remedio con un chorrito de jugo de naranja, un gajo de lima o una medida de ginebra.

★ Remedio Tropical para la Artritis

Por extraño que parezca, este remedio tradicional de Puerto Rico ha demostrado ser eficaz: en cuanto se levante, mezcle el jugo recién exprimido de una lima grande en una taza de café negro y bébalo mientras está caliente. Podría eliminar el dolor y las molestias de manera permanente. **Nota:** ¡No use este tratamiento si tiene el estómago sensible!

★ ¡*Au Revoir*, Juanetes!

¿Está a punto de abrir una lata helada de cerveza o gaseosa? Antes de jalar el abridor, consienta un poco los pies: coloque la lata de lado en el piso, quítese los zapatos y los calcetines, y ponga el pie adolorido sobre la lata. Deslice el pie hacia atrás y hacia adelante por varios minutos. El frío reducirá la inflamación, y el movimiento le dará al pie un buen masaje. Antes de abrir la lata, déjela reposar verticalmente por unos minutos, ¡o tendrá un baño efervescente!

★ Remedio para la Resaca

En "la mañana después de la noche anterior", algunas personas tratan la resaca con una copa más. Si se siente identificado, pruebe este tradicional remedio de Nueva Orleans: en una licuadora, mezcle 1 onza de Pernod, 1 onza de crema blanca de cacao y 3 onzas de leche. Añada tres cubos de hielo y licúe a velocidad alta. Vierta a un vaso y empine el codo.

★ Remedio Tradicional para la Gripe

Esta es una fórmula que se remonta a la pandemia mundial de gripe de 1918. A muchas personas literalmente les salvó la vida. Es simple: en una botella bien oscura, agregue ½ libra de ajo pelado y picado, y 1 cuarto de galón de coñac de grado 90. Tape y selle con cinta adhesiva resistente para que quede hermética. Durante el día, mantenga la botella en un lugar iluminado y cálido (en el sol, si es posible). Luego, pásela a un lugar frío y oscuro durante la noche. Después de 14 días y noches de esta rutina, abra la botella y cuele el ajo. Vierta la infusión de coñac

---

Remedio de Pasas con Ginebra

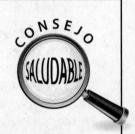

A lo largo de los años, este remedio tradicional ha aliviado a numerosas personas que habían perdido la esperanza de aliviar el dolor de la artritis. Para prepararlo, en un tazón de vidrio poco profundo, agregue 1 taza de pasas doradas (no negras) y vierta suficiente ginebra para cubrir las pasas por completo (1 o 2 tazas). Tape el tazón y deje las pasas en remojo por una semana, hasta que hayan absorbido toda la ginebra. Guárdelas en un frasco de vidrio (tapado) a temperatura ambiente, y coma nueve pasas al día. Algunas personas informan un significativo alivio del dolor después de menos de una semana, mientras que otras sienten alivio después de un mes o más. Importante: hay personas a quienes este remedio no les proporciona ningún alivio. Prepararlo es fácil y barato. Además, es delicioso y no posee los efectos secundarios de muchos medicamentos recetados. ¡Pruébelo! No tiene nada que perder.

nuevamente a la botella y coloque una etiqueta con la fecha (conservará la eficacia por un año). Luego úsela de la siguiente manera:

- Para prevenir la gripe, en un vaso de agua, agregue de 10 a 15 gotas tres veces al día (una hora antes de cada comida) por el tiempo que dure la temporada de gripe.

- Si ya se contagió la gripe, tome 20 gotas una hora antes de cada comida por cinco días. Eso debería mandar de paseo al virus. Luego, siga el plan de prevención descrito.

★ ¡Salud por el Cabello!

Uno de los productos más versátiles para el cuidado del cabello probablemente esté en el refrigerador. ¿Cuál? ¡Cerveza! Esta es una tríada de formas para embellecer el cabello con cerveza:

- Añada volumen y brillo: en la ducha, después de lavarse con champú, vierta una botella de cerveza sobre la cabeza. Para obtener mejores resultados, use una cerveza oscura rica en levadura, es decir, ninguna marca *light*. La levadura y el lúpulo dilatan el cabello y nutren las cutículas, mientras que la acidez de la cerveza elimina la acumulación de residuos de productos. Luego, enjuague brevemente con agua fría.

- La cerveza también es eficaz como loción fijadora. Vierta cerveza en una botella con rociador y rocíe el cabello antes de peinarlo.

- El lúpulo, uno de los ingredientes principales de la cerveza, es un remedio clásico para la caspa. Para deshacerse de las escamas, añada un buen chorro de cerveza al champú regular, masajee y enjuague con abundante agua.

SOLUCIÓN EFICAZ

PRÁCTICO DESINFECTANTE DE MANOS

Hay numerosos desinfectantes de manos en el mercado. Cuando lee las etiquetas, se pregunta si algunos de los ingredientes pueden causarle más daño que las bacterias que intenta matar. Por lo menos, eso me pregunto yo. Por ello, preparo este desinfectante fácil y seguro.

¼ taza de vodka
¼ taza de agua
20 gotas de aceite esencial de lavanda
20 gotas de aceite del árbol de té

Mezcle todos los ingredientes y vierta la poción en una botellita con rociador de 4 onzas o en 2 botellitas de 2 onzas. Lleve una en su bolsillo o bolsa, y rocíe sobre las manos como cualquier otro desinfectante.

RINDE: 4 ONZAS

★ Únase al Club

¿Después de nadar en una piscina con cloro, su cabello rubio quedó verde? ¡No se preocupe! Con una botella de agua mineral, lave esos químicos desagradables que tiene en el cabello.

★ Destaque los Reflejos Rojizos

¿Desea tener reflejos rojizos en su cabello castaño o aumentar el brillo de su cabello castaño rojizo? Después de lavarse con champú, enjuague el cabello con café negro fuerte enfriado a temperatura ambiente. Deje actuar en el cabello por 15 minutos y enjuague con abundante agua fría.

★ Gaseosa para las Uñas

Para que las uñas luzcan más claras y brillantes, dos veces a la semana, sumérjalas por 10 minutos en un pequeño tazón con *ginger ale*. Las sales solubles, como el benzoato de sodio y el sorbato de potasio (presentes en la mayoría de las bebidas *ginger ale*), actúan como agentes blanqueadores naturales. Estas sales limpian rápidamente las uñas manchadas y las mantienen más blancas.

★ Bañe las Penas

Vierta 4 tazas de vino tinto y 1 taza de miel cruda en la bañera, mientras la llena con agua caliente (sin que queme). Acomódese y relájese por 30 minutos. El vapor le abrirá los poros para que absorban los antioxidantes embellecedores y los aminoácidos complejos del vino. La miel permite que la piel retenga la humedad. Cuando haya terminado, enjuáguese con agua limpia y séquese suavemente.

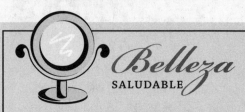

Belleza
SALUDABLE

Dúo Acondicionador para el Cabello

En belleza natural, la cerveza y la miel son muy eficaces. Prepare un acondicionador, que suaviza, da brillo, humecta y fortalece el cabello. Es fácil: en un tazón irrompible, vierta una botella o lata de cerveza (oscura y de buen cuerpo, si es posible) y deje que se escape todo el gas. En otro recipiente, mezcle 1 cucharadita de miel cruda en 4 tazas de agua tibia. Después de lavarse con champú, vierta la cerveza sin gas por todo el cabello y deje actuar por un par de minutos. Enjuague con agua fría y aplique el acondicionador de costumbre. Vuelva a enjuagar con la solución de miel y deje secar al aire. Siga este tratamiento una vez al mes para mantener el cabello brillante, sano y dócil.

22

Vaselina

Durante casi un siglo y medio, la vaselina ha sido un elemento básico de los cuartos de baño de costa a costa. Con los años, han surgido muchísimos productos para la salud y la belleza, pero cuando se trata de sanar la piel, este agradable gel sigue siendo el mejor. Ya sea que elija la Vaseline® original o una versión genérica, obtiene un asistente de primeros auxilios de primera categoría.

La Suavidad Viene en Gel

✔ Mande a Pasear a las Placas de Psoriasis

¡Rápido! Dos veces al día, lave las zonas afectadas, seque cuidadosamente y frote de inmediato varias capas de vaselina (¡cuanto más, mejor!). En una semana, desaparecerá, por lo menos, el 80% de la placa.

✔ Ciérrele la Puerta a las Ampollas

Para combatir las ampollas por fricción, aplique una capa delgada y uniforme de vaselina en cada pie antes de ponerse los calcetines y los zapatos. Ate bien los zapatos para evitar el roce de los pies con ellos. De esta manera, evitará las ampollas y estará listo para pasear.

✔ Deshágase de los Padrastros

Un padrastro es un pedacito de piel pegado a la base o a un lado de la uña. Desafortunadamente, el dolor que causa no está relacionado con su tamaño. Y puede ser aún más doloroso cuando lo elimina, a menos que lo haga de la manera correcta. Es sencillo: sumerja los dedos afectados entre 5 y 10 minutos en un tazón de agua tibia con unas gotas de aceite de oliva. Corte el padrastro desde la base con tijeras para uñas esterilizadas y afiladas (¡no lo arranque!). Aplique alcohol en la base, luego aplique vaselina, cubra sin apretar con una curita (para evitar que se ensucien las sábanas) y acuéstese. Cuando se levante por la mañana, su problema habrá desaparecido. Si quedó algún fragmento de piel sin cortar, repita el procedimiento.

Para evitar futuros problemas, frote vaselina en las cutículas y sobre la piel que rodea la uña después de bañarse o ducharse y en cualquier momento si ha metido las manos en agua. Esos pellejos dolorosos desaparecerán para siempre.

✔ Seque el Goteo

¿Qué es más molesto que el goteo posnasal? ¡No recuerdo algo más molesto! Les dejo este remedio sencillo que terminará rápidamente con el fastidio. Derrita ¼ taza de vaselina en una olla pequeña a fuego medio-bajo y revuelva con frecuencia. Retire del fuego y agregue 10 gotas de cada uno de los siguientes aceites esenciales: menta, eucalipto y tomillo. Cuando la mezcla

SOLUCIÓN EFICAZ

GEL PARA MASAJE MUSCULAR

Este ungüento es su boleto al alivio, ya sea que los músculos le duelan por practicar senderismo en una montaña, por trabajar en el jardín o por estar de pie muchas horas cocinando la cena de Acción de Gracias.

1 cucharada de glicerina

1 cucharada de vaselina

1 cucharada de agua

½ cucharadita de extracto de almendras

⅛ cucharadita de aceite esencial de gaulteria

En un recipiente apto para microondas, mezcle la glicerina, la vaselina y el agua. Cocine a máxima potencia por 30 segundos, agregue el extracto y el aceite, y revuelva hasta lograr una crema homogénea. Mientras está tibio, masajee el gel sobre las zonas adoloridas. Si le sobra gel, guárdelo en un frasco con tapa hermética y caliéntelo antes de volver a usarlo. Pero es mejor preparar un gel nuevo dos o tres veces al día y aplicarlo hasta que desaparezca el dolor.

alcance la temperatura ambiente, viértala en un frasco de vidrio limpio con tapa hermética. Aplique una gotita en cada fosa nasal, de una a tres veces al día. El secreto del remedio: la vaselina evita que la piel absorba los aceites, por lo que puede inhalar su esencia durante un período prolongado de tiempo.

✔ Alivie el Dolor de Manos y Pies

La sequedad, el agrietamiento y los callos en las manos y los pies no solo causan dolor y son desagradables, sino que tienden a desarrollar ampollas e irritación. Afortunadamente, este es un problema que puede resolver mientras duerme. Antes de acostarse, lave la zona afectada con agua jabonosa tibia, aplique una capa delgada de vaselina por toda la zona y póngase guantes o calcetines gruesos de algodón. Luego, métase a la cama.

Despídase de las Escoceduras

CONSEJO SALUDABLE

Los corredores, senderistas y entusiastas de los ejercicios corren el riesgo de tener una escocedura dolorosa y nada divertida. Aparece cuando la ropa roza constantemente contra la piel sensible o cuando los muslos abundantes se rozan al caminar. Este roce produce una erupción que duele y arde, y hasta grandes puntos rojos de escocedura. La solución: cubra la zona afectada con una capa gruesa de vaselina. Elimina la fricción para moverse con libertad sin temor al sufrimiento futuro. **Nota:** Recuerde que la vaselina puede manchar la ropa, pero quienes la usan afirman que es un precio bajo para mantener los movimientos libres de dolor.

Por la mañana, quítese los guantes o calcetines. La piel estará notablemente más suave y lisa. Si es necesario, repita el procedimiento cada noche hasta que los callos y las grietas pasen a la historia.

✔ La Ruta Más Rápida hacia una Piel Más Suave

Si prefiere no esperar toda la noche para eliminar la sequedad de la piel, pruebe este remedio rápido: mezcle partes iguales de vaselina y azúcar blanca, y agregue unas gotas de su aceite esencial preferido si lo desea. Aplique generosamente sobre las manos o pies recién lavados, y póngase guantes o calcetines de algodón. Deje actuar por unos 30 minutos y luego restriegue con una piedra pómez o un cepillo. Seque cuidadosamente y aplique crema humectante. Si la piel todavía está más seca de lo que le gustaría, repita el proceso todos los días hasta que esté sedosa y no le duela.

✔ ¡Adiós, Pañalitis!

Puede pagar mucho dinero por remedios para la pañalitis, pero no encontrará nada más eficaz que este remedio casero aprobado por los médicos. Mezcle partes iguales de vaselina y almidón de maíz hasta formar una crema, y frote sobre la colita adolorida del bebé. En 24 horas, desaparecerá la erupción.

Después de eso, mantenga alejado el problema según la rutina recomendada por los pediatras:

■ Cambie los pañales con frecuencia (por lo menos, cada dos horas para los recién nacidos) y en el momento en que note que están sucios.

■ Mantenga la piel del bebé fresca y seca. La mejor forma: al quitar el pañal sucio, deje que el bebé permanezca un rato sin pañal.

■ Después del "recreo de pañal", aplique una capa gruesa de vaselina a la colita del bebé antes de cubrirla con un pañal limpio.

PRECAUCIÓN ⚠

La vaselina permite que las quemaduras sanen antes, pero nunca debe usarse sobre una quemadura reciente, a menos que sea leve y que aplique el gel después de enfriar la quemadura completamente, como se describe en Cure las Heridas y Quemaduras Leves, a la derecha. Esto se debe a que el calor permanece en la piel durante un tiempo después del impacto inicial y continúa dañando la zona afectada. Si aplica vaselina (o cualquier otra grasa, incluida la mantequilla o el aceite) sobre la zona quemada demasiado pronto, conservará el calor y causará más daño al tejido subyacente.

✔ Cure las Heridas y Quemaduras Leves

La vaselina mantiene el nivel de humedad de la piel lesionada cercano al de la piel normal, lo cual acelera la sanación. También reduce la inflamación, sella la zona para impedir el ingreso de los gérmenes (que causan infecciones) y evita la formación de cicatrices. Úsela de la siguiente forma:

HERIDAS. Limpie bien la herida y aplique un ungüento con antibiótico. Luego aplique una capa generosa de vaselina y cubra con un vendaje. Para cortadas menores, cambie el vendaje varias veces o cuando esté mojado. Si recibe atención médica por una lesión más grave, siga el tratamiento prescrito por el médico.

QUEMADURAS MENORES. Este tratamiento solo está destinado a quemaduras menores de primer grado, causadas por un breve contacto con la plancha de vapor, una olla caliente o una parrilla de barbacoa. Deje correr agua fría sobre la quemadura, por lo menos, cinco minutos. Cuando la quemadura se haya enfriado completamente, frote con mucho cuidado vaselina. Luego envuelva holgadamente la zona de la quemadura con una capa de gasa delgada y sujete con cinta adhesiva. **Nota:** Si la quemadura es más grave, consulte al médico de inmediato (lea el cuadro Precaución arriba).

Suave Gema

✤ Fabrique Maquillaje

Cuando no tenga un producto básico de maquillaje antes de un evento especial o si prefiere preparar sus propios productos de belleza, a continuación, encontrará un trío de posibilidades:

RUBOR EN CREMA. En un tazón, agregue 1 cucharadita de vaselina y unas ralladuras de lápiz labial, y mezcle bien.

SOMBRA PARA OJOS. En un tazón, agregue 1 cucharadita de vaselina y unas gotas de colorante vegetal azul o verde, y revuelva hasta integrar.

LÁPIZ LABIAL. Siga el mismo procedimiento descrito para la sombra de ojos, pero use colorante vegetal rojo en lugar de azul o verde. Si desea una mezcla mejor (y más sabrosa), use una pizca o dos de polvo Kool-Aid® de cereza o fresa. Revuelva hasta integrar. ¡Y no se muerda los labios!

Nota: En cada caso, ajuste la cantidad de colorante para lograr un tono más oscuro o más claro.

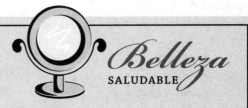

CREMA PARA CUTIS MADURO

Belleza SALUDABLE

Esta crema ultrasencilla es perfecta para el cutis muy seco, especialmente cuando se ha alcanzado cierto nivel de experiencia. Para prepararla, en un tazón grande, mezcle un frasco de 13 onzas de vaselina, una botella de 15 onzas de loción para bebé (no aceite) y un frasco de 16 onzas de crema con vitamina E (no loción). Si lo desea, caliente la vaselina en el microondas por unos segundos para suavizarla. Mezcle hasta integrar. La textura del producto terminado debe ser intermedia entre Cool Whip® y mantequilla batida. Guarde a temperatura ambiente en recipientes de boca ancha con tapa hermética y use como cualquier crema humectante. Casi inmediatamente notará la piel más suave y radiante.

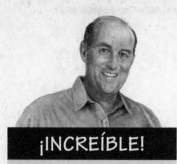

¡INCREÍBLE!

¡Convertir la basura en tesoro! En 1859, el joven químico vendedor de querosén Robert Chesebrough visitó el campo petrolero de Edwin Drake, que acababa de descubrirse en Titusville, Pensilvania, con la esperanza de ganar algo. En lugar de un contrato de aceite para calentar, se fue a casa con unos frascos de residuos de petróleo, que obstruían las varillas de perforación y enloquecían a los trabajadores del campo petrolero. Había algo positivo de la sustancia: cuando se frotaba sobre una herida o quemadura, aceleraba el proceso de cicatrización. Chesebrough extrajo y purificó el ingrediente esencial de esa sustancia sucia. A la sustancia uniforme y transparente la llamó "jalea de petróleo" o vaselina. En 1870, Chesebrough comenzó a fabricar Vaseline®. En 1955, la compañía se fusionó con Pond's para formar Chesebrough-Ponds. El resto, como dicen, es historia.

❖ Delicioso Brillo Labial

¿Le gustaría tener un brillo labial humectante de su tono preferido y de su sabor preferido? ¿Y a su esposo? Es fácil: en un tazón, agregue 1 cucharada de vaselina, ¼ cucharadita de su lápiz labial preferido y entre 2 y 4 gotas de extracto con sabor, y mezcle hasta integrar. Naranja, ron, menta y almendra son buenas opciones, pero el cielo es el límite. Pase la mezcla a un recipiente pequeño con tapa hermética. Encontrará en tiendas de manualidades y tiendas de alimentos saludables, o bien, utilice un recipiente plástico de pastillas para la garganta. Luego, métalo en el bolsillo o bolso y úselo como cualquier brillo labial.

❖ Una Crema Exfoliante para Todo

Esta crema exfoliante funciona de maravilla para eliminar las células muertas y suavizar la piel de todo el cuerpo, incluso el rostro y los labios. Para prepararla, mezcle 1 parte de vaselina con 2 partes de azúcar moreno (agregue un poco más de vaselina si la mezcla está demasiado espesa para su gusto). Saque del tazón con los dedos y masajee sobre la piel. Enjuague, seque con una toalla y aplique la crema humectante habitual.

❖ Acondicione las Cejas

Antes de depilarse, lubrique la piel con vaselina. Esos vellos desordenados saldrán fácilmente y sin dolor. Y si sus cejas son desordenadas, use vaselina para peinarlas, incluso después de la depilación. Aplique un poco de vaselina con la punta del dedo o un cepillo suave, y peine cada ceja desde adentro hacia afuera. El resultado: prolijidad. **Nota:** Claro está, no use el mismo cepillo que usa para los dientes.

SOLUCIÓN EFICAZ

PERFUME EN BARRA

Esta opción aromática tiene tres ventajas sobre los perfumes comerciales: primero, la vaselina permite aplicarla en los puntos de pulso con más facilidad y permanece más tiempo; segundo, puede personalizar el aroma; y tercero, cuesta muchísimo menos que las versiones comerciales.

1 taza de vaselina
1 onza de cera de abejas*
1 cucharada de aceite esencial**

Derrita la vaselina y la cera de abejas a fuego lento en una olla de vidrio o para baño María. Retire la olla del fuego, agregue el aceite esencial y revuelva un minuto. Vierta en uno o más frascos de vidrio oscuro con tapa hermética (no plástico) y deje enfriar hasta que se endurezca. Se conservará a temperatura ambiente hasta dos años. Una advertencia: mantenga el perfume lejos del calor y de la luz solar, que deterioran rápidamente su eficacia.

* En tiendas de alimentos saludables y numerosos sitios web.

** Use cualquier aroma, pero estas son algunas sugerencias: un combo floral clásico lleva 10 partes de lavanda, 4 partes de rosa y 2 partes de vainilla. Si prefiere algo para exteriores, mezcle partes iguales de pino y vainilla con unas gotas de jazmín. Una mezcla de partes iguales de romero y lavanda le brindará el aroma fresco de un jardín de hierbas.

RINDE: 1 TAZA

✤ Conserve los Aromas

Antes de rociarse loción o perfume, ponga un poco de vaselina en sus puntos de pulso, como las muñecas y los lados del cuello. De esta manera, el aroma perdurará todo el día o toda la noche.

✤ Desodorante Casero

¡Olvídese de los desodorantes cargados de químicos! Este mejunje sencillo la mantendrá tan fresca como el desodorante más caro de la tienda: en una olla, agregue 2 cucharadas de vaselina, 2 cucharadas de bicarbonato de sodio y

2 cucharadas de polvo para bebé. Mezcle y caliente a fuego lento hasta obtener una crema homogénea. Luego, vierta en un frasco con tapa hermética. Guarde a temperatura ambiente y use como cualquier antitranspirante.

✤ Truco de Tintura

Prepare un *tinte*. Si se tiñe el cabello en casa, evite que fluya el tinte por los ojos: frote vaselina por encima de las cejas. Siempre, pero especialmente si usa un tinte para cabello de color oscuro, frote vaselina alrededor del crecimiento del cabello para evitar manchas difíciles de eliminar. **Nota:** La vaselina sobre las cejas también evita que el champú entre en los ojos del bebé (o el perro) a la hora del baño.

✤ Selle las Horquillas del Cabello

Si espera demasiado entre un corte de cabello y otro, las puntas se abren: frote un poco de vaselina entre las palmas y pásela rápidamente sobre las puntas abiertas. Si lo desea, pásela rápidamente por todo el cabello para evitar la estática. Cuando termine, lave con champú y siga con su acondicionador normal.

Lo Mejor del Resto

★ Mantenga las Manos Calientes

¡Hace frío afuera! Pero tiene que hacer una diligencia sin los guantes. Antes de salir, proteja la piel expuesta masajeando las manos con aceite para bebé. Cierra los poros y evita los daños del aire gélido.

★ Acabe con los Hongos

Para los hongos desagradables de las uñas de las manos o los pies, la solución es una fricción con mentol. Dos veces al día, frote las uñas afectadas y la piel que las rodea con un ungüento mentolado. Pronto desaparecerá el problema. **Nota:** Si la infección no cede después de un par de semanas, consulte al médico.

★ Ahuyente los Insectos

El ungüento mentolado que alivia resfriados de pecho también es un excelente repelente de insectos. Aplique el ungüento sobre la piel (evite el rostro) para ahuyentar mosquitos y garrapatas, entre otros insectos chupadores de sangre. Lávese las manos si manipulará comida.

★ ¡Ups! Demasiado Tarde

Cuando un merodeador con muchas patas ya haya atacado, ponga un poco de pasta de dientes blanca (no gel) sobre la picadura. Actuará de inmediato para eliminar la picazón y reducir la hinchazón.

★ Primeros Auxilios para el Cabello Pintado

¿Estaba pintando el techo y le cayó pintura en el cabello? ¡No se preocupe! Aplique un poco de aceite para bebé en una almohadilla de algodón, envuélvala alrededor de los mechones pintados y limpie la pintura. Repita las veces que sea necesario hasta que el cabello deje de estar "a tono" con la habitación. Luego, lave bien con champú para eliminar el residuo de aceite.

★ Mantenga el Cabello Prolijo

¿Se ha quedado sin gel para peinar? Si tiene pasta de dientes en gel, está de suerte. Estos productos contienen los mismos polímeros solubles en agua que muchos geles para peinar. Aplique la cantidad de pasta que necesita, y peine el cabello de la manera habitual. **Nota:** Este truco también logra que los pasadores para el cabello permanezcan en su lugar cuando el cabello es demasiado fino.

★ Lávese en Seco

Si no tiene tiempo para el champú o no tiene ganas, tome un frasco de polvo para bebé. Espolvoree 1 cucharada sobre la cabeza, frote los mechones de cabello y cepille para eliminarlo. Dejará el cabello limpio y perfumado todo el día.

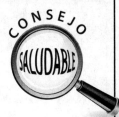

Para un Resfriado con Dolor de Cabeza

CONSEJO SALUDABLE

Cuando combata un feroz resfriado con dolor de cabeza, prepare un "vaporizador" portátil. Humedezca una bola de algodón en un frasco de ungüento mentolado. Introduzca esta bola en un frasco limpio de pastillas, tápelo firmemente y llévelo en el bolsillo o en el bolso. Cuando se sienta congestionado, retire la tapa e inhale profundamente varias veces. ¡Sus vías respiratorias quedarán despejadas!

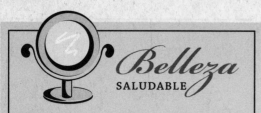

Belleza
SALUDABLE

MÁS POR MENOS

*T*oda mujer sabe que los polvos translúcidos dejan un acabado perfecto en cualquier rutina de maquillaje. Pero los polvos comerciales pueden dañar mucho su billetera. ¡Escuche esto! Prepare su propia versión con cinco centavos de ingredientes, que probablemente ya tenga en casa. Mezcle 1 cucharadita de polvo para bebé por cada ½ cucharada de maicena. Para agregar un poco de color, incluya ⅛ cucharadita de base en polvo. Guarde en un recipiente limpio con tapa, y aplique con una brocha regular para polvo. El resultado: maquillaje profesional por unos centavos.

★ Controle los Daños de la Caspa

La caspa común son células que se desprenden del cuero cabelludo seco. No necesita un champú especial. Siga esta rutina de tres pasos:

PASO 1. Frote aceite de bebé sobre el cabello y el cuero cabelludo hasta humedecerlo.

PASO 2. Masajee el aceite sobre las zonas supersecas de la piel, ¡no las raspe!

PASO 3. Deje actuar por unos 30 minutos y lave el cabello con el champú regular no medicado. Deje secar al aire y peine de la manera habitual.

Nota: Este tratamiento mantendrá la "nieve" al mínimo, pero no es una cura permanente de la caspa. Si tiene el cuero cabelludo seco, la afección reaparecerá de vez en cuando, especialmente si vive o visita un lugar con clima seco. Cuando reaparezca, repita el tratamiento.

★ Brillo para las Uñas

La pasta que logra que sus dientes estén más blancos y brillantes abrillantará las uñas de las manos y los pies. Con un poco de pasta dental blanqueadora en un cepillo de dientes, frote las uñas. Repita el procedimiento diariamente o con la frecuencia necesaria para mantener las uñas limpias y brillantes. **Nota:** Use un cepillo nuevo y limpio, no el que usa para los dientes.

★ Pasta Rápida contra las Espinillas

Nunca falla: tiene un gran evento mañana y, de la nada, le brota una espinilla. ¡No se preocupe! Antes de acostarse, cubra el bulto con un poco de pasta de dientes blanca (no gel). Por la mañana, la espinilla habrá pasado a la historia. **Nota:** Use este truco solo para un par de espinillas. *Nunca* aplique pasta de dientes en una zona grande del rostro, porque le provocará irritación y enrojecimiento.

★ Evite las Estrías

Durante el embarazo, cuando el cuerpo se expande para acomodar al bebé que crece rápidamente, el proceso puede causar daños a la piel que se estira. No se conforme con esas horribles estrías que quedan. Mezcle partes iguales de aceite para bebé y mantequilla de cacao, y masajee la barriga agrandada una o dos veces al día. La piel se mantendrá suave y sin marcas.

★ Bebé, ¡Préstame el Aceite, Por Favor!

Si un producto es lo suficientemente suave para la suave piel del bebé, es lo suficientemente suave hasta para la piel más sensible de un adulto. De hecho, el aceite de bebé podría reemplazar a cualquier producto caro para el cuidado de la piel que pueda nombrar. Lea esta tríada de ejemplos:

DESMAQUILLADOR. Elimine el maquillaje del rostro y de los ojos.

CREMA HUMECTANTE. Mantendrá la piel suave y elástica de pies a cabeza.

CREMA DE AFEITAR. Suaviza el vello de las piernas y axilas, y deja la piel suave y sedosa después de afeitarse.

SOLUCIÓN EFICAZ

BAÑO PARA RELAJARSE Y REFRESCARSE

Prepare este aceite para baño relajante, y úselo cuando necesite relajarse y refrescarse después de un día largo y pesado (o corto y fácil).

½ taza de aceite para bebé
¼ taza de leche entera
1 huevo
2 cucharadas de miel

En una licuadora, agregue todos los ingredientes y mezcle por unos 45 segundos. Vierta ¼ taza en la bañera mientras la llena con agua tibia. Acomódese y "¡Aaahh!". Refrigere el sobrante en un recipiente hermético y use dentro de la semana.

RINDE: ¾ TAZA

23

Vinagre

Los historiadores admiten que el vinagre se descubrió por accidente hace, por lo menos, 10,000 años, cuando se abrió prematuramente una cuba de vino. En lugar de madurar hasta convertirse en una bebida deliciosa, la fruta se transformó en un líquido no muy sabroso, pero mucho más versátil. Desde entonces, el vinagre ha desempeñado un papel impresionante en la historia. Hipócrates, el padre de la medicina, lo recetaba para numerosas dolencias. Helena de Troya se bañaba con vinagre para relajarse. Los médicos de la Primera Guerra Mundial lo usaban para tratar las heridas de los soldados. Y las personas activas, desde los guerreros samurai hasta Sam Houston, lo bebían como tónico para fortalecerse. ¡Hoy en día, en los círculos de salud y belleza natural, el vinagre es muy popular!

Las Proezas del Ácido

✔ Barrera contra el Veneno

La hiedra, el roble y el zumaque venenosos no son compatibles con el vinagre de manzana. Entonces, la próxima vez que tome contacto con cualquiera de estas malezas, abra una bolsa de papel madera, humedézcala con vinagre de manzana y póngala sobre la erupción. Extraerá las toxinas en un abrir y cerrar de ojos.

✔ Para las Manos Agrietadas y Adoloridas

¿Estuvo mucho tiempo trabajando con las manos descubiertas en un clima gélido y ahora tiene las manos enrojecidas, adoloridas y sensibles? ¡No se preocupe! Mezcle un poco de crema eficaz para manos con una cantidad igual de vinagre (de cualquier tipo) y aplique en las manos cada vez que se las lave. En unos días, su piel estará como nueva.

✔ Prepárese para el Sol

Cuando se acerque el verano, introduzca una botella de vinagre de manzana en el refrigerador. Luego, cuando pase mucho tiempo bajo el sol, saque la botella y aplique sobre la piel el líquido frío cada 20 minutos. Aliviará el dolor de inmediato (si no lo enjuaga), y evitará que se formen ampollas o que se pele la piel quemada. **Nota:** Este truco también es eficaz para quemaduras muy leves del hornillo, la parrilla de barbacoa o una plancha caliente.

✔ Alivio para Quemaduras de Sol

¿Ya está quemado por el sol y no tiene vinagre refrigerado? ¡No se preocupe! Vierta 1 taza de vinagre de manzana a temperatura ambiente en el agua tibia de la bañera. Acomódese y suspire de alivio.

✔ Trate las Mordeduras y Picaduras

¿Qué se obtiene al combinar la atractiva eficacia del plátano grande para cocinar con la acción antiinflamatoria del vinagre de manzana? Una tintura que alivia los síntomas de una mordedura o picadura, y sana la herida. Es fácil prepararla:

SOLUCIÓN EFICAZ

REPELENTE DE GARRAPATAS

Las garrapatas no son solo molestias del verano, también transmiten enfermedades que ponen en peligro la vida. Prepare este repelente suave y eficaz para mantenerlo a la mano durante la temporada de garrapatas.

2 tazas de vinagre blanco

1 taza de agua

20 gotas de aceite esencial de eucalipto

20 gotas de aceite esencial de lavanda

20 gotas de aceite esencial de menta

Mezcle los ingredientes y viértalos en una botella rociadora de tamaño de bolsillo. Cuando esté en territorio de garrapatas, rocíe la ropa y la piel expuesta (evite el rostro). Mantendrá la distancia de estos bichos desagradables.

RINDE: 24 ONZAS

PASO 1. Reúna un montón de hojas de plátano sin pesticidas ni herbicidas. Lávelas, pártalas en pedazos y macháquelas para extraer los aceites volátiles. Puede hacerlo con la parte de abajo de un frasco.

PASO 2. Introduzca las hojas en un frasco grande de vidrio con tapa hermética y cúbralas con vinagre de manzana. Guarde el frasco en un lugar fresco y oscuro durante dos semanas, y agite diariamente.

PASO 3. Cuando haya pasado el tiempo, cuele con una estopilla, vierta a un frasco limpio de vidrio con tapa hermética, pegue una etiqueta y guarde en el refrigerador. Según sea necesario, vierta un poco de tintura en botellas oscuras más pequeñas para llevar en el bolsillo, la mochila o la bolsa de golf.

Para usar la poción, aplique de inmediato una cantidad generosa en la mordedura o picadura. Sentirá un alivio inmediato. **Nota:** Si la causante fue una araña o serpiente venenosa, aplique la tintura y consulte al médico.

$V_iM_{an} + H_2O = Alivio$

El vinagre de manzana con el agua resuelven innumerables problemas de salud. Tome este combo clásico cuando tenga alguna de las siguientes afecciones.

PROBLEMA DE SALUD	REMEDIO
Infección de vejiga	2 cucharaditas de vinagre de manzana en un vaso de agua tres veces al día*
Mareos	½ cucharadita de vinagre de manzana en un vaso de agua
Sofocos	1 cucharada de vinagre de manzana en 8 onzas de agua helada, según sea necesario
Indigestión	2 cucharaditas de vinagre de manzana en un vaso de agua cada hora hasta sentirse mejor
Náuseas matutinas	1 cucharadita de vinagre de manzana en un vaso de agua al levantarse
Sinusitis o neuralgia facial	½ cucharadita de vinagre de manzana en un vaso de agua cada hora durante siete horas

* Consulte antes al médico.

✔ Elimine la Picazón

Un baño de vinagre de manzana es excelente para aliviar las molestias por psoriasis, urticaria o prurito (el término médico para la picazón que, por lo general, se relaciona con alguna enfermedad). En este caso, vierta 2 tazas de vinagre de manzana en el agua tibia de una bañera.

✔ Para Aliviar la Psoriasis

Alivie la picazón de la psoriasis en el cuero cabelludo sin tirarse de cabeza a la bañera. Dese un masaje con una mezcla de partes iguales de vinagre de manzana y agua. Aliviará la picazón, reducirá la inflamación y curará las infecciones asociadas.

✔ Baje una Talla

¿Intenta perder un poco de peso? Este truco puede ser útil: antes de cada comida, mezcle 1 cucharadita de vinagre de manzana en un vaso de agua tibia (asegúrese de que esté tibia) y bébalo. Este elixir reducirá su apetito, es decir, naturalmente deseará comer menos. Si lo combina con un aumento del ejercicio físico, es la manera más saludable para perder las libras no deseadas.

✔ Mande a Pasear al Pie de Atleta

El vinagre mata los hongos del pie de atleta y evita que regresen. Este es el tratamiento:

■ Enjuague los pies varias veces al día con vinagre blanco o vinagre de manzana.

■ Para evitar una nueva infección, humedezca los calcetines o pantimedias en vinagre blanco por unos 20 minutos antes de lavarlos. Además, humedezca una bola o almohadilla de algodón en vinagre blanco, y limpie los zapatos o las botas que haya usado desde que contrajo la afección.

■ Si nada o entrena en un gimnasio o club, mantenga una botella rociadora con vinagre en su bolso o casillero. Luego, cada vez que salga de la ducha, rocíe abundantemente los dedos de los pies, enjuáguelos con agua limpia y séquelos bien.

PRECAUCIÓN ⚠

El vinagre es fuerte: nunca lo tome puro para evitar malestares estomacales. Mézclelo con un vehículo más suave, como agua, jugo de frutas o miel. Además, con el tiempo, el ácido del vinagre daña el esmalte de los dientes. Por ello, cuando lo use para hacer gárgaras o como asistente dental, enjuague la boca inmediatamente después con abundante agua.

Como muchos remedios (caseros o no), el vinagre interactúa con algunos medicamentos, incluida la digoxina (Lanoxin®), la insulina y los medicamentos diuréticos. Entonces, si toma alguno de esos medicamentos, consulte al médico antes de usar vinagre en cantidades medicinales. Finalmente, si está embarazada o podría estarlo, pregúntele al obstetra cuánto vinagre puede consumir de manera segura.

✔ Acabe con los Hongos de las Uñas de Manera Natural

Hay medicamentos recetados eficaces que curan los hongos de los dedos de las manos y los pies, desde adentro y rápidamente. Hay un solo problema: estos medicamentos ocasionan efectos secundarios (incluido el daño a los riñones), que son mucho peores que el dolor y la picazón del dedo infectado. Entonces, ¿por qué arriesgarse? En lugar de tomar medicamentos, cada día, sumerja la mano o el pie afectado de 15 a 20 minutos en una palangana con 1 parte de vinagre blanco o vinagre de manzana y 2 partes de agua tibia. Tomará más tiempo que el medicamento, pero eliminará los nefastos hongos sin dañar su organismo.

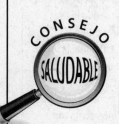

CONSEJO SALUDABLE

Compre Nubes

Para fines medicinales y de belleza, use vinagre de manzana crudo, orgánico y sin filtrar (en tiendas de alimentos saludables y en las secciones de alimentos saludables de la mayoría de los supermercados). Evite el vinagre transparente filtrado, que se encuentra con los aderezos para ensalada en las principales góndolas de los supermercados. Cuando encuentre la botella indicada, observará una consistencia de nubes con un sedimento con líneas flotando en el fondo. Esas nubes y el sedimento contienen todas las enzimas y bacterias beneficiosas, que permiten que el vinagre de manzana sea un remedio eficaz.

✔ Detenga el Sangrado de Nariz

Este es un remedio tradicional: sumerja una bola de algodón en vinagre de manzana e insértela suavemente en la fosa nasal que gotea. Apriete ambas fosas nasales con los dedos y respire por la boca por unos cinco minutos. Retire lentamente el algodón. Si no se detiene el sangrado, repita el procedimiento. **Nota:** Si tiene sangrado de nariz recurrente, podría tener una afección de salud subyacente; consulte al médico. Y si la sangre fluye por ambas fosas nasales, diríjase rápido a la Sala de Emergencias.

✔ Cabecee el Dolor de Cabeza

En mi familia, decían que este remedio cabeceaba el dolor de cabeza como los mejores jugadores de fútbol. Entrene: sumerja un paño blanco grande en vinagre (blanco o de manzana) y estrújelo. Colóquelo en la frente y átelo con fuerza atrás. Déjelo actuar hasta que desaparezca el dolor (unos 30 minutos). Si persiste el dolor de cabeza después de media hora, repita la jugada.

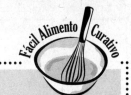

✔ Alise las Venas Varicosas

Si tiene venas varicosas, sabe que el aspecto desagradable es el menor de los problemas. También duelen horriblemente, y son peligrosas porque pueden activar la formación de coágulos sanguíneos. Antes de recurrir a los medicamentos o la cirugía, pruebe este remedio sencillo. Sumerja un par de paños en vinagre de manzana y envuélvalos alrededor de las piernas. Recuéstese con los pies a una elevación de un pie respecto del cuerpo y descanse por una media hora. Hágalo dos veces al día hasta aliviar la inflamación de las venas.

✔ Deshágase de la Tos y del Dolor de Garganta

Aproveche esta tríada para resfriados: mezcle partes iguales de vinagre de manzana, miel y agua tibia, y agregue ¼ cucharadita de jengibre fresco machacado por taza de la mezcla. Guarde a temperatura ambiente en un frasco de vidrio cubierto, y tome 1 cucharadita tres veces al día. Cuando menos lo espere, los resfriados y la tos serán historia.

✔ Una Solución Ácida para la Irritación de Garganta

SUPERJUGO

No se engañe con el delicioso sabor agridulce de esta bebida. Elimina el resfriado, lo recupera de la resaca y permite aprovechar los beneficios del vinagre de manzana.

½ taza de vinagre de manzana sin filtrar
¼ taza de jugo 100% natural de uva orgánica o manzana
1 cucharada de jugo de limón
1 cucharadita de miel pura (o más, al gusto)
½ cucharadita de canela molida
2 tazas de agua

En una jarra o frasco grande, mezcle todos los ingredientes hasta integrar. Guarde (tapado) en el refrigerador. Sirva en vasos con hielo cuando desee una bebida refrescante y saludable.

RINDE: UNAS 5 PORCIONES, PERO PUEDE DUPLICAR O TRIPLICAR LA RECETA, SI LO DESEA, PORQUE SE MANTIENE VARIAS SEMANAS EN EL REFRIGERADOR.

Si el dolor de garganta no está relacionado con un resfriado, pruebe este truco: mezcle 2 cucharaditas de vinagre de manzana en 8 onzas de agua tibia. Haga gárgaras y escupa. Luego, tome un trago. Alterne gárgaras con tragos hasta vaciar el vaso. Espere 60 minutos y repita la rutina. Continúe hasta eliminar el dolor. **Nota:** Si, después de una semana, todavía tiene dolor de garganta y no tiene otros síntomas, consulte al médico para descartar una afección más grave.

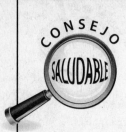

Una Tríada Triunfal

Los estudios de todo el mundo indican que la mezcla de vinagre de manzana, miel y ajo alivia o previene casi cualquier afección, por ejemplo, artritis, asma, hipertensión, obesidad, úlceras, dolores musculares y resfriados. Es sencillo: en una licuadora, mezcle a alta velocidad durante 60 segundos 1 taza de vinagre de manzana, 1 taza de miel pura y 8 dientes de ajo pelados. Vierta en un frasco de vidrio con tapa hermética y guarde en el refrigerador por cinco días. Luego, cada día (idealmente antes del desayuno) agregue 2 cucharaditas del tónico en un vaso de agua o jugo de fruta. Los investigadores recomiendan especialmente usar jugo de naranja recién exprimido o jugo 100% natural de uva. No puedo garantizar que alivie sus dolencias, pero vale la pena comprobarlo.

✔ Refuerce la Sopa de Pollo

Todos sabemos que la sopa de pollo combate los gérmenes de la gripe y el resfriado. Entonces, agregue sabor a su receta preferida (o al caldo de pollo instantáneo): caliente 1 taza de sopa o caldo y agregue 1 cucharada de vinagre de manzana, 1 diente de ajo machacado y un chorrito de salsa picante al gusto. Vierta en un tazón o taza y tome sorbos. Repita hasta recuperarse.

✔ Despeje los Senos Paranasales

¿Tiene los senos obstruidos? El vinagre de manzana resuelve el problema de inmediato. Usted decide cómo usarla. Dos o tres veces al día, pruebe uno de estos extraordinarios remedios o, si lo desea, pruebe los tres y decida cuál es mejor para usted:

■ Beba un vaso de agua tibia con 2 cucharaditas de vinagre de manzana.

■ Beba un vaso de 8 onzas de agua tibia con 2 cucharadas de vinagre de manzana y 1 cucharada de miel pura (sin aditivos ni conservantes).

■ En una olla, mezcle 1 taza de vinagre de manzana y 1 taza de agua. Caliente en el hornillo. Luego, inclínese sobre la olla e inhale los vapores mientras mantiene la boca y los ojos cerrados. Tenga pañuelos desechables a la mano, porque el flujo empezará pronto. ¡Tenga cuidado de no quemarse!

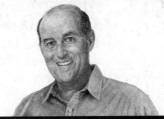

✔ Active la Tubería Interna

¿Está estreñido? Mezcle 2 cucharadas de vinagre de manzana en un vaso de agua o de jugo 100% natural de manzana o uva. Beba tres veces al día y pronto se destapará la tubería interna.

✔ Alivie el Dolor de la Artritis

Al parecer, cada persona con artritis tiene un remedio preferido o busca uno *eficaz*. Bueno, este es el mejor, según quienes lo han probado: mezcle partes iguales de vinagre de manzana y miel pura, y guarde la mezcla en un frasco de vidrio con tapa hermética a temperatura ambiente. Luego, una vez al día, agregue 1 cucharadita del combo y 1 cucharadita de gelatina Knox® sin sabor en 6 onzas de agua, y beba la mezcla. Pronto, desaparecerá el dolor de articulaciones.

✔ Alivie las Molestias de la Actividad Física

¿Se emocionó con su nueva rutina de ejercicios y ahora le duelen tanto los músculos que apenas se puede mover? ¡No se quede en el sillón quejándose y gimiendo! Humedezca un paño suave en vinagre de manzana y envuélvalo alrededor de la zona adolorida. Deje actuar por 20 minutos. Si todavía está adolorido, repita el procedimiento cada tres o cuatro horas hasta que desaparezca el dolor. Pronto pasará el dolor, porque el vinagre extrae el ácido láctico, que causa la rigidez y el dolor muscular.

✔ Linimento para Saltar

Independientemente de la causa del dolor de los músculos o las articulaciones, una suave fricción con esta receta clásica lo aliviará pronto. Mezcle 2 claras de huevo con ½ taza de vinagre de manzana y ¼ taza de aceite de oliva. Masajee las zonas adoloridas y elimine el exceso con un paño de algodón suave. Tenga cuidado para no ensuciar las sábanas, la ropa o el tapizado de los muebles.

¡INCREÍBLE!

En el siglo XVII, la peste bubónica atacó a toda Europa y mató, por lo menos, a la mitad de la población. Por ello, se la conoce como la Muerte Negra. Se dice que, en Marsella, cuatro hombres robaban las casas de las víctimas fallecidas, pero milagrosamente nunca se enfermaron. De acuerdo con una versión de la historia, cuando aprehendieron a los ladrones, los obligaron a enterrar a los muertos, con la promesa de que si sobrevivían a tal labor, los dejarían libres. Y sobrevivieron, probablemente gracias a la tintura de vinagre de hierbas que preparó uno de los ladrones, que era herborista. Cuando la resistencia de la banda a la fatídica enfermedad se hizo notoria, otras personas empezaron a tomar la tintura. Hoy en día, los expertos naturistas aún proclaman la eficacia del Vinagre de los Cuatro Ladrones (lea la receta en la página 324 y Cosas Buenas de los Chicos Malos en la página 325).

Combata el Cansancio Crónico

Todos estamos cansados de vez en cuando. Pero si está agotado constantemente, el motivo puede ser la acumulación de ácido láctico en el sistema. A menudo, sucede en períodos de estrés o después de realizar ejercicios extenuantes. Si ese es el caso, siga este tratamiento: antes de acostarse cada noche, tome 3 cucharaditas de vinagre de manzana mezcladas en ⅛ taza de miel. Siga este tratamiento natural hasta recuperar el vigor. **Nota:** Si no ocurre en unas cuantas semanas, consulte al médico.

✔ ¡Tranquilícese!

Este cóctel contra el estrés lo relajará, ya sea que sus nervios estén alterados por un día ocupado en la oficina seguido por una interminable congestión vehicular o que el estado de los asuntos mundiales tenga su nivel de ansiedad al máximo: en 1 taza de agua hirviendo, agregue 1 cucharada de vinagre de

SOLUCIÓN EFICAZ

VINAGRE DE LOS CUATRO LADRONES

Durante siglos, se han desarrollado varias versiones de esta receta, pero esta es una de las más populares y fáciles de preparar y usar (consulte la página 325).

En un frasco de vidrio, agregue los primeros seis ingredientes y vierta el vinagre. Tape el frasco y manténgalo en un lugar fresco y oscuro de seis a ocho semanas; agite diariamente. Cuele y vierta en recipientes más pequeños y prácticos. Guárdelos lejos del calor y la luz.

2 cucharadas de lavanda deshidratada
 para consumo humano
2 cucharadas de menta deshidratada
2 cucharadas de romero deshidratado
2 cucharadas de salvia deshidratada
2 cucharadas de tomillo deshidratado
de 4 a 8 dientes de ajo frescos picados
botella de 32 onzas de vinagre de
 manzana

* Si el frasco tiene tapa de metal, cubra la abertura con una lámina de plástico antes de enroscar la tapa. De lo contrario, el vinagre reaccionará con el metal.

RINDE: 1 CUARTO DE GALÓN

manzana y una bolsita de té de manzanilla. Reduzca el fuego y hierva a fuego lento por tres o cuatro minutos. Retire del fuego, saque la bolsita de té y vierta la infusión en una taza. Cuando se haya enfriado un poco, bébala y relájese.

✔ Cosas Buenas de los Chicos Malos

Desde el siglo XVII, la gente con experiencia ha recurrido a la eficacia curativa del Vinagre de los Cuatro Ladrones, que se dice que fue formulado por un ladrón convicto. Encontrará la receta en la página anterior y la colorida saga en el recuadro ¡Increíble! de la página 323. Este es un cuarteto de usos:

PARA RESFRIADOS, GRIPES Y OTRAS ENFERMEDADES. Los adultos deben tomar 1 cucharada del Vinagre de los Cuatro Ladrones tres veces al día. La dosis para niños es de 1 cucharadita tres veces al día. Cómo lo tome, es su decisión. Por ejemplo, puede sorberlo de una cuchara, agregarlo a un aderezo para ensalada o mezclarlo con agua, jugo de fruta o té de hierbas.

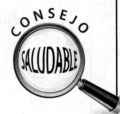

Descontamine las Frutas y los Vegetales

CONSEJO SALUDABLE

La mejor manera de mantenerse sano es comer alimentos saludables. Para que las frutas y los vegetales estén libres de pesticidas, fertilizantes químicos y otras sustancias tóxicas, use una botella rociadora. Llénela con 2 cucharadas de vinagre (de cualquier tipo), 1 cucharada de jugo de limón y 1 taza de agua. Mantenga la botella en el fregadero y rocíe las frutas y los vegetales. Luego, enjuáguelos con agua limpia.

DELE LA ESPALDA A LOS RESFRIADOS Y A LA GRIPE. Use las mismas cantidades: 1 cucharada para adultos y 1 cucharadita para niños. Como prevención, tome una vez al día. Para adquirir más resistencia, agregue una cucharada al agua de la bañera y aspire los vapores curativos mientras se relaja.

MATE GÉRMENES. Ahuyente los virus que se transmiten por el aire y las bacterias de las superficies: llene una pequeña botella rociadora con partes iguales del Vinagre de los Cuatro Ladrones y agua, y rocíe el aire y las superficies de toda la casa y la oficina. También es un eficaz desinfectante de manos.

AHUYENTE LOS INSECTOS TRANSMISORES DE ENFERMEDADES. ¡O los insectos de cualquier tipo! Vierta ¼ taza del Vinagre de los Cuatro Ladrones en una botella rociadora y llene el resto con agua. Rocíe sobre la piel y la ropa cuando salga al territorio de los insectos.

Una Botella de Belleza

❖ Fortalezca y Blanquee las Uñas

Es fácil: una vez a la semana, sumerja las uñas en jugo de limón por 10 minutos. Cepíllelas con partes iguales de vinagre blanco y agua tibia y enjuague con agua limpia. El resultado: las uñas serán su orgullo y deseará lucirlas en todos lados.

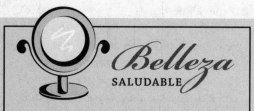

Belleza
SALUDABLE

PROTEJA EL ESMALTE DE UÑAS

Es frustrante, se pinta con esmero las uñas de las manos o de los pies y espera pacientemente a que se sequen. Luego, el esmalte se descascara. No se moleste ni se enoje. Adopte esta sencilla rutina de preparación: sumerja las uñas en vinagre (blanco o de manzana) por 60 segundos. Deje secar y pinte como siempre. Debido a que el vinagre elimina los aceites naturales de la superficie de las uñas, se adherirá.

❖ Elimine la Suciedad

Cuando el trabajo en el jardín o en el taller le deje las manos asquerosas, es hora de tomar medidas de suavidad. Vierta una cucharadita o dos de harina de maíz en la palma de la mano, agregue unas gotas de vinagre de manzana y frote las manos. Enjuague con agua fría y admire los resultados: las manos quedarán limpias y suaves.

❖ Entierre el Mal Olor

Este consejo está dirigido a los jardineros de nuestro público. Usted sabe que no hay nada mejor para las plantas que servirles con frecuencia un té de compost o estiércol. También sabe que cuando se ensucia las manos, el olor llega hasta el cielo. Para eliminar el olor, lávese las manos con líquido lavavajillas y enjuáguelas con vinagre de cualquier tipo. Y a partir de hoy, use guantes de plástico o de caucho cuando sirva el té para el jardín.

✤ Deshágase de las Verrugas

Las desagradables verrugas desaparecerán con este sencillo remedio tradicional. Antes de acostarse, aplique vinagre de manzana. *No* lo frote, podría causar más verrugas. Luego, humedezca un apósito de gasa en vinagre de manzana, colóquelo sobre la verruga y cubra con un vendaje para conservar la humedad. Deje actuar toda la noche. Por la mañana, retire el vendaje, pero no enjuague el vinagre. Repita el tratamiento cada noche hasta que desaparezca la verruga.

✤ Ilumine la Sonrisa a Bajo Costo

Pruebe este tratamiento para blanquear los dientes fácil y barato: humedezca una almohadilla de algodón en vinagre de manzana, frote sobre los dientes y enjuague con abundante agua limpia. Luego, diviértase con el dinero que *no* tuvo que gastar en el consultorio del dentista.

✤ Loción para Después de Afeitarse de Calidad Superior

Las lociones comerciales para después de afeitarse sirven de antiséptico para cortes y rasguños, humectan la piel, cierran los poros y alivian la irritación. ¡Escuche esto! El ácido acético del vinagre de manzana realiza las mismas hazañas por una fracción del costo en el rostro de los hombres o en las piernas de las mujeres. Es fácil: llene una botella o un frasco limpio con partes iguales de vinagre de manzana y agua, y agite hasta integrar. Aplique como cualquier loción para después de afeitarse. No se preocupe por el aroma, porque desaparecerá cuando se seque el vinagre.

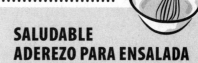

Fácil Alimento Curativo

SALUDABLE ADEREZO PARA ENSALADA

No tiene que tomar vinagre puro para disfrutar de sus efectos embellecedores. Si agrega el vinagre a su dieta (por ejemplo, con este delicioso aderezo para ensalada), eliminará la celulitis, suavizará la piel, erradicará las espinillas y reducirá los signos del envejecimiento.

¼ taza de vinagre de manzana sin filtrar
2 cucharadas de miel pura
2 cucharadas de agua
sal y pimienta al gusto
¾ taza de aceite de oliva extravirgen

En una licuadora o procesador de alimentos, mezcle los primeros cuatro ingredientes. Luego, con la máquina aún encendida, añada el aceite de oliva lentamente. Use como aderezo para su ensalada preferida, o agréguela a los vegetales al vapor o a las papas al horno.

RINDE: 1 TAZA

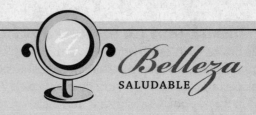

PERSONALICE EL ACONDICIONADOR PARA EL CABELLO

Por varios siglos, las mujeres han usado vinagre para acondicionar y dar brillo al cabello. Pero, con unos aditivos de hierbas, diseñará un tratamiento personalizado. Agregue 1 taza de hierbas secas a 1 cuarto de galón de vinagre de alta calidad (blanco o de manzana). Deje reposar unas semanas, cuele y vierta en una botella irrompible limpia. En cuanto a las hierbas que puede agregar, depende del efecto deseado. Aquí tiene la información detallada:

■ *La caléndula es un acondicionador para todo el año.*

■ *La manzanilla resalta los reflejos del cabello rubio o castaño claro.*

■ *La lavanda y el cedrón agregan una atractiva fragancia.*

■ *Las ortigas controlan la caspa.*

■ *El perejil y el romero realzan el cabello oscuro.*

■ *La salvia oscurece las canas.*

Use como enjuague final después del champú, en una proporción de 1 cucharada de vinagre con hierbas por galón de agua.

✤ Combata la Celulitis de Dos Maneras

¿Intenta deshacerse de la piel de naranja de la piel? El vinagre de manzana es muy útil:

DESDE ADENTRO. Una vez al día, beba un vaso de 8 onzas de agua con 2 cucharadas de vinagre de manzana y 1 cucharada de miel. El dúo dinámico ayudará al cuerpo a quemar la grasa más eficientemente y, por lo tanto, mejorará las zonas abultadas.

DESDE AFUERA. Mezcle 3 cucharadas de vinagre de manzana con 1 cucharada de aceite de oliva, y masajee las zonas problemáticas dos veces al día por 10 minutos. Esto estimulará la circulación y reducirá los depósitos de grasa.

✤ Elimine los Residuos del Cabello

Con el tiempo, los fijadores, los geles y otros productos para peinar se acumulan en el cabello y lo dejan opaco, débil y propenso a enredarse. Afortunadamente, hay una forma rápida y sencilla de eliminar esos residuos. En una botella rociadora, mezcle partes iguales de vinagre de manzana y agua. Después de aplicar el champú, rocíe el cabello con la mezcla y masajee sobre el cuero cabelludo. Deje actuar durante unos 5 minutos y enjuague con agua limpia. Pronto tendrá un cabello suave, brillante y fácil de manejar. La frecuencia del tratamiento depende (por supuesto) del momento y la cantidad de productos para peinar que usa. Su espejo le indicará cuándo es el momento de un nuevo tratamiento.

✤ Elimine los Residuos de los Cepillos

Para mantener fuera los residuos acumulados del cabello, también tiene que mantener los cepillos limpios. Este tratamiento es eficaz: después de limpiar todo el cabello del cepillo, sumérjalo por 15 minutos en una palangana de agua tibia con ¼ taza de vinagre blanco y 2 cucharaditas de champú. Saque el resto del cabello y, con un cepillo de dientes viejo o un cepillo para uñas, elimine los residuos difíciles de las cerdas. Enjuague el cepillo con agua corriente tibia y apóyelo sobre una toalla limpia. ¡Eso es todo!

Para mantener los cepillos limpios y extender su vida útil, realice esta rutina dos o tres veces a la semana. Si no usa productos comerciales para peinar, limpie los cepillos una vez al mes para eliminar el polvo que se deposita en el cabello.

✤ Limpie las Brochas de Maquillaje

Para eliminar el polvo, rubor u otro producto acumulado en las brochas de maquillaje, en una palangana, mezcle partes iguales de vinagre blanco y agua tibia, y agregue un par de gotas de champú para bebés para

Libérese de la Caspa

CONSEJO SALUDABLE

La combinación de partes iguales de vinagre de manzana y agua que limpia los residuos de productos para peinar el cabello (consulte Elimine los Residuos del Cabello, arriba) también elimina las escamas blancas. El vinagre restablecerá el equilibrio del pH del cuero cabelludo para eliminar las escamas y la picazón. Rocíe sobre la cabeza, masajee sobre el cuero cabelludo y deje actuar por una o dos horas antes de enjuagar con agua limpia. Para evitar que regrese la caspa, use este tratamiento, por lo menos, una vez a la semana, y deje actuar unos tres minutos antes de enjuagar.

SOLUCIÓN EFICAZ

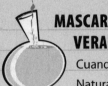

MASCARILLA DE LIMPIEZA VERANIEGA

Cuando la Madre Naturaleza enciende el calor, el sudor, el polvo y el maquillaje corrido producen un resultado: poros obstruidos. Pero este trío eficaz limpia la horrible acumulación de residuos, evita los brotes de espinillas y deja la piel suave y radiante.

4 cucharadas de puré de calabaza enlatado*
3 cucharadas de vinagre de manzana
1½ cucharada de agua de rosas**

Mezcle todos los ingredientes en un tazón. Aplique sobre el rostro y el cuello, y deje actuar de 15 a 20 minutos. Enjuague con agua tibia y continúe su rutina habitual de limpieza y humectación. Repita las veces que sea necesario para evitar los poros obstruidos.

* No relleno de tarta de calabaza.
** Encontrará una sencilla versión casera en La Abuela Sabía Qué Era lo Mejor en la página 159.

suavizar las cerdas. Haga girar las brochas hasta desprender los residuos y enjuáguelas bajo el chorro de agua tibia del grifo. Devuelva la forma a las cerdas con los dedos y colóquelas hacia arriba en un frasco o taza hasta que se sequen. ¡Estarán tan limpias y frescas como el día que las compró!

✤ Un Bello Equilibrio

Una loción tonificante que humecte, refresque y purifique el cutis es muy cara. Ahorre dinero: mezcle 1 parte de vinagre de manzana con 2 partes de agua, y aplique sobre el cutis con una bola de algodón. Sella la humedad, reduce la inflamación y restablece el equilibrio del pH natural de la piel, por lo que descama mejor las células muertas y elimina las bacterias que causan espinillas. **Nota:** Si su cutis es muy sensible, agregue más agua. Empiece con 3 partes de agua y 1 parte de vinagre, y pruebe hasta encontrar la relación adecuada para usted.

✤ Refuerce la Energía

Para agregar más energía y perfume a su loción tonificante, use agua de rosas en lugar de agua en la solución de vinagre. O prepare una infusión concentrada con una o más de sus hierbas preferidas y úsela para reemplazar el agua (lea Té por Dos en la página 197). Igual que con el acondicionador de cabello (lea Personalice el Acondicionador para el Cabello en la página 328), su mejor opción depende de lo que desea lograr. Las hierbas que se enumeran a continuación mejoran el cutis. Las encontrará frescas en muchos mercados agrícolas, tiendas de alimentos naturales y grandes supermercados y deshidratadas en herboristerías y en línea.

MANZANILLA (flores). Reduce la inflamación, alivia, limpia y brinda agentes antifúngicos.

SAÚCO (flores). Limpia, tonifica y actúa como un astringente suave.

LAVANDA (flores). Alivia, limpia y reduce la inflamación.

TILO (flores). Brinda los mismos beneficios que la manzanilla (descritos arriba), pero en una forma más suave que es ideal para la piel madura.

MALVA. Alivia la irritación de la piel.

MENTA. Alivia y refresca.

CALÉNDULA (flores). Limpia, alivia y reduce la inflamación. A menudo se usa en una mezcla con partes iguales de manzanilla o lavanda.

ROMERO. Tonifica, revitaliza y mejora la circulación sanguínea a los capilares de la piel.

TOMILLO. Combate las bacterias, y es especialmente eficaz contra el acné y el eccema.

MILENRAMA. Tonifica, limpia y sana; es especialmente eficaz para el cutis sensible, dañado o maduro.

Lo Mejor del Resto

★ Vinagre Balsámico vs. Grasa del Vientre

El vinagre balsámico, el más sabroso de los vinagres, elimina uno de los tipos de grasa más peligrosos: el "salvavidas" que se forma alrededor de la panza, que puede producir afecciones como la enfermedad cardíaca, la apnea del sueño y la diabetes tipo 2. Activa los genes que permiten que el cuerpo distribuya la grasa de manera más uniforme, en lugar de almacenarla en la cintura. Todavía se desconoce la dosificación exacta, pero muchos se inclinan por 5 cucharaditas al día, que es la cantidad que aumenta la sensibilidad de los diabéticos a la insulina, según los investigadores.

CEBOLLAS AGRIDULCES CON VINAGRE BALSÁMICO

Si solo usa el vinagre balsámico como aderezo para ensaladas, lea esto. Existe una gran variedad de formas sencillas y deliciosas de agregar a su dieta estos beneficios de salud y belleza. Esta es una de mis preferidas.

3 cebollas blancas dulces y grandes, peladas y cortadas en cuartos*
¼ taza de vinagre balsámico
3 cucharadas de aceite de oliva extravirgen
½ cucharadita de azúcar
sal kosher y pimienta negra recién molida (al gusto)

Mezcle todos los ingredientes juntos en un tazón grande. Distribuya una capa uniforme en una sartén grande para horno. Cubra con una lámina de aluminio, y ase a 350 °F de 20 a 25 minutos. Retire la lámina de aluminio, agregue las cebollas de manera que queden cubiertas con la salsa y vuelva a meter la sartén al horno (sin tapar) por otros 20 a 25 minutos. Sirva la cebolla agridulce caliente como acompañamiento o cobertura para pasta o papas al horno.

* O reemplácelas por cebollas moradas.

RINDE: 4 PORCIONES

★ Las Uvas del Vinagre Balsámico

Gracias a las uvas Trebbiano y Lambrusco que se utilizan para elaborar el vinagre balsámico, está lleno de compuestos que combaten el cáncer, fortalecen el sistema inmunológico y destruyen los radicales libres que causan el envejecimiento prematuro y el endurecimiento de las arterias. Entonces, amigos fanáticos de la pasta: la próxima vez que pida una cena abundante en su restaurante preferido, agregue vinagre balsámico a la ensalada. Evitará que suba demasiado el azúcar en la sangre y la posterior fatiga repentina (o bajón de azúcar), que aparece unas horas más tarde. Por cierto, también es eficaz para los corredores que consumen abundantes carbohidratos antes de una carrera.

★ Secreto de los Samurái

Los guerreros samurái japoneses afirmaban que su fuerza y energía provenía del tónico *Tamago-su* o vinagre de huevo. Los japoneses todavía lo toman para mantener la buena salud y retardar el proceso de envejecimiento. Ahora se sabe el motivo de su eficacia: previene la formación de los dañinos radicales libres y la acumulación de colesterol LDL (malo) en el cuerpo. Prepárelo:

1. Sumerja un huevo crudo entero en 1 taza de vinagre de arroz, y déjelo reposar (tapado) por siete días.

2. Cuando haya pasado la semana, descubrirá que todo el huevo se disolvió en el vinagre, excepto la membrana transparente de la cáscara. Elimine la membrana y revuelva el vinagre con huevo hasta integrar. Guarde el tónico en un frasco de vidrio con tapa hermética.

3. Tres veces al día, agregue 1 o 2 cucharaditas de vinagre en un vaso de agua caliente y bébalo para disfrutar de una larga vida saludable.

★ Un Marco Radiante para el Rostro

Para una ocasión especial, ¿desea que su cabello tenga tanto brillo que destelle? Mezcle 2 cucharadas de vinagre de malta en un cuarto de galón de agua y úselo como enjuague final. ¡Brillará como una estrella de Hollywood!

★ Arroz Suavizante

Cuando tenga los talones resecos y agrietados, use vinagre de arroz. Mezcle 1 cucharada de vinagre de arroz, 1 cucharada de miel pura y 1 cucharada de sal marina gruesa hasta formar una pasta líquida, y frote. Aplique abundante crema nutritiva para manos y pies, póngase calcetines de algodón y deje actuar toda la noche. Por la mañana, sus talones estarán considerablemente más suaves. Repita el procedimiento cada noche hasta suavizar la piel gruesa.

★ Baño para Pies

Si prefiere un método fácil para los tratamientos de pies, en una palangana, mezcle partes iguales de vinagre de arroz y agua, y sumerja los pies de 20 a 30 minutos. Repita la rutina hasta que la piel recupere la suavidad. **Nota:** Este remedio de vinagre y agua también previene o elimina los hongos de las uñas.

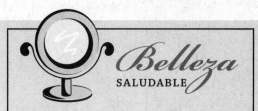

Belleza
SALUDABLE

LIBÉRESE DEL OLOR CORPORAL

*P*ocas cosas son más vergonzosas que tener mal olor en el cuerpo. Libérese del problema: poco antes de acostarse, humedezca un paño en vinagre de malta y páselo por todo el cuerpo. Deje que la piel se seque al aire. El ácido cambiará el pH de la piel, por lo que desactivará las bacterias que producen el mal olor. Por la mañana, dúchese y salga con el perfume de una flor. **Nota:** Si persiste el mal olor corporal, consulte al médico. Puede ser la señal de alguna enfermedad o de una dieta deficiente.

24

Yogur

¿Recuerda aquellos comerciales de televisión en los que campesinos rusos llenos de energía proclamaban que sus largas vidas se debían a las grandes cantidades de yogur que consumían? Pues bien, resulta que no estaban tan lejos de la verdad. Comer yogur no garantiza que vivirá más de cien años, pero muchos estudios han demostrado que una porción o dos de yogur al día estimula el sistema inmunológico, evita los resfriados y alergias, mejora el ánimo y reduce los niveles de colesterol malo, entre otros beneficios. Por supuesto, se mantendrá jovial por mucho más tiempo, ya sea que coma yogur o que lo aplique sobre la piel.

Cómalo y Apliquelo sobre la Piel

✔ ¡Fuera, Resfriados!

Y la fiebre del heno, también. Los estudios demuestran que las personas que comen tan solo 6 onzas de yogur al día se mantienen saludables durante la temporada de refriados y alergias. Para obtener los mejores resultados, comience un plan de prevención antes de que se propaguen los virus y vuele el polen, y manténgalo durante toda la temporada de frío.

✔ Proteja a las Bacterias Buenas

Si ha tomado antibióticos, sabe que producen efectos secundarios, como diarrea, dolor de estómago o infección vaginal. Una solución simple: unas dos horas antes de tomar cada dosis del medicamento, coma entre ½ y 1 taza de yogur. Luego, después de terminar el antibiótico, coma 1 taza de yogur al día por dos o cuatro semanas. De esta manera, reabastecerá al cuerpo con una carga completa de las bacterias esenciales para la buena salud.

✔ Combata los Hongos

Los cultivos activos del yogur realizan un tratamiento tópico eficaz contra estas dos infecciones micóticas frecuentes:

PIE DE ATLETA. Frote yogur natural sobre la zona afectada. Como medida preventiva, coma una taza o dos de yogur al día hasta que el dolor y la picazón desaparezcan.

HONGOS DE LAS UÑAS. Aplique una capa generosa de yogur natural sobre la uña infectada, cubra con un pedazo de gasa o vendaje y deje actuar toda la noche. Por la mañana, enjuague los residuos. Repita el procedimiento cada noche hasta que desaparezca el hongo. **Nota:** Si aplica el tratamiento a varias uñas, póngase calcetines o guantes de algodón antes de acostarse.

✔ Despídase de las Aftas

¿Tiene un afta que le duele mucho? Entonces, coma yogur (sí). Coma, al menos, 8 onzas de yogur natural cada día hasta que desaparezca la dolorosa úlcera. Para lograr mayor eficacia, pase el dínamo lácteo por toda la boca antes de tragarlo. De esta manera, cubrirá las encías, la lengua, la garganta y el paladar con bacterias beneficiosas, que matan a las bacterias malas, que podrían causar problemas o contribuir a causarlos.

Cultivos Activos Vivos

CONSEJO SALUDABLE

Los ingredientes que hacen del yogur una eficaz fuente de salud y belleza son organismos vivos con los complicados nombres de *Lactobacillus bulgaricus* y *Streptococcus thermophilus*. Este dúo convierte la leche pasteurizada en yogur durante el proceso de fermentación. Lamentablemente, después de la fermentación, algunas marcas de yogur pasan por un tratamiento de calor, que mata la mayoría de los cultivos beneficiosos. Entonces, ¿cómo sabe que compra lo mejor? Es simple. Cuando compre yogur natural o con sabor, congelado o refrigerado, verifique que el cartón tenga el sello *Cultivos Activos Vivos (Live & Active Cultures)*, que otorga la Asociación Nacional del Yogur (NYA). Esto garantiza que el producto contiene estos organismos beneficiosos.

Después de ello, para prevenir brotes futuros, coma, al menos, 4 cucharadas de yogur natural al día. **Nota:** Si no le gusta el sabor del yogur natural, agregue una cucharadita de miel pura o úselo en una receta, como el Triple Batido Delicioso (a continuación).

✔ Remedio contra las Quemaduras de Sol

Cuando permanecer demasiado tiempo bajo el sol le deja la piel enrojecida y adolorida, tome el recipiente de yogur natural más frío que encuentre (preferiblemente hecho con leche entera). Añada 1 o 2 cucharaditas de aloe vera en gel y aplique generosamente sobre las zonas quemadas. Deje actuar de 15 a 20 minutos, o hasta que se seque. Luego, limpie *suavemente* el yogur con una toalla suave y húmeda. Si el dolor persiste, repita el procedimiento cuantas veces sea necesario. Cuando ya no le arda la piel, métase a la ducha y enjuague con agua tibia. La próxima vez, recuerde usar pantalla solar.

Fácil Alimento Curativo

TRIPLE BATIDO DELICIOSO

Ya sea que desee aliviar aftas, estimular el sistema inmunológico, evitar los efectos secundarios de los antibióticos o disfrutar una bebida deliciosa y saludable, esta bebida vigorizante no tiene comparación.

2 tazas de diversas bayas congeladas*
2 tazas de yogur natural
3 cucharadas de miel pura

Coloque todos los ingredientes en una licuadora y presione el botón de alta velocidad. Cuando adquiera una consistencia homogénea, vierta el batido en un vaso y disfrute el tratamiento.

* O reemplácelas por otra fruta, como bananos congelados o mango/manzana fresca.

RINDE: 2 BATIDOS

✔ Otro Remedio contra las Quemaduras de Sol

Si untarse la piel no es su estilo, y la quemadura cubre una zona pequeña, pruebe este remedio más prolijo: prepare la mezcla de yogur y aloe vera según lo indicado, distribúyala sobre un pedazo de estopilla y aplíquela sobre la piel afectada. Cuando la compresa se caliente, cámbiela por otra fresca. Continúe esta rutina hasta sentir alivio y luego enjuague con agua fría.

✔ Remedio para Aliviar la Artritis

Si sufre de artritis, alivie esas articulaciones rígidas y dolorosas con esta eficaz crema penetrante y analgésica. Es fácil:

PASO 1. Reúna ½ taza de aceite de germen de trigo, 1 onza de cera de abeja, ¼ taza de yogur natural, 4 cápsulas de vitamina E de 400 IU y 10 gotas de aceite esencial de hojas de laurel. También necesitará una olla para baño María, una licuadora y un frasco de vidrio con tapa hermética.

PASO 2. Caliente el aceite de germen de trigo y la cera de abeja en la parte superior de una olla para baño María hasta que la cera se derrita, pero la mezcla debe estar lo suficientemente fría como para tocarla. No deje que se caliente mucho o dañará los compuestos curativos del aceite.

PASO 3. Ponga el yogur y el aceite de vitamina E (exprimido de las cápsulas) en la licuadora y licúe a la velocidad más baja. Con el motor encendido, vierta lentamente la mezcla tibia de cera y aceite, y agregue el aceite de hojas de laurel. Continúe mezclando hasta obtener una crema homogénea.

PASO 4. Pase la crema al frasco y deje enfriar a temperatura ambiente antes de taparlo. Guarde en el refrigerador, donde se conservará bien por unos 30 días.

Una vez al día o con la frecuencia necesaria, frote la crema sobre las articulaciones adoloridas y despídase del dolor.

✔ ¡Relájese!

¿Tiene que dar una conferencia y está tan nervioso que seguramente algo saldrá mal? O tal vez tiene una entrevista de trabajo y siente mariposas revoloteando en el estómago. Independientemente de qué lo tenga temblando del miedo, esta es una buena noticia: con un pequeño ajuste, el tratamiento tópico que alivia el dolor de las articulaciones también calma los nervios. Prepare y guarde la crema según las

---

SOLUCIÓN EFICAZ

CREMA INVERNAL

En el invierno, la picazón de la piel aparece en muy poco tiempo, gracias al dúo extractor de humedad de aire frío y seco afuera y de aire caliente y seco adentro. Bueno, esta asombrosa crema mantiene el cuerpo hidratado y sin picazón durante toda la temporada.

8 onzas de yogur natural

¼ taza de miel pura

2 cucharaditas de polvo de polen de abeja*

2 cucharaditas de jugo de limón

1 cucharadita de salsa de chile picante (de cualquier tipo)

Mezcle todos los ingredientes en una licuadora o procesador de alimentos. Vierta la crema a un recipiente con tapa hermética y guárdelo en el refrigerador, donde se mantendrá bien hasta la fecha de vencimiento del envase de yogur. Para usar la crema, aplique sobre las zonas irritadas y secas cada vez que sea necesario, y deje que la piel la absorba.

* En tiendas de alimentos saludables y en línea.

RINDE: UNAS 10 ONZAS

instrucciones descritas en Remedio para Aliviar la Artritis (lea la página 336), pero use aceite esencial de enebro en lugar de aceite de hojas de laurel. Varias veces al día, frote la crema por las manos (sí). Las propiedades relajantes del enebro penetran la piel, por lo que se sentirá relajado y listo para la acción.

Deliciosamente Saludable

✤ Endulce el Mal Aliento

Si tiene halitosis crónica (y no del tipo temporal que viene de la gran cebolla de la hamburguesa), el yogur contribuirá a endulzar el aire. El yogur acaba con las desagradables bacterias del sistema digestivo, que frecuentemente causan el mal aliento. Así que coma una o dos porciones de yogur al día. **Nota:** Si el aliento no presenta una mejoría después de un par de semanas, consulte al médico para descartar cualquier afección médica.

PRECAUCIÓN ⚠

Cuando un alimento natural recibe el título de superestrella, como el yogur, es lógico que los fabricantes utilicen esa imagen saludable para vender sus propios productos. Este es el caso de los aderezos para ensalada a base de yogur; *pretzels*, galletas y dulces recubiertos de yogur; o cremas cosméticas con yogur como ingrediente clave. Estos alimentos no contienen ningún cultivo activo vivo. Entonces, cómalos o apliquelos sobre el cuerpo, si lo desea, pero no espere recibir los beneficios de belleza o salud del yogur.

✤ Elimine la Caspa

Es simple: después de lavarse el cabello, masajee 1 taza de yogur natural sobre el cuero cabelludo. Deje actuar unos 15 minutos para que penetre la piel y enjuague con abundante agua. Repita el procedimiento todos los días y la caspa desaparecerá en una semana. Después de eso, use este tratamiento cada dos semanas o con la frecuencia necesaria para mantener la caspa bajo control.

✤ Restaure el Brillo

Los productos para peinar y la contaminación del aire resecan el cabello y dejan un residuo que opaca el brillo. Para brillar como las estrellas: masajee ½ taza de yogur natural sobre el cabello húmedo y deje actuar por 20 minutos. Enjuague con agua tibia y luego con agua fría. Continúe con el champú y el acondicionador de siempre. Para mantener el brillo, repita este tratamiento cada dos semanas.

❖ Realce el Color

El yogur ayuda a que los tonos del cabello sean más oscuros y radiantes. El uso depende del color natural del cabello.

PARA CABELLO OSCURO. Mezcle ½ taza de yogur natural, ½ taza de cacao en polvo, 1 cucharadita de miel y 1 cucharadita de vinagre de manzana hasta formar una crema suave. Aplique sobre el cabello recién lavado con champú y deje actuar por dos o tres minutos. Luego, enjuague y peine como de costumbre.

PARA CABELLO PELIRROJO. En una licuadora o procesador de alimentos, mezcle 3 cucharadas de yogur natural, 2 cucharadas de miel y 3 zanahorias medianas picadas (o ½ taza de arándanos rojos, si desea matices cobrizos) hasta obtener una crema espesa. Después de lavarse con champú, aplique sobre el cabello. Deje actuar por uno o dos minutos y enjuague. Continúe con su rutina de peinado de costumbre.

❖ Tratamiento Acondicionador Intenso

Dedicado al cabello seco y dañado: en un tazón, bata ½ taza de yogur natural de leche entera, ½ taza de mayonesa (con el contenido completo de materia grasa) y 1 clara de huevo. Aplique sobre todo el cabello y concéntrese en las puntas. Póngase una gorra para baño y coloque toallitas de papel o bolitas de algodón en el borde para atrapar las gotas que escurren. Deje actuar por unos 30 minutos. Enjuague con abundante agua, entre tibia y fría. No use agua caliente, ¡o terminará con huevos revueltos

---

SOLUCIÓN EFICAZ

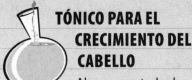

TÓNICO PARA EL CRECIMIENTO DEL CABELLO

Alguna vez, todas las mujeres optan de manera impulsiva por un moderno estilo de cabello corto y se dan cuenta de que no les queda bien. Bueno, no se preocupe. Este tónico acelerará el proceso de crecimiento del cabello.

1½ cucharada de yogur natural

1½ cucharada de miel pura orgánica

1 cucharada de aceite de coco

1 cucharadita de aceite de oliva extravirgen

Mezcle todos los ingredientes. Cepille suavemente el cabello, aplique el tónico al cuero cabelludo y masajee hasta las puntas. Póngase una gorra para baño, o cubra la cabeza con una bolsa plástica y espere, por lo menos, 60 minutos. ¡Mientras más tiempo, mejor! Luego aplique el champú y el acondicionador como de costumbre. Repita el procedimiento una vez a la semana hasta que esté a gusto con el largo del cabello.

en la cabeza! Puede continuar el tratamiento con champú, o solo secar y peinar el cabello como siempre.

✤ Crema Exfoliante Nutritiva para el Rostro

Para limpiar a fondo, suavizar y rejuvenecer la piel seca, use esta crema suave una vez a la semana. Es simple: en un tazón, mezcle 6 onzas de yogur natural de leche entera, ¼ taza de avena molida sin cocción (use un molinillo de café o un procesador de alimentos), 2 cucharaditas de miel pura y 1 cucharadita de jugo de limón o naranja. Masajee sobre el rostro y el cuello recién lavados con pequeños movimientos circulares. Deje secar y enjuague con agua tibia. Seque suavemente y continúe con la crema humectante habitual.

✤ Crema de Limpieza Antiacné

¿Usted o sus adolescentes tienen una lucha constante contra el acné? Mímese con este tratamiento de limpieza diario: mezcle 4 cucharadas de yogur natural de leche entera y 4 cucharadas de jugo de limón recién exprimido. Aplique una capa delgada sobre las zonas afectadas, deje actuar por unos cinco minutos y enjuague con agua tibia. El jugo de limón limpia el exceso de grasa del cutis, y el ácido láctico del yogur previene las erupciones. Guarde esta crema de limpieza en el refrigerador, en un recipiente tapado.

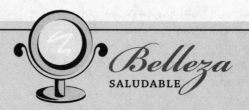

CREMA EXFOLIANTE DE LIMPIEZA PROFUNDA

Belleza SALUDABLE

Esta crema limpia profundamente, pero es muy suave. Está especialmente indicada para cutis irritado o con manchas. Incluso las partes del cuerpo no expuestas al polvo y los contaminantes cotidianos se beneficiarán con una limpieza periódica. Así que, una vez cada una o dos semanas, mezcle en un recipiente irrompible 2 cucharadas de yogur natural, 1 cucharada de avena sin cocinar y 1 cucharada de harina de maíz. Deje que la mezcla tome la temperatura ambiente, métase a la ducha y masajee la crema exfoliante con movimientos circulares. Enjuague con agua, séquese con una toalla y aplique su crema humectante preferida.

✤ Menos Estrés = Mejor Aspecto

Y, por supuesto, mejor salud, también. Créase o no, una mascarilla facial ultrasencilla reduce el nivel de estrés. Es simple: mezcle 2 partes de yogur natural de leche entera y 1 parte de miel, y aplique sobre el rostro. Recuéstese y relájese por unos 15 minutos. Enjuague con agua tibia y disfrute los resultados: ánimo más relajado + piel más suave.

✤ La Dama Enmascarada

Las mascarillas faciales con yogur hacen maravillas en cualquier tipo de cutis. Esta es una tríada de ejemplos:

HUMECTE EL CUTIS SECO. Mezcle 2 cucharadas de yogur natural de leche entera, 1 cucharada de miel pura y 1 o 2 cucharadas de avena cocida y enfriada hasta formar una crema homogénea.

EXFOLIE EL CUTIS GRASO. En un tazón, con un tenedor, machaque 4 fresas limpias y maduras, y agregue 1 cucharadita de yogur natural reducido en grasas.

SUAVICE EL CUTIS IRRITADO. En una licuadora, licúe ½ taza de yogur natural de leche entera, 2 cucharadas de aloe vera en gel, 1 cucharada de miel pura, medio pepino picado y 3 gotas de aceite esencial de manzanilla.

En cada caso, aplique la mascarilla sobre el rostro recién lavado y deje actuar entre 10 y 15 minutos. Enjuague la mascarilla con agua tibia, seque suavemente y aplique su crema humectante preferida.

Fácil Alimento Curativo

CURRY DE YOGUR

No es necesario aplicar yogur sobre el rostro para que el cutis esté más suave y lozano. Los probióticos actúan desde el interior. Esta es una forma deliciosa y superfácil de comenzar el proceso.

1 taza de yogur natural
1 tomate mediano en cubos
1 cebollino picado fino
1 cucharadita de curry en polvo
1 cucharadita de jugo de limón
¼ cucharadita de rábano picante preparado

Mezcle todos los ingredientes en una licuadora o procesador de alimentos, y sirva en un tazón. Sirva con vegetales crudos, galletas saladas o galletas Melba, o como aderezo para vegetales al vapor o papas horneadas.

RINDE: 1 TAZA

♣ La Fuente de la Juventud Eterna

Por sí solo, gracias a su rico contenido de ácido láctico, el yogur retrasa o reduce los signos del envejecimiento, como las líneas de expresión, las arrugas y las manchas por la edad. También disuelve las células muertas que obstruyen los poros y hacen que el cutis luzca opaco. Además, reduce los poros grandes y brinda al cutis una apariencia más joven. Para disfrutar de esta fuente de juventud, aplique una capa gruesa de yogur natural de leche entera sobre el rostro, deje actuar por unos 20 minutos y enjuague con agua tibia. Repita el tratamiento, por lo menos, una vez a la semana. ¡Nunca es demasiado!

Lo Mejor del Resto

★ Alivio para las Quemaduras de Sol

Cuando calienta el sol, prepare estas barras reconfortantes y manténgalas a la mano para obtener alivio instantáneo para las quemaduras de sol. Es sencillo:

PASO 1. En un tazón pequeño, bata un huevo hasta que esté espumoso. Luego, incorpore lentamente ½ taza de aceite de coco tibio (no caliente) y 1 cucharada de miel pura hasta que la crema adquiera la consistencia de la mayonesa.

PASO 2. En otro tazón, coloque un tubo de papel higiénico vacío en sentido vertical. Use una cuchara para servir la mezcla dentro del tubo y métalo (dentro del tazón) en el congelador hasta que la crema quede firme.

PASO 3. Cuando llegue el momento de aliviar la piel, pele ¼ pulgada del cartón y frote suavemente la parte superior de la barra congelada sobre la zona quemada. Deje actuar de 5 a 10 minutos y enjuague con agua fría. Repita con la frecuencia necesaria para aliviar la quemadura.

Cuando no la use, cubra la barra con un envoltorio plástico y manténgala congelada. Le durará una eternidad. Por cierto, esta práctica barra también es eficaz con quemaduras leves de cocina y para suavizar la piel.

★ Leche para Aliviar el Eccema

Cuando sienta las llamaradas, el alivio está en el refrigerador. En un tazón, mezcle leche fría entera con una cantidad igual de agua y humedezca una gasa o un paño de algodón suave en la poción. Coloque sobre la zona afectada por 3 minutos. Siga este procedimiento de dos a cuatro veces en una secuencia rápida. Luego, repita cuantas veces sea necesario a lo largo del día. Asegúrese de enjuagarse la piel con agua fría después de cada tratamiento. De lo contrario, pronto olerá a leche agria.

★ Despídase de la Psoriasis

Encontrará el alivio ideal para la psoriasis en el refrigerador: suero de leche. Esta es la tríada de opciones:

■ Vierta de 2 a 4 tazas de suero de leche en el agua tibia de una bañera y disfrute por 20 minutos. Séquese suavemente y aplique una loción humectante intensa y natural.

■ Si prefiere ducharse, llene un rociador con suero de leche y úselo como gel de ducha. De nuevo, después de secarse, use una crema humectante de cuidado intensivo.

■ Para tratar la psoriasis en el cuero cabelludo o en una zona reducida del cuerpo, humedezca una toalla de algodón suave en suero de leche, aplíquela sobre la zona afectada y sosténgala en el lugar hasta aliviar el dolor y la picazón.

En cada caso, repita el proceso con la frecuencia necesaria. Además, comience a beber más suero de leche. No existe una dosis específica (al menos, no por ahora), pero los estudios demuestran que aliviaría el dolor de la psoriasis. **Nota:** Si, de repente, le aparece algo que podría ser un parche de psoriasis y no ha sido diagnosticado con la enfermedad, consulte al médico de inmediato. Podría ser una afección parecida, pero más grave.

★ Alivio para los Forúnculos

¿Tiene un forúnculo que le está volviendo loco? Pruebe este remedio clásico: retire la cáscara de un huevo duro y retire con cuidado la delicada membrana que queda sobre el huevo. Humedézcala y colóquela sobre el forúnculo. Debería secar el pus y reducir la inflamación de inmediato.

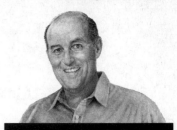

PRECAUCIÓN

Los historiadores calculan que las personas comenzaron a beber leche hace unos 10,000 años, cuando domesticaron a los primeros animales. Los registros indican que los ingleses ordeñaban vacas, por lo menos, hace 6,000 años, y trajeron ganado a nuestras costas en el siglo XVII. Beber leche se ha convertido en una costumbre fuertemente arraigada en los Estados Unidos. Según las encuestas, si abre el refrigerador en el 96% de los hogares estadounidenses, encontrará un envase de leche. Veinte estados han designado a la leche como su bebida oficial (o, como algunos la llaman, el refresco oficial del estado). Este es otro dato curioso: Estados Unidos es el único país del mundo en donde la leche de vaca es tan popular. En los demás países, los fanáticos de los lácteos prefieren los productos de otros animales, como cabras, burros, renos, ovejas, yaks y búfalos de agua.

SOLUCIÓN EFICAZ

BAÑO RELAJANTE

Los estudios científicos han demostrado que el estrés lo pone en alto riesgo de prácticamente cualquier enfermedad, y estará más propenso a sufrir accidentes, por si fuera poco. Entonces, prepare esta mezcla relajante y úsela cuando sienta que su nivel de estrés está subiendo.

4 tazas de leche entera en polvo

2 tazas de harina de maíz

4 o 5 gotas de su aceite esencial preferido*

Mezcle todos los ingredientes en una licuadora o procesador de alimentos. Cuando llegue el momento de relajarse, agregue ½ taza de la mezcla al agua tibia de la bañera y acomódese. Guarde el sobrante en un recipiente hermético a temperatura ambiente.

* Para acabar con el estrés, son buenas opciones el geranio, el jazmín, la lavanda, la naranja y la vainilla.

RINDE: 12 BAÑOS

Nota: Si el dolor empeora o si observa una mancha roja en el forúnculo, consulte al médico de inmediato.

★ Nuez Moscada vs. la Resaca

Antes de asistir a una fiesta o a la hora feliz después del trabajo, mezcle una pizca de nuez moscada en un vaso de leche y beba despacio. Esto protege el revestimiento del estómago para que la absorción del alcohol sea más lenta a fin de reducir el daño en caso de que tome unas copas de más. **Nota:** Esta poción solo alivia los efectos de la resaca a la mañana siguiente. Recuerde que no alivia los efectos del alcohol sobre sus reflejos o procesos mentales.

★ ¡Enmantequillado!

Un tratamiento para el cutis seco supersencillo y supereficaz: mezcle 1 cucharadita de mantequilla suave y sin sal con 1 cucharadita de agua tibia. Frote la mezcla por todas las zonas secas del cutis. Déjela actuar de 15 a 20 minutos y enjuáguela con agua fría.

★ La Belleza de la Crema Agria

Probablemente la crema agria no sea muy buena para la dieta, pero puede hacer milagros en el cutis. En esta mascarilla, exfolia, ilumina y humecta el cutis, refina los poros, alivia cualquier irritación, previene las espinillas y disimula el aspecto de las cicatrices del acné. ¡INCREÍBLE! La fórmula sencilla: mezcle 2 cucharadas de crema agria, 2 cucharadas de miel pura y 1 cucharada de vinagre de manzana sin filtrar o de jugo de limón recién exprimido. Aplique sobre el rostro recién lavado y deje actuar por 20 minutos. Enjuague con agua tibia y luego con agua fresca (no fría). Siga este procedimiento dos veces a la semana para mantener el cutis radiante.

★ Déjelo en las Manos del Suero de Leche

El cutis no es la única parte del cuerpo que puede beneficiarse con una "mascarilla" de acción prolongada. La próxima vez que sus manos necesiten mimos, consiéntalas con este tratamiento nutritivo: mezcle ¼ taza de suero de leche y ½ taza de leche en polvo hasta formar una crema homogénea. Con un pincel para pintar pequeño y suave o un pincel para repostería, aplique una capa uniforme sobre cada mano. Deje actuar por unos 15 minutos o hasta que se seque por completo. Enjuague con agua fría y seque suavemente. Su piel debería quedar tersa, con un bello brillo saludable.

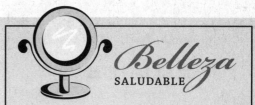

Belleza SALUDABLE

CON HUEVO EN EL ROSTRO

¿*Busca una manera rápida, fácil y económica de disimular las arrugas? Está leyendo el consejo indicado. Es así: deje que el huevo se caliente a temperatura ambiente, rómpalo y sepárelo. Reserve la yema y bata la clara lo suficiente para que sea fácil de aplicar. Aplique sobre el rostro y recuéstese (sin almohada debajo de la cabeza) de 15 a 20 minutos. A medida que se seque la clara de huevo, le estirará la piel, igual que un cirujano plástico en un estiramiento facial. Cuando la mascarilla se haya endurecido por completo, enjuague el rostro con agua fría. No realice este tratamiento sentado, o la gravedad hará que las claras de huevo se deslicen hacia abajo y arrastrarán su piel con ellas. Por supuesto, esta "cirugía" cosmética es temporal, pero es mucho más barata y segura que la realizada por un cirujano.*

SOLUCIÓN EFICAZ

CREMA FACIAL DE LIMÓN

Aplique esta crema todas las noches para lucir un cutis satinado.

1 limón

¼ taza de crema espesa para batir

el contenido de 1 cápsula de vitamina E
   (400 IU)

un pedazo de gasa u otro paño suave

Desde el centro del limón, corte un gajo de ¼ pulgada de espesor. Colóquelo horizontal en un frasco de vidrio con tapa hermética. Vierta crema hasta cubrir el limón, tape el recipiente con el paño y deje reposar a temperatura ambiente por 24 horas o hasta que la mezcla tenga la consistencia de crema facial. Agregue la vitamina E, reemplace el paño por la tapa y guarde el frasco en el refrigerador. Aplique la crema todas las noches a la hora de dormir. La crema se conservará por una semana.

RINDE: ¼ TAZA

★ Fortalecedor de Uñas

Esta es una forma fácil e infalible para fortalecer las uñas. En un tazón, bata 1 yema de huevo, ¼ taza de suero de leche y 1 cucharada de miel pura. Sumerja las uñas por 10 minutos y enjuague con agua fría. El suero de leche suavizará las cutículas resecas y las proteínas del huevo fortalecerán las uñas.

★ Huevo para el Cabello

¿Se le acabó la espuma o el gel para peinar? ¡No se preocupe! Encontrará el sustituto ideal en el refrigerador. Separe la clara de la yema de dos huevos y bata las claras hasta que formen picos firmes. Frote sobre el cabello húmedo y peine como de costumbre. Antes de lavarse con champú, enjuague las claras de huevo con agua fría.

★ Acondicionador Tradicional para el Cabello

Nuestras abuelas y *sus* abuelas usaban este acondicionador natural para dar brillo y suavidad al cabello, y aún hoy es sumamente eficaz. Es simple: bata dos yemas de huevo hasta que estén espumosas y, sin dejar de batir, agregue 1 taza de agua y 1 cucharadita de aceite de oliva o aceite para bebé. Aplique como cualquier acondicionador, deje actuar uno o dos minutos y enjuague con abundante agua fresca. El resultado: cabello sedoso y brillante sin residuos químicos.

25

Zanahoria

Desde la antigua Grecia, las personas han aprovechado la eficacia de la zanahoria para promover la salud y la belleza. Cada día aprendemos más sobre las sorprendentes hazañas de estas sabrosas raíces y su jugo, desde suavizar la piel y humectar el cabello hasta reducir significativamente el riesgo de desarrollar cáncer, accidentes cerebrovasculares y enfermedad cardíaca. De hecho, el bocadillo preferido del Conejo Bugs Bunny ahora encabeza los superalimentos de los nutricionistas, de costa a costa.

Ponga a las Zanahorias a Trabajar de Su Lado

✔ Erradique el Dolor de Oído

Si tiene un dolor persistente, ralle una zanahoria grande, envuelva la pulpa en estopilla y sosténgala contra el oído durante unos 15 minutos. Las enzimas eliminarán la infección que ocasiona el dolor. Repita el procedimiento después de algunas horas hasta que desaparezca el dolor.

✔ Apague las Llamas de la Garganta Irritada

Cuando lo ataca la irritación de garganta, ralle una zanahoria grande y distribúyala sobre un paño suave y limpio. Enróllelo alrededor de la garganta (con la ralladura contra la piel) y sujételo con un pañuelo. Para potenciar la eficacia de la cataplasma, agregue gel refrigerante o una compresa caliente (a su gusto).

✔ Combata los Palitos de Cáncer

¿Desea dejar de fumar? Pruebe este truco tradicional: cuando necesite encender un cigarrillo, coma una zanahoria cruda. En poco tiempo, pasará su antojo por la nicotina.

✔ Trate un Conducto de Leche Bloqueado

¡Atención, madres lactantes! Si tiene el pecho enrojecido e inflamado por un conducto bloqueado, haga una cataplasma de zanahoria fresca. Ralle una zanahoria grande sobre estopilla, doble los lados hacia adentro para formar un sobre y humedézcala. Colóquela sobre el seno adolorido cerca de la axila y cubra con una botella de agua caliente. Deje actuar durante una hora. Aplique una cataplasma fresca varias veces al día hasta que desaparezca la inflamación. **Nota:** Si también tiene fiebre y síntomas similares a los de la gripe, consulte al médico de inmediato. Podría tener una infección grave.

Fácil Alimento Curativo

ENSALADA DE ZANAHORIA A LA FRANCESA

Este sencillo manjar es un clásico del sur de Francia por una buena razón: aparte de tener un sabor dulce, contiene los numerosos beneficios para la salud que la zanahoria proporciona a los pulmones, el hígado, la sangre y el sistema digestivo. El perejil mejora la función renal y adrenal, y la menta elimina las bacterias nocivas.

1 libra de zanahoria rallada
2 cucharadas de aceite de oliva extravirgen
1 cucharada de jugo de limón recién exprimido
1 diente de ajo finamente picado (opcional)
una pizca de sal marina
3 cucharadas de perejil italiano fresco finamente picado
1 cucharada de menta fresca finamente picada

Mezcle los primeros cinco ingredientes y espolvoree el perejil y la menta. Sirva.

PORCIONES: DE 4 A 6

✔ Sane las Molestas Ampollas

Una ampolla es molesta en cualquier etapa, pero cuando se rompe e irrita, es una verdadera agonía. Entonces ¿qué debe hacer? Ralle un par de zanahorias. Aplique la ralladura sobre la zona afectada y cubra con un paño tibio y húmedo. Deje actuar de 20 a 30 minutos. **Nota:** Este remedio también es eficaz para limpiar las ampollas que supuran, las úlceras en la piel y las cortaduras. Si la herida ya está infectada, consulte al médico de inmediato.

✔ Despídase de las Quemaduras de Sol

Las zanahorias y su jugo están cargados de sustancias químicas germicidas, perfectas para quemaduras de sol y otras quemaduras menores. Para que actúe el poder calmante, primero aplique una esponja embebida en agua helada. Luego, sumerja un pedazo de gasa en jugo 100% natural de zanahoria y comprímala para escurrirla. Coloque la gasa sobre la zona afectada y sujétela suavemente con más gasa o una tela liviana. Repita varias veces al día hasta que desaparezcan el dolor y la hinchazón.

✔ Facilite los Tratamientos

Si la radiación u otros tratamientos para el cáncer lo enferman tanto que no puede comer, es el momento de hacer jugo de una pila de zanahorias. El suave jugo será bien tolerado por su estómago descompuesto. Además, obtendrá una megadosis de antioxidantes para neutralizar los efectos de las toxinas de la quimioterapia o la radiación.

✔ Elimine el Dolor de la Bursitis

Si tiene bursitis, beba un vaso de 12 onzas de jugo 100% natural de zanahoria con el desayuno y el almuerzo hasta sentir alivio. Los nutrientes del jugo descompondrán el residuo de sedimento de la bolsa sinovial, que ocasiona la inflamación.

✔ Guarde los Recuerdos

¡Para todas las damas maduras! Durante la edad reproductiva, el suministro de estrógeno fluye libremente y protege la memoria al combatir las moléculas de radicales libres que dañan las células cerebrales. Entonces, ¿qué puede hacer cuando bajan los niveles de estrógeno por la menopausia? Disfrute las zanahorias y otros vegetales y frutas ricos en antioxidantes naturales. Pronto notará que recordará mejor no solo los nombres de sus amigos de la infancia, sino también el lugar donde dejó anoche las llaves del auto.

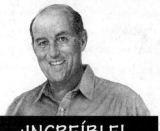

¡INCREÍBLE!

¿Cuántos peces puede pescar con una zanahoria? Al parecer, bastantes, a juzgar por el éxito de la empresa CelluComp, que fabrica cañas de pescar con la sustancia Curran®. El material es una fibra de carbono derivada, en gran parte, de la zanahoria. *Curran* es la palabra gaélica escocesa que significa "zanahoria". Dos científicos escoceses, David Hepworth y Eric Whale, crearon la sustancia en su empresa en Fife y causaron sensación en su debut en la Convención Anual N.° 50 de la Asociación Estadounidense de Pesca Deportiva. Su caña de pescar estilo surf ganó el premio a la Mejor Caña de Pescar para Agua Salada, y su "compañera", la caña E21 Stix de Zanahoria, fue galardonada como La Mejor del Show.

349

PRECAUCIÓN ⚠

El consumo de muchas zanahorias o jugo de zanahoria durante un período prolongado produce un tono de piel anaranjado. Se denomina carotenoderma, es totalmente inofensiva y desaparece al reducir la ingesta de zanahoria. A menos que viva comiendo zanahorias y otros vegetales anaranjados o dorados (como la calabaza almizclera y las batatas) o que beba más de 3 tazas diarias de jugo de zanahoria durante varios meses, no debería tener problemas. ¡Recuérdelo!

✔ Mejore la Visión

No, no es un mito, ni la broma de que los conejos no usan anteojos. La zanahoria mejora la vista. Incorporar la zanahoria a su dieta le permitirá mantener la agudeza visual. Para mejorar la visión deficiente, haga lo que los médicos rurales han recomendado por muchos años: beba 5 o 6 onzas de jugo 100% natural de zanahoria dos veces por día durante dos semanas. Debe notar una clara mejora.

✔ Calme los Nervios Estresados

Después de un día largo y ajetreado, relájese con un cóctel de zanahoria. Mezcle partes iguales de jugo de zanahoria y apio y agregue miel al gusto (más un chorrito de Grand Marnier®, si lo desea). Acomódese, relájese y disfrútelo.

✔ Cure la Diarrea del Bebé

La diarrea es un problema tanto para el bebé como para los padres. Afortunadamente, uno de los remedios más eficaces está en la alacena de la cocina. ¿Cuál? Jugo de zanahoria colado. Mezcle un frasco de comida para bebé en una jarra de agua y alimente al bebé con la mezcla.

✔ Observe a los Gases Evaporarse

Si le encantan los frijoles, pero le desagradan los efectos posteriores, pruebe un consejo tradicional de los habitantes de los Montes Apalaches: cuando cocine frijoles, agregue una zanahoria pequeña entera en la olla o bandeja para hornear. Esta hortaliza anaranjada reduce la producción de gas de los frijoles. Por lo tanto, coma las saludables legumbres hasta saciarse sin temor a contaminar el aire.

✔ Desarrolle el Hábito de la Bebida

Me refiero al jugo de zanahoria casero o comprado en la barra de jugos local. En muchas partes del mundo, se considera el "rey de los jugos" por una buena razón: un vaso de 8 onzas de jugo de zanahoria varias veces por semana hace maravillas por su salud y bienestar. Estos son algunos beneficios:

■ Equilibra los niveles de azúcar en la sangre.

■ Limpia el hígado.

■ Reduce el riesgo de ictericia en recién nacidos.

■ Fortalece la sangre y previene la anemia.

■ Protege contra los efectos del humo de segunda mano.

■ Previene los ataques de asma y otras afecciones respiratorias.

■ Aumenta la cantidad y calidad de la leche de la madre que amamanta.

■ Nutre la piel.

■ Previene la retención de líquidos.

■ Fortalece el sistema inmunológico.

Nota: El jugo embotellado 100% natural de zanahoria ofrece los mismos beneficios para la salud, pero la versión fresca es mucho más eficaz.

✔ Para la Diarrea a Cualquier Edad

Tanto para niños y adultos como para bebés, las zanahorias curarán la diarrea con eficacia. En este caso, cocine unas cuantas zanahorias hasta que estén ligeramente blandas, macháquelas o prepare un puré con un poco de agua o leche, y cómalo o sírvaselo a su pequeño paciente a lo largo del día.

SOLUCIÓN EFICAZ

EL MEJOR ENJUAGUE BUCAL

Si cultiva sus propias zanahorias o las compra en el mercado del agricultor, no tire las hojas, por lo menos, no todas. Conviértalas en un eficaz enjuague bucal. Esas hojas con vuelos son ricas en compuestos antisépticos (matan los gérmenes) y endulzan el aliento.

3 tazas de agua

½ taza de hojas picadas de zanahoria

Hierva el agua y agregue la parte superior de las zanahorias. Cocine a fuego lento durante 20 minutos. Retire la olla del fuego y deje reposar otros 30 minutos. Cuele y guarde en el refrigerador en un frasco hermético. Cada mañana, use como enjuague para hacer gárgaras.

RINDE: 2½ TAZAS

¡Crujientes!

La mayoría de las personas piensa que para obtener el máximo beneficio de salud, las zanahorias deben comerse crudas. No es así. La zanahoria es uno de los vegetales que libera más nutrientes al exprimir o cocinar entero (no en rodajas) hasta quedar suave y crujiente. Por ejemplo, en un estudio reciente de la Universidad de Newcastle en Inglaterra, se determinó que hervir las zanahorias *antes* de cortarlas en rodajas aumenta sus propiedades anticancerígenas en un 25%. No cocine las zanahorias más de dos o tres minutos. Si las cocina demasiado, todo el valor nutricional pasa al agua de cocción. Esto se aplica a cualquier vegetal.

Raíces de Luminosidad

❖ Astringente Sorprendente

No encontrará un tratamiento casero para la piel más fácil: después de limpiarse el rostro cada mañana y cada noche, sumerja una bolita de algodón en jugo 100% natural de zanahoria y aplique sobre el rostro y cuello. Eliminará el exceso de aceite y los residuos de crema de limpieza. ¡Lucirá radiante! **Nota:** Antes de aplicar jugo o pulpa de zanahoria sobre el rostro, pruebe en un lugar poco visible para asegurarse de que la piel no quede temporalmente un tanto anaranjada.

❖ Acabe con el Acné

¿El acné lo está molestando (o a su hijo adolescente)? ¡No se preocupe! Hierva tres zanahorias hasta que estén blandas. Luego prepare un puré en un tazón. Mezcle ½ taza de pulpa con suficiente leche hasta lograr una pasta uniforme. Aplique el mejunje sobre el rostro, deje actuar durante 20 minutos y lave con agua tibia. Repita el procedimiento una vez al día hasta que haya eliminado las espinillas.

✣ Desintoxique el Cabello

Con el tiempo, los champús, acondicionadores y productos para peinar se acumulan en el cabello, y lo dejan opaco y difícil de manejar. Este truco sencillo corrige ese problema en un abrir y cerrar de ojos: ralle una zanahoria mediana y masajee el cabello con la ralladura. Deje actuar durante 15 minutos y luego enjuague. **Nota:** Realice el procedimiento sobre el cubo de basura de la cocina o cubra el drenaje del lavaplatos con un pedazo de cedazo o unas pantimedias viejas para que los trozos de zanahoria no tapen el desagüe.

✣ ¡Hey, Cabeza de Zanahoria!

Para intensificar el color pelirrojo, procese tres zanahorias medianas en una licuadora o en un procesador de alimentos. En un tazón, mezcle las zanahorias con 2 cucharadas de miel y 3 cucharadas de yogur natural; ajuste las cantidades según sea necesario para formar una crema espesa. Lávese con champú como

SOLUCIÓN EFICAZ

ACONDICIONADOR ULTRASALUDABLE PARA EL CABELLO

Esta fórmula suave y eficaz reduce la caspa, minimiza la caída del cabello y conserva su elasticidad y brillo.

1 zanahoria grande picada
1 banano mediano picado
⅓ taza de miel tibia*
¼ taza de aceite de oliva
agua

Hierva la zanahoria hasta que esté suave. Escurra el agua y, en una licuadora o procesador de alimentos, prepare un puré de zanahoria y banano uniforme y sin grumos. Vierta la mezcla en un tazón, agregue la miel y el aceite de oliva y revuelva. Masajee el acondicionador en el cabello y cubra por completo. Este procedimiento ensucia, así que use guantes de goma. Cubra el cabello con una gorra para baño y haga otras cosas durante, como mínimo 45 minutos u ocho horas como máximo, para un tratamiento extraintensivo. Enjuague con abundante agua y lave con el champú habitual.

* La miel caliente es más fácil de mezclar con los demás ingredientes.

lo hace habitualmente y aplique la mezcla de zanahoria. Deje actuar un par de minutos y enjuague. **Nota:** Para resaltar los matices cobrizos del cabello, junto con la zanahoria, pique ½ taza de arándanos rojos.

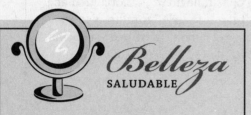

Belleza SALUDABLE

¿QUIÉN ES LA DAMA ENMASCARADA?

Las zanahorias son ricas en vitaminas y otros nutrientes que aumentan la circulación de la sangre, lo cual combate la formación de arrugas, mejora la elasticidad de la piel y repara y mejora la textura. Para hacer funcionar esta fuente cosmética, corte tres zanahorias grandes y hiérvalas hasta que estén suaves. Macháquelas y agregue 3 cucharadas de miel. Masajee suavemente sobre el rostro con movimientos circulares y deje actuar por 20 minutos. Enjuague con agua tibia y seque cuidadosamente.

✤ Fortalezca las Uñas Frágiles

Si las uñas se quiebran y descascaran constantemente, beba abundante jugo de zanahoria. Varias veces a la semana, reemplace el jugo de naranja del desayuno por este otro jugo anaranjado para lucir uñas bonitas y fuertes.

✤ Ilumine la Sonrisa

Masticar zanahoria cruda es una forma elegante y económica de eliminar las manchas de los dientes. Como bono adicional, la zanahoria es uno de los refrescantes del aliento más eficaces de la Madre Naturaleza.

✤ Elimine las Verrugas

Cuando aparezca uno de esos bultos antiestéticos, busque una zanahoria. Rállela y mézclela con 1 cucharadita de aceite de oliva. Cubra la verruga, sujete con un paño suave o vendaje y deje actuar por unos 30 minutos. Repita el procedimiento dos veces al día hasta que haya desaparecido el bulto.

✤ ¡Qué Despegue!

Para eliminar la suciedad, el exceso de aceite y las células muertas del rostro, nada mejor que las mascarillas tipo *peel-off*. Si sigue correctamente el procedimiento, toda la suciedad de los poros se pegará a la mascarilla y, cuando la retire, la piel habrá recibido una limpieza profunda. Esta es una rutina sencilla para la limpieza profunda:

PASO 1. Reúna los elementos. Necesitará ½ taza de jugo 100% natural de zanahoria, ½ cucharadita de jugo de limón, 1 cucharadita de gelatina sin sabor, un tazón apto para el microondas y una toallita.

PASO 2. En un tazón, mezcle los jugos y la gelatina, y caliente en el microondas hasta disolver la gelatina. Revuelva bien y refrigere de 20 a 30 minutos o hasta que la mezcla tenga la consistencia para untar. ¡No deje que espese tanto como una gelatina!

PASO 3. Sumerja la toallita en agua tibia y cubra el rostro durante 15 minutos.

PASO 4. Aplique la mezcla con gelatina de manera uniforme sobre la piel húmeda. Deje actuar hasta que se haya secado completamente la mascarilla y retírela con cuidado.

PASO 5. Lave el rostro para eliminar los residuos y enjuague con agua fría para cerrar los poros. Seque cuidadosamente y aplique la crema humectante habitual.

Lo Mejor del Resto

★ Remolachas contra el Estreñimiento

Cuando se levante por la mañana sintiéndose atascado como carretera en hora pico, diríjase a la cocina. Lave minuciosamente dos remolachas pequeñas y cómalas crudas. Cómalas a muerdos como si fueran manzanas, o prepárelas en cubos para comerlas con un tenedor. En unas 12 horas, comenzará a fluir el "tránsito".

★ Ayuda Tradicional para Hemorroides

No existen remedios, para las hemorroides o cualquier otra afección, que sean más sencillos que esta cura tradicional: pique un repollo, coloque los trozos sobre una toalla y siéntese sobre ellos unos 30 minutos. ¡No olvide quitarse los pantalones antes!

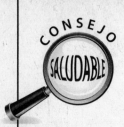

El Repollo Cura las Úlceras

CONSEJO SALUDABLE

Durante siglos, los gurús de la medicina tradicional han asegurado que el repollo y su jugo son los mejores remedios para las úlceras. Según estudios médicos recientes (incluido el de la Escuela de Medicina de la Universidad de Stanford), beber 8 onzas de jugo 100% natural de repollo, cuatro veces al día, cura las úlceras gástricas y duodenales entre 2 y 10 días. El repollo crudo también logra la misma hazaña. Si lo prefiere, puede sustituir cada taza de 8 onzas de jugo por un trozo de repollo crudo o 1 taza de repollo picado.

★ Manténgase Fresco

Como saben los historiadores de béisbol, el gran Babe Ruth tenía su buena dosis de excentricidades. Una de ellas tenía mucho sentido: se mantenía fresco fuera del campo, en el recinto de los Yankees sin aire acondicionado, con una hoja de repollo debajo de la gorra. Cada dos entradas, la reemplazaba por otra. Pruébelo la próxima vez que esté trabajando en el patio o sentado en las gradas de la Liga Menor en un caluroso día de verano.

★ Las Hojas Alivian los Calambres Menstruales

Damas, si tienen tendencia a sentir dolor cada mes: antes y durante la menstruación, coman abundante repollo, lechuga y otros vegetales de hoja verde crudos. Los nutrientes alivian los calambres y el efecto diurético reduce la hinchazón.

★ Relájese y Huela los Pepinos

Es decir, huela los pepinos y relájese. Se ha demostrado que el aroma de los pepinos ayuda a calmarse en situaciones de tensión. Antes de una experiencia estresante, por ejemplo, una entrevista laboral o exámenes médicos, lave el cabello con champú de pepino (consulte "La Pareja Perfecta para el Cabello" en la página 358) y coloque un poco en un pañuelo o paño para llevarlo consigo.

★ Lechuga Antierupciones

Y anti-quemaduras de sol. Cualquiera sea la afección, separe y lave las hojas de una lechuga pequeña. En una olla con agua hirviendo, cocine durante cinco minutos, luego escurra (guarde el agua). Deje enfriar las hojas y luego aplique sobre el rostro y el cuello. Deje actuar de 5 a 10 minutos (si no se caen antes). Seque cuidadosamente sin enjuagar. Vierta el líquido reservado en un frasco hermético y guárdelo en el refrigerador. Úselo como loción para la piel, según sea necesario.

★ Alivie la Acidez Estomacal

Cuando coma demasiada comida que cause problemas estomacales, tome este remedio extraordinario: ralle una papa cruda, pásela por una estopilla y exprima el jugo en un tazón. Mezcle 1 cucharada del jugo en ½ taza de agua tibia. Beba lentamente.

★ Ponga Papas en los Pies

¿Tiene un joven con fiebre en la cama? En cada pie del niño, coloque una rodaja de papa cruda y ajústela con cinta adhesiva. Aparte de bajar la temperatura, el calzado tan poco convencional dará risa: el mejor remedio. **Nota:** Asegúrese de que el paciente no camine con estas "pantuflas" resbalosas.

★ Alivie la Miseria de la Alergia

El jugo de tomate alivia alergias si lo complementa con rábano picante. En un vaso alto con jugo de tomate, agregue una cucharadita de ralladura de esta intensa raíz. Despejará las vías respiratorias internas, desde la nariz hasta los senos nasales.

Fácil Alimento Curativo

PAPAS RECIÉN SALIDAS DEL HORNO

Créase o no, la sencilla papa contiene 60 fitoquímicos y vitaminas que realizan hazañas de salud y belleza, que van desde mejorar el sistema inmunológico hasta brindar soporte a la estructura de la piel. La papa es una de las pocas plantas con cucoaminas, que reducen la presión arterial. La próxima vez que encienda la parrilla para preparar barbacoa, agregue papas con esta sencilla receta.

6 papas blancas medianas recién horneadas
4 cucharadas de aceite de oliva extravirgen
sal y pimienta negra recién molida al gusto
12 ramitas de romero fresco

Corte las papas en mitades a lo largo y, con una brocha, cubra los lados cortados con aceite de oliva. Sazone con sal y pimienta, e introduzca una ramita de romero en cada mitad de papa. Distribuya las papas en la parrilla con el lado cortado hacia abajo. Cocine unos 10 minutos hasta que las papas estén calientes y muestren marcas oscuras de la parrilla (no deje que se pongan negras). Sírvalas calientes.

RINDE: 6 PORCIONES

★ El Rubor de la Remolacha

Es una manera muy sencilla y saludable de realzar las mejillas. Corte una pequeña remolacha roja por la mitad y frote el lado cortado sobre los pómulos hasta que adquieran el tono deseado. O pase un hisopo de algodón sobre la remolacha y aplique sobre los labios.

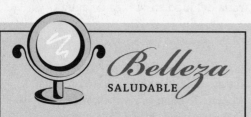

Belleza SALUDABLE

LA PAREJA PERFECTA PARA EL CABELLO

Olvídese del champú y acondicionador comercial en un solo paso (dos en uno). Prepárelo usted: en una licuadora o procesador de alimentos, prepare un puré con un pepino pelado en cubos y un limón pelado y cortado. Cuele las semillas, lave el cabello con el dúo dinámico de la forma usual y enjuague. El limón limpia el cabello mejor que nadie, y el pepino actúa como un fantástico agente acondicionador.

★ Mejore el Tono con Tomate

Para mejorar el tono de la piel grasosa o con tendencia al acné: machaque un tomate mediano y aplique sobre el rostro. Deje actuar unos 30 minutos, luego enjuague y seque cuidadosamente. **Nota:** Los tomates son ligeramente ácidos. Entonces, si su piel es sensible, use tomates amarillos, que contienen menos ácido que los tomates rojos.

★ ¡Tomen Nota, Trigueñas!

Para destacar los reflejos del cabello castaño, hierva una papa grande sin pelar en un cuarto de galón de agua. Luego moje un cepillo de pastelería en el líquido y sature el cabello. Tenga cuidado de que no le entre el agua de papa en los ojos. Deje actuar 30 minutos, luego enjuague con agua fresca. Repita cada dos o tres semanas para conservar estos reflejos espectaculares.

★ Tomates para el Cuidado del Cabello

El ácido de los tomates equilibra el pH del cabello, y lo deja más brillante y fácil de manejar. Para lograr este equilibrio, agregue 1 cucharadita de maicena en 1 taza de jugo de tomate y, con un peine, distribuya la solución sobre el cabello limpio y húmedo. Deje actuar unos 10 minutos y enjuague.

Índice

A

Abejas, 215. Consulte
también Mordeduras y
picaduras de insectos;
Repelentes de insectos
Aceite Curativo y Baño de
Sales, 3
Aceite de aguacate, 26–27
Aceite de ajonjolí, 237
Aceite de almendras, 115,
227, 232
Aceite de árnica, 19
Aceite de Chipre, 5
Aceite de coco, 8, 226, 228,
233
Aceite de enebro, 8, 338
Aceite de eucalipto
para la belleza, 28
para la salud, 8, 25–26,
149
propiedades de, 5
Aceite de gaulteria, 5
Aceite de geranio, 25, 67, 136
Aceite de girasol, 237
Aceite de hierba de San
Juan, 19
Aceite de jazmín, 5
Aceite de macadamia, 234
Aceite de mantequilla de
maní, 282
Aceite de oliva, 1–14
extravirgen, 2

leyenda, 14
para la belleza, 8–14
para la salud, 1–8
precaución, 7
Aceite de palo de rosa, 5
Aceite de pescado, 26–27
Aceite de ricino, 17–25
como lubricante, 23
para la belleza, 22–25
para la salud, 17–21, 282
precauciones, 19
Aceite de rosas, 5
Aceite de vitamina E, 22,
336, 337
Aceite del árbol de té
para la belleza, 27, 247
para la salud, 5, 26, 32,
149, 264
propiedades de, 5
Aceite Energizante para
Baño, 139
Aceite esencial de lima, 5
Aceite esencial de limón, 32
Aceite esencial de
mandarina, 5
Aceite esencial de toronja,
32, 287
Aceite lubricante, 23
Aceite para Baño que Limpia
los Senos Nasales, 26
Aceite para bebés, 97, 277,
312

Aceite para Untar al Estilo
Italiano, 4
Aceite vegetal, 68–69
Aceites esenciales, 32, 287,
5. Consulte también
aceites esenciales
específicos
Acelga, 275
Acidez estomacal, 91
Acidez. Consulte Remedios
para la indigestión y la
acidez
Acondicionador de Manzana
para el Cabello, 188
Acondicionador Intensivo
para el Cabello de Melaza,
223
Acondicionador
Ultrasaludable para el
Cabello, 353
Acondicionadores para el
cabello
aceite de macadamia, 234
aceite de oliva, 13, 14
aguacate, 36
ajo, 56
cerveza, 303
germen de trigo, 73
herbal, 328
huevo, 346
mantequilla de maní, 234
mayonesa, 276

melaza, 223
melón, 87
romero, 251
yogur, 339–340
zanahoria, 353
Aderezo Francés, 10
Agentes que alivian el calor
  bicarbonato de sodio, 91
  comida condimentada, 274
  hamamelis, 136
  lavanda, 153
  mango, 41
  manzana, 186
  manzanilla, 199
  peróxido de hidrógeno, 143, 144
  repollo, 355, 356
Agotamiento por el calor, 123, 269
Agua de rosas, 159, 160
Agua de soda, 304
Agua del Carmen, 207
Agua tónica, 301
Aguacate, 29–40
  historia, 33
  para la belleza, 34–40
  para la salud, 29–34
  precaución, 34
Ajo, 44–59
  comprar, 50
  historia, 52
  mal aliento por, 55
  para la belleza, 53–56
  para la salud, 44–59, 302–303, 322
  precaución, 47
  uso excesivo, 48
Albahaca, 248, 249–250
Albaricoque, 190, 191, 194
Alcohol (para frotar), 140, 141
Alcohol para frotar, 140, 141
Alimento deportivo, 213
Alivio para temperaturas

bajas, 50, 63
Almendras
  para la belleza, 72, 73, 115
  para la salud, 225, 226, 227, 228, 229
Alzheimer, 184, 262
Ampollas
  prevención, 100, 141, 292, 305
  tratamiento, 93, 140, 147, 157, 278, 307
Ampollas de fiebre. Consulte Remedios para herpes
Ampollas, supurantes, 150
Analgésico Espumante, 269
Angélica, 206–207
Ansiedad. Consulte Remedios para el estrés
Antibióticos, 334–335
Antojos, 105, 128, 162
Apetito, 33, 196, 214, 224, 319
Arándano, 212, 249
Arándanos Rojos para el Cutis, 82
Arándanos rojos, 76–77, 82
Aromaterapia, 107, 287. Consulte también aceites esenciales específicos
Arritmia, 200
Arroz, 71, 72
Arterioesclerosis, 182
Aspirina, 288, 289, 290
Astillas, 92, 150, 278
Avellana, 228
Avena, 60–69. Consulte también Granos
  instantánea, 61
  para la belleza, 102, 69–73
  para la salud, 60–64
  precaución, 62

Quaker Oats, 68
  receta de jabón, 68
Ayuda para perder peso
  aguacate, 30
  banano, 41
  fresas, 80
  limón, 162
  manzana, 186, 187
  menta, 208
  miel, 213
  salsa de chile picante, 261
  vinagre, 319
Azúcar, 78, 80

B

Banano
  estreñimiento y, 60
  para la belleza, 37, 40, 43, 87
  para la salud, 185
Bañe la Piel Irritada, 294
Baño de Aceite Aromático y Leche, 9
Baño de Burbujas Humectante, 232
Baño de Menta para Pies, 284
Baño Equilibrante, 281
Baño Herbal Relajante, 250
Baño para Aliviar la Gripe, 200
Baño para Relajarse y Refrescarse, 315
Baño Refrescante contra Quemaduras de Sol, 211
Baño Relajante, 344
Baño Relajante, 101
Barritas de Miel, 213
Batido Abundante para el Desayuno, 146
Batido de Banano y Nueces, 104
Batido de Frambuesa y Romero, 249
Batido de Limón Fresco, 171

Batido de Manzanilla para la Piel, 205
Batidos
 Batido Abundante para el Desayuno, 146
 Batido de Banano y Nueces, 104
 Batido de Frambuesa y Romero, 249
 Batido de Limón Fresco, 171
 Batido de Manzanilla para la Piel, 205
 Batido para un Cutis Terso, 299
 Delicia Batida de Uvas y Melón, 85
 fruta, 194
 Triple Batido Delicioso, 336
Bayas, 74–84
 para la belleza, 81–84, 54
 para la salud, 74–81
 recetas de batidos, 169, 272, 348
Bebida Deportiva Casera, 91
Bebida Estimulante de Electrolitos, 266
Bebida Relajante, 225
Bebidas alcohólicas, 162, 1–2. Consulte también Remedios para la resaca; tipos específicos
Bebidas deportivas. Consulte Equilibrio de electrolitos
Bellotas, 226
Bicarbonato de sodio, 88–98
 como desodorante, 130
 historia, 92
 para la belleza, 94–98, 102
 para la salud, 88–94, 282
 precaución, 97
Bolsa de hielo, casera, 140

Brebaje Espantabichos de Menta, 135
Brochas de maquillaje, 329–330
Brócoli con Ajo, 51
Bronceado
 cutis seco por, 43
 falso, 110, 223
Bursitis, 21, 75, 216, 349

C
Café, 84, 304
Caída del cabello, 12, 54, 128, 230, 353
 cabello con estática, 11, 312
 cabello graso, 270, 285
 cabello suelto, 221, 245
 canas, 55–56, 222, 251
 daño por cloro, 11, 98, 304
 horquillas del cabello, 312
 Problemas del cabello salpicaduras de pintura, 313
Calambres en las piernas, 19, 80, 275, 301
Calambres estomacales, 99, 216, 238
Calambres, 19, 31, 80, 275
Cálculos renales, 162, 241, 281
Caléndula, 160
 para la belleza, 160, 328
 para la salud, 156–158
 propiedades de, 5, 331
Callos. Consulte Remedios para callos y asperezas
Campeonato Internacional para Escupir Carozos de Cerezas, 192
Canela, 103–111
 aceite esencial, 287
 historia, 106

 para la belleza, 108–111, 115
 para la salud, 103–108, 152
 precaución, 109
Cansancio crónico, 324
Cansancio, 119, 213, 324
Cañas de pescar, 349
Carotenoderma, 350
Cáscaras de cebolla, 123, 127
Castañas, 225
Cataratas, 293
Cebada, 69, 70
Cebolla, 116–128
 asada, 332
 en el antiguo Egipto, 122
 jugo, 118
 olor en las manos, 130
 para la belleza, 124–128
 para la salud, 116–124
 precaución, 119
Cebollas Agridulces con Vinagre Balsámico, 332
Cebollas Agridulces, 125
Cebollino, 129, 130
Cejas, 310
Cepillos, 42, 327
Cera de los oídos, 93, 244, 342
Cerezas, 191, 192, 193
Cerveza, 303, 304
Champú Natural, 12
Champú para Nadadores, 98
Champú, 12, 173, 202, 358
Chocolate, 163, 164, 165
Ciática, 19, 47, 281
Cicatrices, mejora del aspecto
 aceites para, 14, 24, 27
 lavanda para, 155
 nuez moscada para, 114
Cilantro, 30, 292
Circulación, 86, 150–151, 249

Ciruela, 191, 192, 193

Ciruelas pasas, 193

Cistitis, 77

Cítricos, 167, 170, 172, 175. Consulte también Limón; Lima

Clafoutis Liviano de Cereza, 191

Clavos de olor
para la belleza, 13, 112
para la salud, 2, 132, 161

Clorofila, 136–137

Coco, 226

Cóctel Caliente de Miel, 215

Cólico, 220

Comida para bebé, 350

Comino, 260, 261

Congestión nasal, 8, 104, 274

Conjuntivitis, 181, 294

Conservas contra la Gota, 183

Consuelda, 207–208

Control del azúcar en la sangre, 1, 332, 350

Coñac, 302

Costra láctea, 6

Crema agria, 345

Crema Corporal de Aguacate, 35

Crema de afeitar, 97, 289, 315. Consulte también Irritación al afeitarse

Crema de Aguacate contra los Hongos, 32

Crema de Limpieza Facial Aromática, 203

Crema Exfoliante de Azúcar y Especias, 115

Crema Exfoliante de Hierbas y Miel, 218

Crema Exfoliante Dulce y Salada para el Cuerpo, 272

Crema Exfoliante para el Rostro de Ajo y Fresa, 54

Crema Facial con

Melocotón, 193

Crema Facial de Limón, 346

Crema Facial de Naranja, 178

Crema Invernal, 337

Cremas exfoliantes corporales
aguacate, 38
almendras, 72
avena, 67
azúcar, 59,
cítricas, 170, 177–178,
especias, 110, 114, 115, 263,
mango, 43
miel, 218
sal marina, 272
sales de Epsom, 286, 8
vainilla, 233

Cremas humectantes para el rostro
aceite de eucalipto, 28
aceite de oliva, 11, 14
aceite de ricino, 25
aceite para bebés, 315
aguacate, 38
lavanda, 154
limón, 346
mantequilla vegetal, 16
mantequilla, 344
manzana, 188–189
marcas comerciales, 37
vaselina, 309

Cremas humectantes. Consulte Cuidado del cuerpo; Cremas humectantes para el rostro

Cremas para cutículas, 10, 23–24, 40

Cremor tártaro, 100–101

Cristales de Baño Florales, 286

Cuero cabelludo seco, 314

Cuidado bucal. Consulte también Remedios para el

mal aliento; Prótesis dental; Remedios para la gingivitis; Remedios para el dolor de muelas; condiciones específicas
blanqueamiento de dientes, 70, 96, 144, 168, 187, 327
cepillado de dientes, 81, 82, 88, 167
cuidado preventivo, 86, 158, 236
extracciones de muelas, 279, 293
gingivitis, 89, 198
precaución con el limón, 165
remedio, 42

Cuidado de la piel. Consulte Cuidado del cuerpo; Limpiadores faciales; Mascarillas faciales; Cremas humectantes para el rostro; Lociones tonificantes para el rostro; Cuidado de las manos; condiciones específicas

Cuidado de las manos. Consulte también Infecciones en los dedos; Uñas de las manos; condiciones específicas
desinfección, 149, 303
desodorizante, 97, 130, 297, 326
exfoliante, 9
humectante, 16, 22, 38
limpieza, 15, 174, 223, 270, 326
manos ásperas o agrietadas, 64, 147, 307, 316–317
protección, 312
tratamiento de mascarilla, 345

Cuidado del cabello.
Consulte también
Remedios para la caspa;
Acondicionadores para el
cabello; Caída del cabello;
Problemas del cabello;
Fijador para el cabello;
Champús
aclarante, 98, 188,
237329, 338–339, 353
aclarar, 177
colorante, 312
equilibrio de pH, 358
humectante, 37
lavado, 28, 189–190, 285
limpieza en seco, 67–68,
313
peinado, 153, 271, 303,
313, 346
realce del color, 13, 127,
130, 244, 300–301, 339,
353–354
recuperación del brillo,
37, 38, 142, 160, 217,
303, 333
reflejos, 143, 203, 304,
358
suavizante, 127, 154
verano, 73
volumen, 234, 270, 285,
303
Cuidado del cuerpo.
Consulte también Cremas
exfoliantes corporales; Piel
irritada
aceites corporales, 159,
237
baños de esponja, 97
cremas humectantes, 37,
154, 170, 219, 315
invierno, 97–98
mantequillas corporales,
35, 233
polvos para el baño, 101
Cuidado del pie. Consulte

también Remedios para el
pie de atleta; Ampollas;
Uñas encarnadas;
Verrugas plantares
exfoliación, 9, 115, 171,
273, 287
olor de pies, 134, 136,
158, 221–222, 273, 296
pies cansados, 84, 97,
134, 158, 227, 243, 276,
284
pies fríos, 106, 119, 252
pies resecos y agrietados,
9, 10, 73, 171, 307, 333
pies sudorosos, 100, 292
precaución con diabetes,
267
Cura Agridulce para la
Irritación de Garganta, 253
Cúrcuma, 262–263
Curcumina, 262–263
Curry de Yogur, 341

D

Dejar de fumar
antiácidos para, 288
bicarbonato de sodio
para, 94
canela para, 105
clavo de olor para, 112
limón para, 162
semillas de girasol para,
236
zanahoria para, 348
Delicia Batida de Uvas y
Melón, 85
Dentición, 6
Depresión, 26, 30–31, 225
Dermatitis por el viento, 3,
24, 61, 192
Descanso nocturno.
Consulte Remedios para el
insomnio
Desintoxicación, 162, 241,
265

Desmaquilladores
aceite de oliva, 14
aceite de ricino, 22
aceite para bebés, 315
mantequilla vegetal, 16
mayonesa, 276
Desodorante, 94, 136–137,
311–312
Diabetes, 104, 180, 267, 280
Diarrea del viajero, 121–122
Dientes. Consulte Cuidado
bucal
Dieta de bananos, arroz,
puré de manzana y pan
tostado, 185–186
Disentería, 121–122
Dolor de estómago, 124, 196
Dolor de pecho, 21
Dolor por ortodoncia, 270
Dolor por vacunas, 296

E

El Mejor Enjuague Bucal,
351
Eliminación de gérmenes,
325
Elixir para el Oído
Inflamado, 20
Embarazo o parto
aceite de coco para, 228
aceite de ricino para, 27
aceite para bebés para,
315
aceites esenciales para, 5
frambuesa para, 80
lavanda para, 148–149
precauciones con los
remedios, 18, 157, 241,
280, 295, 319
vinagre para, 318
Endometriosis, 21
Enjuague bucal
casero, 80, 351
como remedio, 140, 142
Enjuague para Oscurecer el

Cabello, 300

Enrojecimiento del ojo, 181–182, 294

Ensalada de Aguacate y Mango, 36

Ensalada de Espinaca, Cebolla y Naranja, 120

Ensalada de Zanahoria a la Francesa, 348

Equilibrio de electrolitos
aguacate para, 32
arroz para, 71
bicarbonato de sodio para, 91
limón para, 163
sal para, 266
sales de Epsom para, 281

Equinácea, 157, 159

Escala Scoville, 261

Escoceduras, 307

Esguinces y torceduras
aceite de ricino para, 19
aguacate para, 34
ajo para, 49
consuelda para, 207–208
mostaza para, 276
pimienta de cayena para, 254
puerro para, 129
sales de Epsom para, 283

Espante a los Gérmenes, 46

Estado de ánimo. Consulte Depresión; Remedios para el estrés

Estimulantes de energía
aceites esenciales, 5
jengibre, 56–57
limón, 162
menta, 208
miel, 213

Estrías, 228, 315

Exfoliante Corporal con Efecto Suavizante, 67

Extracto de vainilla, 113, 114, 191

F

Fettuccine Dulce y Picante, 256

Fibra, 179

Fibromialgia, 281

Fiebre del heno, 76, 334

Fiebre, 81, 253–254, 357

Fijador Cítrico para el Cabello, 172

Fijador para cabello, 172, 222

Fitoestrógenos, 296

Flores de saúco, 331

Flores de tilo, 331

Fotosensibilidad, 165

Frambuesa para la Irritación de Garganta, 78

Frambuesa, 78–80, 82, 83

Fresas, 54, 75, 80–84

Fruta. Consulte los frutos específicos

Función cerebral
bayas para, 74–75
canela para, 108
cúrcuma para, 262
manzana para, 183–184
semillas de anís para, 113
semillas para, 236
zanahoria para, 349–350

Función del hígado, 240

G

Galletas Desestresantes, 107

Galletas Fáciles de Avena, 65

Garbanzos, 262

Gastroenteritis. Consulte Náuseas y vómitos

Gel para Masaje Muscular, 306

Gelatina, 220, 221–222

Germen de trigo, 71, 73

Ginebra, 172

Ginger ale, 304

Gingivitis. Consulte Remedios para la gingivitis

Goma de mascar, 15

Gota, 52, 191, 281

Goteo posnasal, 306–307

Granita, 199

Granos, 69–73. Consulte también Avena

Grasa del vientre, 331

Grasa, en aguacates, 29

Gripe. Consulte Remedios para el resfriado y la gripe

Guacamole Rápido y Delicioso, 30

H

Hamamelis, 131–140
comprar, 132
origen del nombre, 133
para la belleza, 136–140
para la salud, 131–136

Harina de maíz, 99, 100, 102, 177

Heridas punzantes, 77, 280

Heridas, 141, 308

Herpes, 78, 284

Hiedra, roble o zumaque venenosos
aceite de oliva para, 4
ajo para, 50
avena para, 61–62
banano para, 41
bellotas para, 226
lavanda para, 147
maicena para, 99
manzanilla para, 195–196
sal para, 269
sales de Epsom para, 279
té para, 294
vinagre para, 316

Hierbas, 206–209, 247–251. Consulte también las hierbas específicas

Higo, 192, 194

Hinchazón abdominal, 85
Hipertensión
    aguacate para, 33
    ajo para, 44
    aspirina para, 288
    cremor tártaro para, 101
    frambuesa para, 80
    manzana para, 183
    precauciones, 280, 267
    vinagre para, 322
Hipo, 166, 197, 220
Hoja de laurel, 336–337
Huevos, 342, 345, 346

I

Infecciones de los dedos, 150
Infecciones del riñón, 77,
    122
Infecciones del tracto
    urinario (UTI), 77, 101,
    119, 241
Infecciones vaginales,
    51–52, 62–63, 103
Inflamación, 20–21, 262
Infusiones herbales, 197
Ingesta de hierro, 166
Inmunidad, 162, 193
Interacciones con los
    medicamentos, 119, 198,
    255, 319
Irritación al afeitarse, 28,
    96, 289

J

Jarabe de Semillas de Anís,
    113
Jarabe Multipropósito para
    la Tos, 117
Jarabe Picante para la
    Irritación de Garganta, 257
Jengibre
    para la belleza, 9, 59,
        113–114, 115
    para la salud, 8, 56–57,
        112, 113

Juanetes, 283, 302
Jugo de toronja, 175, 176

L

Lactancia materna, 241,
    295–296, 348
Lápiz labial, 309
Lavanda, 145–156
    aceite esencial, 5, 33, 287
    historia, 154
    para la belleza, 153–156,
        328, 331
    para la salud, 145–152
    precaución, 148
    receta de jabón, 68–69
    receta de té, 151
Laxantes. Consulte
    Remedios para el
    estreñimiento
Leche de coco, 234
Leche de magnesia, 288–
    289, 290
Leche, 342–343, 344
Lechuga, 356
Lesiones deportivas de los
    babyboomers, 282–283.
Consulte también Remedios
    para el dolor muscular
Lesiones deportivas, 7,
    282–283. Consulte
    también Remedios para el
    dolor muscular
Lesiones musculares, 19,
    276. Consulte también
    Esguinces y torceduras
Levadura de cerveza, 99,
    100, 101
Lima, 174–177, 301
Limón, 161–174
    como desodorante, 130
    para la belleza, 168–174,
        177, 346, 358
    para la salud, 161–168,
        175
    precaución, 165

Limonada Clásica, 162
Limonada de Lavanda, 151
Limpiadores faciales.
    Consulte también
    Desmaquilladores
    antiedad, 298
    contra el acné, 340–341
    exfoliante, 39, 102, 177,
        230–231, 271, 277
    limpieza profunda,
        94–95, 222, 285–286,
        340
    luminosidad, 58, 81
    multiuso, 249–250
    para cutis graso, 54, 102
    para cutis normal, 251
    suavizante, 177, 203, 230,
        277
    ultrasimple, 169–170
    vigorizante, 66
Limpieza Estimulante para
    el Cabello, 59
Linimento de Puerro, 129
Loción para Después de
    Afeitarse, 111, 137–138,
    155, 327
Loción para Piernas
    Adorables, 28
Loción Refrescante de
    Vinagre y Rosas, 160
Loción Tonificante contra el
    Acné, 263
Loción Tonificante de
    Tomillo y Arroz, 72
Lociones tonificantes para
    el rostro
        246–247
    antibacteriano,
    antibrillo, 138
    antiinflamatoria, 299
    astringente, 160, 169
    calmante, 156, 202, 209
    contra el acné, 263
    desintoxicante, 271–272
    equilibrio del pH, 330

herbal, 330–331

limpiadora, 352

multiuso, 190, 250, 260

para cutis graso, 358, 297–298

para cutis normal, 139

para cutis seco, 140, 194

para todo tipo de cutis, 72, 297

revitalizante, 58–59

suavizante, 126, 169

ultrasimple, 245–246

Lubricante vaginal, 34

M

Magnesio, 255. Consulte también Sales de Epsom

Maicena, 99–102

Malva, 331

Manchas por el sol. Consulte Remedios para las manchas de la edad

Mandarina, 175–176

Mango, 36, 41, 43

Maní, 228

Mantequilla de cacao, 23–24, 315

Mantequilla de maní, 234

Mantequilla vegetal, 15–16

Mantequilla, 344

Manzana, 179–190

comprar, 180

para la belleza, 187–190

para la salud, 179–187, 194

popularidad, 180

precaución, 186

variedades, 182, 184

Manzanilla Helada, 199

Manzanilla, 195–206

aceite esencial, 5, 287

para la belleza, 202–206, 209, 328, 331

para la salud, 195–202, 178

precaución, 198

Maquillaje

color para el rostro, 110, 309, 358

polvo facial, 102, 314

remedio para el cutis graso, 102

Mareos, 80, 166, 318

Marinada de Cinco Estrellas en Cinco Minutos, x

Masaje, 32–33, 39, 306

Mascarilla de Limpieza Veraniega, 330

Mascarilla Facial Alfa Hidroxi, 42

Mascarilla Facial Humectante, 246

Mascarillas faciales

aclarante, 330

alfa hidroxi, 42

antiedad, 66, 87, 126, 219, 231, 354, 342

antiestrés, 341

antiinflamatoria, 298–299

calmante, 109–110

contra el acné, 53, 83, 87, 124–125, 352

desintoxicante, 178

exfoliante, 38, 247, 290, 299–300

humectante, 246, 299–300

limpiadora, 37

minimizador de poros, 53–54, 87, 272

multiuso, 83, 250, 345

para aclarar la piel, 126, 263

para cutis áspero y con manchas, 170

para cutis graso, 64, 71, 109, 209, 341

para cutis irritado, 341

para cutis mixto, 66

para cutis normal a graso, 37–38

para cutis seco, 37, 43, 237, 262–263, 277, 297, 341

para todo tipo de cutis, 38, 170, 193

preparación de la piel para, 156, 202

reafirmante, 138, 188, 345

revitalizante, 177–178

suavizante, 83, 204–205, 285

tipo peel-off, 221, 354–355

tonificante, 65

Matricaria, 157

Mayonesa, 204, 276–277

Melaza, 220, 222, 223

Melocotón, 192, 193, 194

Melón, 85, 86, 87

Melón, 171

Memoria. Consulte Función cerebral

Menta

para la belleza, 115, 208–209, 284

para la salud, 7, 8, 26, 89, 208

aceite esencial, 5, 33, 287

Menta de gato, 5, 206

Menta, 135, 208, 209, 331. Consulte también Menta

Mezclas para baño

avena, 67

bicarbonato de sodio, 96, 101

burbujas para baño, 232

canela, 111

eucalipto, 26

hamamelis, 139

herbal, 155, 156, 250

invierno, 7

leche, 9, 315, 344

manzanilla, 204, 206
miel, 211, 218, 304
sales de Epsom, 3, 286, 287
té, 294, 300
vainilla, 114
vino, 304
Miel, 210–219
comprar, 212
para la belleza, 217–219, 233, 304
para la salud, 117, 210–217, 322
precaución, 216
Milenrama, 331
Mimo Caliente para el Invierno, 111
Miracle Whip®, 277
Mirtilo, 76
Mora, 76, 81–82
Mordeduras de la boca, 269–270
Mordeduras de lengua, 269–270
Mordeduras o picaduras de insectos
antiácidos para, 288
aspirina para, 288
avena para, 61–62
banano para, 40
bicarbonato de sodio para, 89–90
caléndula para, 156
cebolla para, 121
enjuague bucal para, 140
lavanda para, 145
limón para, 165
maicena para, 99
miel para, 211
pasta de dientes para, 313
perejil para, 242
sal para, 269
sales de Epsom para, 279
vinagre para, 317–318

Mosquitos. Consulte Mordeduras y picaduras de insectos; Repelentes de insectos
Mostaza, 274–276

N
Naranja
aceite esencial, 33
origen de la palabra, 176
para la belleza, 177–178
para la salud, 175, 178
receta de ensalada, 120
Náuseas matutinas, 80, 148–149, 318
Náuseas y vómitos
arándanos rojos para, 77
cítricos para, 175
hidratación para, 71
limón para, 164
manzana para, 183–184
orégano para, 247
pepinillo para, 274
Neuralgia del trigémino, 280
Neuralgia facial, 318
Niños y adolescentes
champú, 312
cólico, 220
comida para bebé, 34
costra láctea, 6
cuidado del recién nacido, 228
dentición, 6
diarrea, 220, 350
pañalitis, 6, 63, 90, 134, 308
precaución con la miel, 216
Niños. Consulte Niños y adolescentes
Nueces de Brasil, 225, 228, 229
Nueces de marañón, 230
Nueces en general, 224–

234. Consulte también Semillas
clasificación, 228
nutrientes en, 229–230
para la belleza, 229–234
para la salud, 224–229
precaución, 233
Nueces, 225–226, 229, 230–231
Nuez moscada, 114–115, 165, 344

O
Obesidad, 320. Consulte también Ayuda para perder peso
Oído de nadador, 141
Ojos
adoloridos o tensos, 18, 79, 134, 158, 166, 195, 294
bolsas bajo los, 39
cataratas, 293
desmaquillador, 14, 16, 22
enrojecimiento del ojo, 181–182, 294
hinchados o irritados, 271
ojeras, 194, 231–232, 245
ojo irritado, 79
ojo morado, 42, 134, 267
orzuelos, 18, 243, 294
vista, 41, 76, 237, 350
Ojos morados, 42, 134, 267
Orégano, 247
Ortiga, 328
Orzuelos, 18, 243, 294
Osteoporosis, 269–240, 296

P
Pacanas, 226–227
Pachuli, 5
Padrastros, 17, 305–306

Paletas de Mango, 41

Pan, 212

Panacea para el Dolor de Espalda, 201

Papa, 357, 358

Papas Recién Salidas del Horno, 357

Papaya, 41–42, 43

Parto. Consulte Embarazo o parto

Pasas, en ginebra, 302

Pasta de dientes, 313, 314, 315. Consulte también Cuidado bucal

Pectina, 180–181

Pencas de Acelga Encurtidas y Crujientes, 275

Pepinillos y jugo, 274, 277

Pepino, 356, 358

Pera, 191, 192, 194

Perejil, 238–247
    en la antigua Grecia, 244
    para la belleza, 243–247, 328
    para la salud, 238–243
    precaución, 241
    proteínas en, 238
    receta de té, 241

Perfecta Pasta Dental de Menta, 89

Perfume en Barra, 311

Perfume, 160, 311

Pernod, 302

Peróxido de hidrógeno, 141, 142, 143–144

Pesadillas, 248

Pestañas, 8, 23

Pesticidas, 94, 186, 325

Pesto con Perejil, 239

Pétalos de rosa, 159

Picantes contra la Gripe, 105

Picazón del deportista, 50, 269

Piel irritada
    aceite de almendras para, 227
    sal para, 269
    tomillo para, 248
    vinagre para, 318–319
    yogur para, 337

Pimienta de cayena, 252–259
    para la belleza, 258–259
    para la salud, 252–258
    precaución, 255
    tintura casera, 259
    tolerancia de, 89–90

Pimienta negra, 260–263

Pimienta, 114

Piña, 42

Pistacho, 232–233

Plátano, 317–318

Polvo de Lavanda para las Ampollas, 147

Polvo Dental Cítrico, 167

Polvo para hornear, 99, 102

Potasio, 268

Práctica Crema Hidratante, 71

Práctico Desinfectante de Manos, 303

Precauciones sobre la alergia, 233

Preparación para la colonoscopia, 113, 133

Preparación para los exámenes médicos, 113, 133

Prevención de gases
    bicarbonato de sodio para, 93
    cítricos para, 176
    especias para, 261
    perejil para, 239
    salvado para, 61
    zanahoria para, 350

Prevención del cáncer, 104, 219, 262

Problemas de próstata, 235, 236, 241

Problemas de vejiga, 77, 165, 235, 318

Problemas menstruales
    calambres, 106, 196, 356
    ciclos irregulares, 236–237
    inicio tardío, 248
    pérdida de hierro, 190
    sangrado abundante, 106, 247, 257

Problemas urinarios, 58, 121, 129

Protección Invernal, 24

Protector labial, 14, 111, 310

Prótesis dental, 88, 199, 270

Prurito, 318–319

Puerro, 129

Pulgas, en la alfombra, 89

Puntos negros, 72, 168, 217, 286

Puré de manzana, 18, 188, 189–190

Q

Quaker Oats, 68

R

Rábano picante, 57–58, 59, 357

Rábano, 58

Recuento de esperma, 51, 220, 229

Reflujo ácido, 162

Refrescante Rocío Facial, 143

Rehidratación para la Diarrea, 93

Remedio Tradicional para la Gripe, 181

Remedios contra la pañalitis
    aceite de oliva, 6
    avena, 63

bicarbonato de sodio, 90
hamamelis, 134
vaselina, 308
Remedios para aftas
  aceite de ricino, 18
  arándanos rojos, 77
  bicarbonato de sodio, 88
  leche de magnesia, 288
  sal, 267
  yogur, 335–336
Remedios para callos y
  asperezas
  aceite de ricino, 18
  aguacate, 31
  ajo, 45
  aspirina, 289
  cebolla, 124
  limón, 166
  manzanilla, 200
  pan, 70
  sales de Epsom, 283–284
  té, 291
Remedios para cortadas o
  raspones
  aguacate, 29
  arándanos rojos, 77
  banano, 40
  caléndula, 156
  clavos de olor, 112
  enjuague bucal, 140
  hamamelis, 134
  lavanda, 151
  limón, 161–162
  miel, 211
  sales de Epsom, 280
  uva, 85–86
Remedios para el acné
  aceite de oliva, 11
  ajo, 53
  avena, 64
  azúcar, 222
  bicarbonato de sodio, 95
  canela, 109
  cebolla, 124—125
  frambuesa, 83

frutas, 194
hamamelis, 138–139
limón, 168
nuez moscada, 114—115
pasta de dientes, 315
peróxido de hidrógeno,
  144
salvado, 72
uva, 87
yogur, 340–341
zanahoria, 352
Remedios para el asma
  ajo, 48–49
  arándanos rojos, 77
  cebolla, 120
  lavanda, 149–150
  limón, 162, 167
  manzana, 181
  perejil, 241
  semillas de girasol, 236
  vinagre, 322
Remedios para el colesterol
  aguacate, 29
  canela, 104
  manzana, 181
  semillas de girasol, 236
  vinagre de huevo,
    332–333
Remedios para el dolor de
  articulaciones
  aceite de oliva, 7
  banano, 40
  canela, 108
  hierbas, 248
  jengibre, 112
  lavanda, 148
  manzana, 183
  rosas, 158
  vinagre, 323–324
Remedios para el dolor de
  cabeza. Consulte también
  Remedios para la migraña
  aguacate, 34
  angélica, 206
  arroz, 71

canela, 106
lavanda, 150, 151
lima, 174
limón, 161
menta, 208
nueces, 226
sal, 265
té, 292
vinagre, 320
Remedios para el dolor de
  espalda
  aceite de eucalipto, 25
  arroz, 71
  pimienta de cayena,
    254–255
  sal, 267
  sales de Epsom, 283
Remedios para el dolor de
  garganta
  ajo, 45
  arándanos, 78
  frambuesa, 78
  hamamelis, 133
  lima, 175
  limón, 164
  manzanilla, 198
  mostaza, 274
  rábano, 58
  rosas, 158
  sal, 270
  vinagre, 321
  zanahoria, 347253, 257
Remedios para el dolor de
  muelas
  aceite de clavo de olor, 2
  ajo, 44–45
  manzanilla, 199
  menta de gato, 207
  pimienta de cayena, 252
  pimienta negra, 260
  sal, 264–265
  sales de Epsom, 279
Remedios para el dolor de
  oídos
  aceite de ricino, 20

ajo, 45, 47
cebolla, 116–117
lavanda, 149
manzanilla, 198
sal, 265
salvado, 69
zanahoria, 347
Remedios para el dolor
muscular
aceite de oliva, 7
ajo, 49
caléndula, 156
hamamelis, 133, 134
jengibre, 112
lavanda, 148
mostaza, 276
puerro, 129
sal, 269
vaselina, 306
vinagre, 322, 323–324
Remedios para el
Eccema
aceite de oliva, 3–4
aguacate, 31, 32
avena, 61–62
leche, 342–343
mantequilla vegetal, 15
té, 294–295
Remedios para el
estreñimiento
aceite de oliva, 2
aceite de ricino, 18, 21
ajo, 51
angélica, 206
avena, 60
jengibre, 57
manzana, 186
miel, 216
papaya, 42
remolacha, 355
ruibarbo, 86
sales de Epsom, 279
semillas de girasol, 236
vinagre, 323
Remedios para el estrés

aceite de eucalipto, 26
bicarbonato de sodio, 93
canela, 107–108
cítricos, 178
lavanda, 151, 152
leche, 344
manzanilla, 196, 201, 178
nueces, 225, 226
pepino, 356
pimienta de cayena, 256
vinagre, 324–325
yogur, 337–338, 341
zanahoria, 350
Remedios para el insomnio
aceite de ricino, 17
aceites esenciales, 5
aguacate, 33
cebolla, 122
cítricos, 176–177
lavanda, 152
miel, 213
vino, 301
Remedios para el mal
aliento
aguacate, 34
especias, 108–109, 114
limón, 173–174
manzana, 188
menta, 208–209
para el aliento a ajo, 55
perejil, 243–244
pimienta de cayena, 258
té, 296
yogur, 338
Remedios para el mal olor
corporal
aceite del árbol de té, 28
enjuague bucal, 142
limón, 173
perejil, 244
vinagre, 333
Remedios para el pie de
atleta
aguacate, 32
ajo, 49–50

bayas, 75
canela, 103
cebolla, 123
enjuague bucal, 142
manzanilla, 200
sal, 269
vinagre, 319
yogur, 335
Remedios para el resfriado y
la gripe. Consulte también
Remedios para la
congestión nasal; para los
senos nasales
aceite de eucalipto, 25,
26
aceite de ricino, 21
ajo, 45, 45–47, 302–303
bicarbonato de sodio, 91,
92–93
canela, 104–105
cebolla, 118–119
cebollino, 128
cítricos, 163–164,
175–176
coñac, 302–303
manzana, 181
manzanilla, 200
menta, 208
miel, 215
peróxido de hidrógeno,
142
salsa de chile picante,
261
té, 292
vinagre, 321, 322, 325
yogur, 334
Remedios para el sarpullido
aceite de oliva, 4
avena, 61–62
leche de magnesia,
288–289
lechuga, 356
sal, 269
sales de Epsom, 279
Remedios para forúnculos

ajo, 45
harina de maíz, 100
higos, 192
huevos, 343–344
pan, 70
té, 291
Remedios para herpes
ajo, 52
bicarbonato de sodio, 93
equinácea, 157
limón, 166
miel, 216
Remedios para la alergia,
26, 181, 215–216, 357
Remedios para la artritis
aceite de oliva, 7
aceite de ricino, 21
aceite vegetal, 15
canela, 108
ginebra, 302
limas, 301
manzana, 183
miel, 210
perejil, 240
pimienta de cayena, 254
rábano picante, 57
rosas, 158
sal, 265
sales de Epsom, 281
semillas de linaza, 235
uva, 85
vinagre, 322, 323
yogur, 336–337
Remedios para la bronquitis
ajo, 45
cebolla, 117–118
limón, 164
miel, 215
sales de Epsom, 282
Remedios para la caspa
aceite de eucalipto, 28
aceite del árbol de té, 28
aceite para bebés, 314
aspirina, 289
cebollino, 129

cerveza, 303
enjuague bucal, 142
lavanda, 153
limón, 172
menta, 209
vinagre, 329
yogur, 338
Remedios para la celulitis
aceite de oliva, 8
cítricos, 176
fresas, 84
jengibre, 59
pimienta de cayena, 258
vinagre, 328
Remedios para la diarrea
canela, 107
cebolla, 121–122
frambuesa, 80
gelatina, 220
lima, 174–175
manzana, 185–186
miel, 216
mora, 76
rehidratación, 71
sal, 268
zanahoria, 350, 351–352
Remedios para la gingivitis
bicarbonato de sodio, 89
hamamelis, 132
limón, 168
manzanilla, 198
sal, 264
té, 293–294
Remedios para la
indigestión y la acidez
aceite de oliva, 2
avena, 60–61
bicarbonato de sodio, 91
canela, 106
cúrcuma, 262
lavanda, 151
limón, 163
manzanilla, 197
miel, 210
nueces, 224–225

papaya, 41–42
pepinillo, 274
perejil, 238
semillas de anís, 112
vinagre, 318
Remedios para la laringitis
ajo, 47
cebolla, 123
hamamelis, 133
miel, 214
sal, 269
Remedios para la migraña
jengibre, 113
lavanda, 151
matricaria, 157
miel, 212
mostaza, 276
nueces, 226–227
pimienta de cayena, 255
té, 293
Remedios para la psoriasis
aceite de oliva, 4–6
aceite de pescado, 26–27
aguacate, 31
hamamelis, 132
mantequilla vegetal, 15
sal, 268
sales de Epsom, 282
suero de leche, 343
vaselina, 305
vinagre, 318–319
Remedios para la resaca
cítricos, 175
leche, 344
miel, 212
Pernod, 302
vinagre, 321
Remedios para la tos
aceite de eucalipto, 25
aceite de oliva, 2
avena, 61
cebada, 70
cebolla, 117
jengibre, 112
lavanda, 148

miel, 215
rábano, 58
semillas de anís, 113
vinagre, 321
vino, 301
Remedios para la úlcera
ajo, 52
bicarbonato de sodio, 91
cebada, 69
ciruela, 192–193
pimienta de cayena,
255–256
precaución, 47
repollo, 356
vinagre, 322
Remedios para las arrugas
aceite de oliva, 14
aceite de ricino, 25
arándanos rojos, 82
avena, 65
banano, 43
cebolla, 126
chocolate, 221
equinácea, 159
huevos, 347
leche de magnesia, 290
levadura de cerveza, 101,
102
limón, 169
manzana, 190
miel, 218
pepinillo, 277
pimienta de cayena, 259,
260
uva, 86
Remedios para las
hemorroides
arándanos rojos, 76
bicarbonato de sodio, 90
hamamelis, 131
limón, 165
maicena, 100
manzanilla, 201–202
nueces, 229
puerro, 129

repollo, 355
Remedios para las manchas
de la edad
aceite de ricino, 22
cebolla, 125—126
cereza, 193
limón, 168
manzana, 189
miel, 217
rábano picante, 59
Remedios para las várices
ajo, 52
bálsamo de caléndula,
158
hamamelis, 134
melaza, 220
vinagre, 321
Remedios para los
calambres
agua tónica, 301
aguacate, 32
frambuesa, 80
limón, 164
mostaza, 275
pepinillo, 274
Remedios para los senos
nasales
cebolla, 116
menta, 8
mezclas para baño, 7, 26
rábano picante, 57–58
sal, 265–266
vinagre, 318, 322
Remedios para
magulladuras
aceite de pescado, 27
arándanos, 78
bálsamo de caléndula,
158
cebolla, 120
fruta, 40
hamamelis, 134
perejil, 241–242
pimienta de cayena, 257
sales de Epsom, 281

Remedios para pecas
aceite de ricino, 23
fresas, 84
limón, 168
papaya, 43
rábano picante, 59
Remedios para
quemaduras
aceite de oliva, 1
bellotas, 226
caléndula, 156
cebolla, 120–121
lavanda, 146–147
miel, 211
mostaza, 274
precaución, 308
sal, 268
vaselina, 308
Remedios para quemaduras
de sol
aceite de oliva, 3
aguacate, 31
avena, 61–62
bicarbonato de sodio, 90
hamamelis, 131–132
huevos, 342
lavanda, 146
leche de magnesia, 289
lechuga, 356
maicena, 100
manzanilla, 199
miel, 211
sal, 268
sales de Epsom, 279
té, 295
vinagre, 317
yogur, 336
zanahoria, 349
Remolacha, 355, 358
Removedor de Arrugas
Simple y Puro, 290
Removedores de callos
aceite de ricino, 22
ajo, 16, 54
bicarbonato de sodio, 97

cebolla, 125
limón, 168
mantequilla vegetal, 16
precaución, 97
vinagre, 327
zanahoria, 354
Repelente de Garrapatas,
317
Repelente de Mosquitos, 48
Repelentes de insectos
ajo, 48
hamamelis, 135–136
lavanda, 145
matricaria, 157
nueces de Brasil, 229
perejil, 242–243
romero-salvia, 249
ungüento mentolado,
313
vinagre, 317, 325
Repollo, 355, 356
Resistencia, 182–183
Retención de líquidos, 33,
77
Reumatismo, 284, 49
Riesgo de cáncer de piel,
167
Rocío Refrescante para la
Piel, 153
Romero
para la belleza, 154, 12,
251
para la salud, 7, 152, 248,
249, 250, 282
propiedades de, 5, 10
Rosácea, 201
Rosas, 158, 159, 160
Ruibarbo, 86

S

Sabrosa Cobertura
Saludable para Palomitas
de Maíz, 99
Sal del Mar Muerto, 268.
Consulte también Sal

Sal marina. Consulte Sal
Sal, 264–273
antojos, 128–129
como desodorante, 130
para la belleza, 270–273
para la salud, 264–270
precaución, 267
supersticiones, 273
tipos, 268
Sales de Baño Detox, 265
Sales de Baño Naturales, 96
Sales de Epsom, 278–287
historia, 283
magnesio en, 278
para la belleza, 285–287
para la salud, 278–284,
265
precaución, 280
Salsa de chile picante, 337
Salsa de Nuez, 230
Salsa Desintoxicante de
Rábano Picante, 57
Salsa Picante de Garbanzos,
262
Salud de la vesícula biliar,
165
Salud de los huesos,
239–240, 296
Salud del corazón
cebolla para, 119
manzana para, 181
manzanilla para,
200–201
nueces para, 227
pimienta de cayena para,
255
precaución, 280
Saludable Aderezo para
Ensalada, 327
Salvado, 61, 69, 72
Salvia, 248, 250, 251, 328
Sandía, 86
Sangrado de nariz, 135, 166,
257–258, 320
Sarpullido por calor, 86, 99,

150
Semillas de ajonjolí, 237
Semillas de anís, 112, 114,
115
Semillas de calabaza, 235,
236
Semillas de girasol, 229,
236, 237
Semillas de linaza, 235, 237
Semillas, 229, 235–237
Síndrome de colon irritable,
192
Síndrome de túnel
metacarpiano, 19, 196,
254
Síntomas menopáusicos,
185, 318
Sofocos, 185, 318
Sombra para ojos, 309
Sopa Fría de Bayas, 79
Suero de leche, 343, 345,
346
Superdesodorante en
Aerosol, 137
Superjugo, 321

T

Tablas para cortar, 267
Tabletas de antiácidos, 288
Talco para bebés, 313, 314
Tamago–su, 332
Té de Hoja de Frambuesa,
75
Té por Dos, 139
Té vs. Resfriado, 292
Té, 291–301. Consulte
también las hierbas
específicas
historia, 297
para la belleza, 296–301
para la salud, 291–296
precaución, 295
Tinte labial, 82
Tiña, 52, 123, 266
Tomate, 358

Tomillo, 248, 251, 282, 331

Tónico de Santa Hildegarda, 240

Tónico Endurecedor de Uñas, 222

Tónico para el Crecimiento del Cabello, 339

Tónico para Reemplazar Electrolitos, 163

Trastorno afectivo estacional (SAD), 190–191, 197, 225–226

Trastornos hemorrágicos, 47

Tratamiento Antidolor para Pies, 227

Tratamiento del cáncer, 349

Tratamiento Intensivo de Aguacate para las Manos, 38

Tratamiento para Calentarse de Pies a Cabeza, 63

Tratamiento para Domar el Cabello, 56

Tratamientos labiales, 10–11, 295

Tratamientos para el cuero cabelludo
  aguacate, 36
  ajo, 55
  enjuague bucal, 140
  herbal, 245
  jengibre, 59
  sal marina, 270–271

Triple Batido Delicioso, 336

U

Una Loción Tonificante Bien Arraigada, 126

Ungüento mentolado, 312–313

Ungüento Multiuso de Caléndula, 158

Uñas de la mano. Consulte también Cuidado de la mano
  limpieza, 94
  hongos, 27, 142, 312, 320, 333, 335
  padrastros, 17, 305–306
  lustre, 326
  blanqueamiento, 144, 173, 304, 314, 326
  cutículas, 10, 23–24, 40
  débiles, 16, 54, 73, 174, 222, 346, 354

Uñas encarnadas, 70, 281–282

Urticaria
  bicarbonato de sodio para, 89
  cremor tártaro para, 100
  manzanilla para, 196
  sales de Epsom para, 281
  té para, 294
  vinagre para, 318–319

Uva, 85–86, 87

V

Vapores para el rostro, 115, 204–205

Variantes de Belleza, 170

Vaselina, 305–312
  historia, 310
  para la belleza, 309–312
  para la salud, 305–308
  precaución, 308

Vegetales. Consulte los vegetales específicos

Vello facial, 143–144

Verrugas plantares, 291

Vértigo, 152

Vinagre balsámico, 331–332

Vinagre de arroz, 332–333

Vinagre de huevo, 332

Vinagre de los Cuatro Ladrones, 323, 324, 325

Vinagre de malta, 333

Vinagre de manzana. Consulte Vinagre

Vinagre, 316–333
  casero, 184–185
  comprar, 320
  para la belleza, 154, 326, 331, 333
  para la salud, 316–325, 331–333
  Vinagre de los Cuatro Ladrones, 323, 324, 325

Vino, 119, 240, 301, 304

Virus del papiloma humano (HPV), 97

Vodka, 172

W

Wafers de Girasol, 236

Wraps de Atún y Manzana, 185

Y

Yogur, 334–342
  comprar, 335
  para la belleza, 71, 338–342
  para la salud, 334–338
  precaución, 338

Z

Zanahoria, 347–355
  cañas de pescar de, 349
  cocción, 352
  para la belleza, 352–355
  para la salud, 347–352
  precaución, 350

Zumbido en los oídos, 20, 53, 123